経食道心エコー
ハンドブック
-3D TEE-

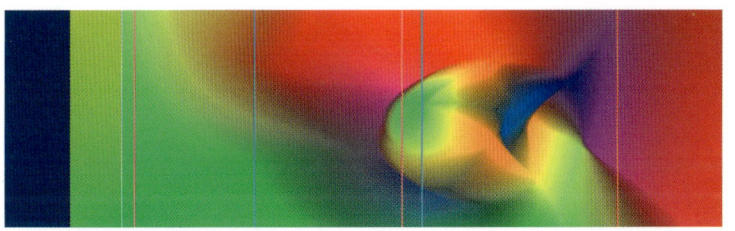

Real-Time
Three-Dimensional
Transesophageal
Echocardiography
A Step-by-Step Guide

[著] Annette Vegas
Massimiliano Meineri
Angela Jerath
[監訳] 溝部俊樹

克誠堂出版

Annette Vegas, MD, FRCPC, FASE
Associate Professor of Anesthesiology
Director of Perioperative TEE

Massimiliano Meineri, MD
Assistant Professor of Anesthesiology

Angela Jerath, FRCPC, FANZCA, BSc, MBBS
Assistant Professor of Anesthesiology

Department of Anesthesia
Toronto General Hospital
University of Toronto
Toronto, Ontario
M5G 2C4
Canada

Translation from English language edition:
Real-Time Three-Dimensional Transesophageal Echocardiography
by Annette Vegas, Massimiliano Meineri and Angela Jerath
Copyright© 2012 Springer New York
Springer New York is a part of Springer Science+Business Media
All Rights Reserved

Translated into Japanese by Toshiki Mizobe, MD, PhD, and published
by Kokuseido Publishing Co., Ltd., Hongo, Tokyo, 113-0033 Japan,
2013

Printed and bound in Japan

監訳者の詞

　今春、Annette の 2D TEE ハンドブックを翻訳出版し、その後時間に追われるように開始した 3D TEE ハンドブックの翻訳出版にめどが付き、正直ほっとしている。3D テクノロジーの進歩はまさしく日進月歩で、得られた画像をいったんソフトに落とし込んでから 3D 画像を構築していたのはわずか 2 年前。今では、real-time 3D、あるいは、4D という用語も現れたように、隔世の感がある。

　この本は、フィリップ社の iE33 という機種をもとに記載されており、テクノロジーの進歩とともに器機の性能と整合性の取れない記載も見つかるかもしれない。しかし、このハンドブックには、3D の概念を理解習熟するための実用的な考え方、すなわち 3D 哲学が明解に記載されており、その価値はテクノロジーの進歩にも負けない、良い意味での古典になれると信じている。Annette が主催している TEE Perioperative Interactive Education Web site (http://pie.med.utoronto.ca/TEE) を参照すれば、彼女の心エコー教育にかける熱意が理解でき、この本のバックグラウンドを支える膨大な知識、データの存在に驚かれるであろう。

　この本がわずか半年で翻訳出版できたのはひとえに翻訳者達のおかげで、特に中山力恒先生 (JB-POT 首席合格) と、竹下淳先生（JB-POT 3 位合格）の非凡なる心エコーの知識と情熱に負うところが大きい。

　読者の 3D philosophy の理解に、多少なりともこの訳本がお役に立てれば幸いである。

　今秋の永観堂の紅葉、来春の鴨川の桜、そして 7 年後の東京オリンピックを楽しみにしながら

監訳者　溝部俊樹　拝
2013 年 9 月

献　詞

Annette Vegas

私の夢を信じて揺るがぬ支援をしてくれた DCH Cheng 医師，Andre Denault 医師，Harry Rakowski 医師，Susan Lenkei 医師に捧げる

Massimilliano Meineri

無条件の支援と変わらぬ激励をしてくれた Rosa Maria に捧げる

Angela Jerath

一心同体となって言葉をかけてくれた Zohra と Santosh に捧げる

序　文

　3D TEE は，初心者でもベテランでも，心エコー医，循環器内科医，心臓外科医が使うことができる強力な画像媒体である。それによって心臓の機能や解剖が正常か異常かをより良く理解し評価できる。この新しいテクノロジーは従来の 2D 画像を補足し，どの視点からでも興味のある全ての心臓部位を画像として見ることができる。3D テクノロジーによって心エコー医 は，画像収集と画像解析のための新たな器械を手にした。

　このハンドブックは，3D テクノロジーと画像収集のための簡単な実例集が必要との声に応えて書かれている。この新しいテクノロジーの実用的な基礎と，画像収集やそのデータ操作の方法を段階的に解説することを目的としている。各章には一般的な心臓の正常病態も記載されている。全ての心エコー図の教科書に書いてあるように，3D でも静止画像が動画による心機能評価に勝るわけではない。したがって，無料のオンライン動画を提供してくれる TEE Perioperative Interactive Education (PIE) ウェブサイト (http://pie.med.utoronto.ca/TEE) のような動画資料を参照することを勧める。

　このハンドブックは，トロント総合病院 (TGH)；トロント市，オンタリオ州，カナダ；で行われた心エコー図と周術期 TEE 画像を編集したものである。画像は，本のサイズに合わせるためにトリミングした以外はそのまま掲載してある。全ての 3D 画像は，X7-2t 3D TEE プローブを取り付けた iE33 機種 (Philips Medical System，アンダバー，マサチューセッツ州，米国) を用いて得られたものである。この本の執筆にあたって，企業から財政援助を受けた著者はいない。この本は，主として Philips Medical System 社の執筆当時の技術レベルに基づいて記載されている。テクノロジーの進歩と論文の数が増えるに伴い，この分野の成長は続くと信じる。

Dr. Annette Vegas
Dr. Massimilliano Meineri
Dr. Angela Jerath
2011 年春

感謝の詞

TEE の教育を行う現在のトロント総合病院（TGH）麻酔科，周術期 TEE グループの医師たちに：L Bahrey, G Djaiani, J Heggie, M Jariani, J Karski, R Katznelson, P McNama, P Murphy, P Slinger, A Van-Rensburg, M Wasowicz

TGH の心臓麻酔科医がすばらしい患者管理を提供すべくチャレンジできるよう，Tirone E David 医師の指導のもとに，様々な診療を行う心臓外科の同僚たちに

Anna Woo 医師や，前部長の Sam Siu 医師と Harry Rakowski 医師らの指導のもとに，我々周術期 TEE グループに画像を使わせてくれる親切な TGH の心臓エコーラボのメンバーに

このハンドブックのためにイラストを描いてくれた非凡なる芸術的才能をもつ医学生，Gian-Marco Busato へ

最後に，全ての詳細な図を正確にまとめてくれた医学イラストレーター，Willa Bradshaw と Frances Yeung へ

目　次

1. 3D画像とテクノロジー……………………………………… 1
2. 3D TEE 基本断面像…………………………………………… 25
3. 自己弁……………………………………………………………… 53
4. 人工心臓弁……………………………………………………… 113
5. 左室と右室の3D画像………………………………………… 131
6. 心筋症…………………………………………………………… 157
7. 大動脈…………………………………………………………… 171
8. 心腔内腫瘤……………………………………………………… 183
9. 先天性心疾患 3D イメージング…………………………… 199
10. 様々な 3D 画像………………………………………………… 217

　参考文献………………………………………………………… 227
　Illustration Credits…………………………………………… 229
　訳者注…………………………………………………………… 231
　索引……………………………………………………………… 233

xi

翻訳者一覧

監　訳

溝部　俊樹　京都府立医科大学大学院・医学研究科・麻酔科学

翻　訳

1. 3D 画像とテクノロジー
  中山　力恒　京都府立医科大学大学院・医学研究科・麻酔科学
2. 3D TEE 基本断面像
  安本　寛章　京都府立医科大学大学院・医学研究科・麻酔科学
3. 自己弁
  竹下　　淳　京都府立医科大学大学院・医学研究科・麻酔科学
4. 人工心臓弁
  前田　祥子　京都府立医科大学大学院・医学研究科・麻酔科学
5. 左室と右室の 3D 画像
  秋山　浩一　愛仁会　高槻病院麻酔科
6. 心筋症
  加藤　秀哉　京都府立医科大学大学院・医学研究科・麻酔科学
7. 大動脈
  中嶋　康文　京都府立医科大学大学院・医学研究科・麻酔科学
8. 心腔内腫瘤
  溝部　俊樹　京都府立医科大学大学院・医学研究科・麻酔科学
9. 先天性心疾患 3D イメージング
  小川　　覚　京都府立医科大学大学院・医学研究科・麻酔科学
10. 様々な 3D 画像
  清水　　優　京都府立医科大学大学院・医学研究科・麻酔科学

1

3D 画像とテクノロジー

序 論
- 3D テクノロジー 2
- 3D プローブ 3
- 2D イメージ 4
- xPlane モード 5
- 3D モードの概要 6
- 走査線密度と周波数 7
- Live 3D モード 8, 9
- 3D Zoom モード 10, 11
- 3D Full Volume モード 12, 13
- 3D 画像の取得 14, 15
- 3D カラードプラ 16, 17
- 3D 画像の回転 18
- 3D 画像のクロッピング 19
- 3D 画像の最適化 20
- 3D アーチファクト 21
- 3D データの定量的解析 22, 23

序　論：3D テクノロジー

　3D 心エコーは，画像情報の取得に時間を要すること，画像の再構築がオフラインで行われること，また，画像の質が低いことなどの問題から，開発に多くの時間が必要であった．（A）近年，テクノロジーの発展により，マトリックスアレイトランスデューサーを用い，data acquisition（データ取得），data storage（データ保存），data processing（データ処理），display（表示）の 4 つのプロセスを経ることで，リアルタイム 3D 画像の描出が可能となった．標準的な 2D TEE 画像とは異なり，3D TEE ではボリュームデータに基づいて画像構築が行われる．（B）データ処理のプロセスは二段階で行われ，超音波機器のコンピュータ RAM に取り込まれたスキャン済みの未処理データを"voxel"から構成される 3D データに変換する．"voxel"とは，"(vo)lume of pi(xels)"の略であり，画面上に描出される身体的特性や病変部位などの情報は，データの最小単位である立方体"voxel"を用いて構成される．データ処理の過程では，未処理データ（白の voxel）をデカルト座標系（x-y-z 座標）に信号強度をもったボリュームデータとして変換（conversion）したのち，割り当てられた全信号間の隙間に同様の信号特性をもったボリュームデータ（紫の voxel）の挿入（interpolation）が行われる．（C-E）3D 表示のプロセスでは，複数の 2D 断面あるいは

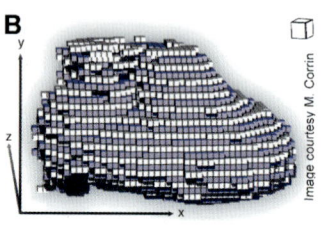

3D グラフィックの再構築を用い，2 つの段階を経ることで 3D データの可視化が行われる．区分け（segmentation）では，3D データを細分化することで周囲の構造物から対象物をレンダリング（画像化）する．高度で複雑なレンダリングを用いることで，同一の 3D データから様々な 3D 画像を構築可能である：ワイヤーフレームレンダリング（骨格の可視化），サーフェースレンダリング（表面の可視化），ボリュームレンダリング（容量の可視化）．（C）ワイヤーフレームレンダリングでは，立体化された物体表面上の等距離に置かれた点を線（wire）でつなぎ合わせることで小さな多角形のタイルから構成されるメッシュ状の 3D 構造物が表示される．この手法は，左室や心房腔のような比較的表面が均一な構造物で用いられる．（D）サーフェースレンダリングでは，より多くの点を使用し線でつなぎ合わせることで，接合点自体を不可視化する手法が用いられている．そして，中心か空洞で細部まで表現された表面を有する 3D 構造物が表示される．（E）ボリュームレンダリングでは，細部まで表現された表面と 3D 構造物の内部が表示される．3D 構造物の全ての voxel 表示は，切り離して観察すること（virtual dissection）ができる．

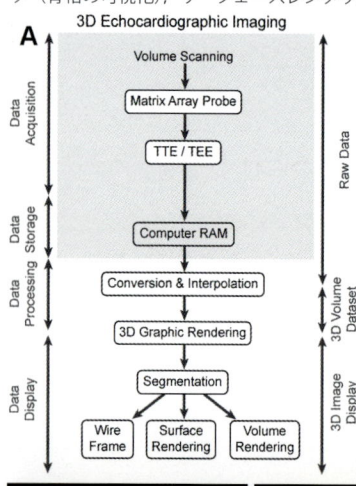

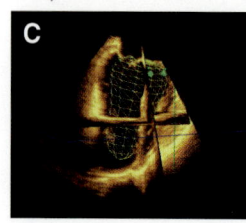
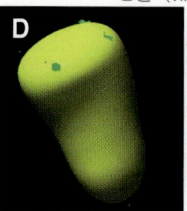
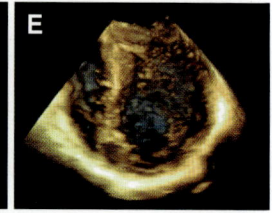

序　論：3D プローブ

　（A）3D TTE および（B）3D TEE プローブには，2,500 個の圧電素子から構成されるマトリックスアレイトランスデューサーが搭載されている．また，各圧電素子は独立して電子的ステアリングおよび電子的フォーカスが可能である．標準的な 2D TEE プローブからセクタ型（扇形）の超音波ビーム -（D）が発信されるのに対して，マトリックスアレイプローブからはピラミッド型の超音波ビーム -（C）が発信される．高速 3D イメージングでは，1 心拍あるいは複数心拍（4-7 心拍）をサンプリングゲートとして，画像が瞬時に構築される．リアルタイムとは，プローブのいかなる動作に対しても，3D 画像表示が追従することをいう．過去のテクノロジーと比較し，最新のゲートを用いた 3D データの取得方法は技術的な側面からはリアルタイムとはいえないが，表示速度に関してはリアルタイムであると考えられる．

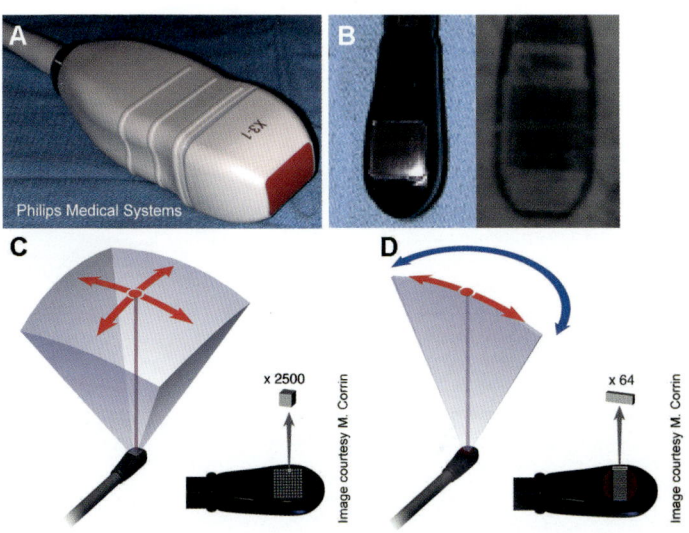

　ボリュームレンダリングを用いた心内構造物の再構築像は，いかなる方向への回転あるいは，いかなる平面へのクロッピングも可能である．また，ほぼ全てのリアルタイム 3D モードで，ピラミッド型の 3D データが表示可能である．エコー操作者は，適切な画像を表示させるために 3D データの取得と操作に関する新しい基本技術を習得する必要がある（p18 参照）．次に A1 および P1 の逸脱を有する僧帽弁の 3D Zoom モードを示す．（E）左房側からの 3D 像，（F）赤線におけるクロッピング像，（G）クロッピング後に矢状方向に回転した 3D 像．

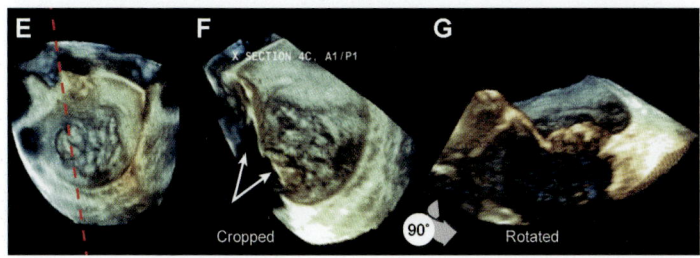

序　論：2D イメージ

　3D TEE マトリックスアレイトランスデューサー（X7-2t, Philips Medical Systems, Andover, Massachusetts）には，標準的な 2D マルチプレーン TEE プローブの機能 -（A）2D，（B）カラー，（C）スペクトルドプラ，が装備されている．機器のソフトウェアを更新すれば，組織ドプラモードについても使用可能である．個々のクリスタルを順次（間隔を空けて）躍起させることで，90°以上の電子的ステアリングが可能な扇型の走査面（セクタ平面）を有する超音波ビームが産み出される．スペクトルドプラと基本的な距離（長さ）の計測は 3D モードに対応していないものの，2D モードで簡単に行うことができる．このように，リアルタイム 3D モードは 2D モードを補うものであり，それに取って代わるものではない．

　3D 画像の質は，常に 2D 画像の質によって決定される．2D 画像でアーチファクトが存在する場合，必ず 3D 画像に反映される．次に，良質な画像を得るためのポイントを示す．

1. 最もよい周波数を選択する．
   分解能優先（高周波数）＞一般（中等度周波数）＞深達度優先（低周波数）
   ハーモニックは 2D 像を向上させるが，必ずしも 3D 像を向上させない．
2. 2D 像全体のゲインおよびコンプレスを調整する．TGC を用いてもよい．
   2D 像の画像最適化をボタン 1 つで行うことができる機種が存在する．
3. 端が切れた画像となるのを防ぐため，四角型の振動子の表面を浮かせないように 3D TEE のプローブを操作する．データの最適化については p20 を参照．

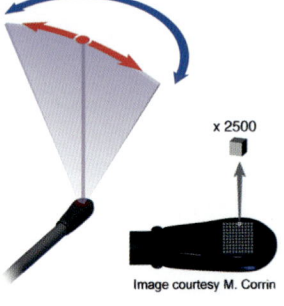

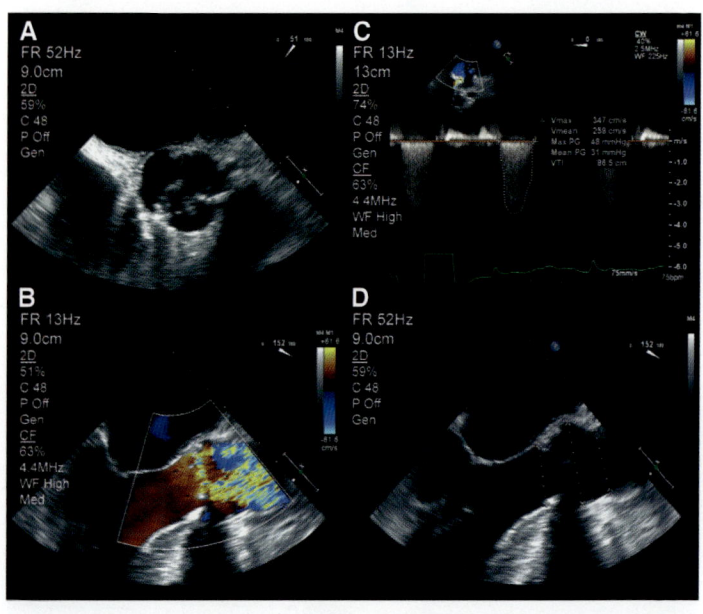

序　論：xPlane モード

　3D TEE マトリックスアレイトランスデューサーを用いた xPlane モードでは，良好な空間分解能および時間分解能を保ちつつ（フレームレート 30–40Hz），異なる 2 断面の 2D 像を同時に表示することができる．基本断面は画面左側（青色の断面 A–C），もう一方の断面は画面右側（赤色の断面 A–C）に配置されており，この 2 断面の関係は画面上のサークル内に示される．下図の，両側が矢印の実線で描かれている画面が基本断面となり，ここでは（D）経胃中部短軸像 0°および（E）中部食道大動脈弁長軸像 130°が例として挙げられている．右側に表示される断面としては，（A）および（D）経胃二腔断面像−基本断面から 90°回転した像，（B）任意の角度分マルチプレーンを調整した像，（C）および（E）中部食道大動脈弁短軸像からカーソルラインを−8°走査した像である．xPlane モードのカラードプラ像は，極端にフレームレート（6Hz）が低くなるため，時間分解能が悪い．

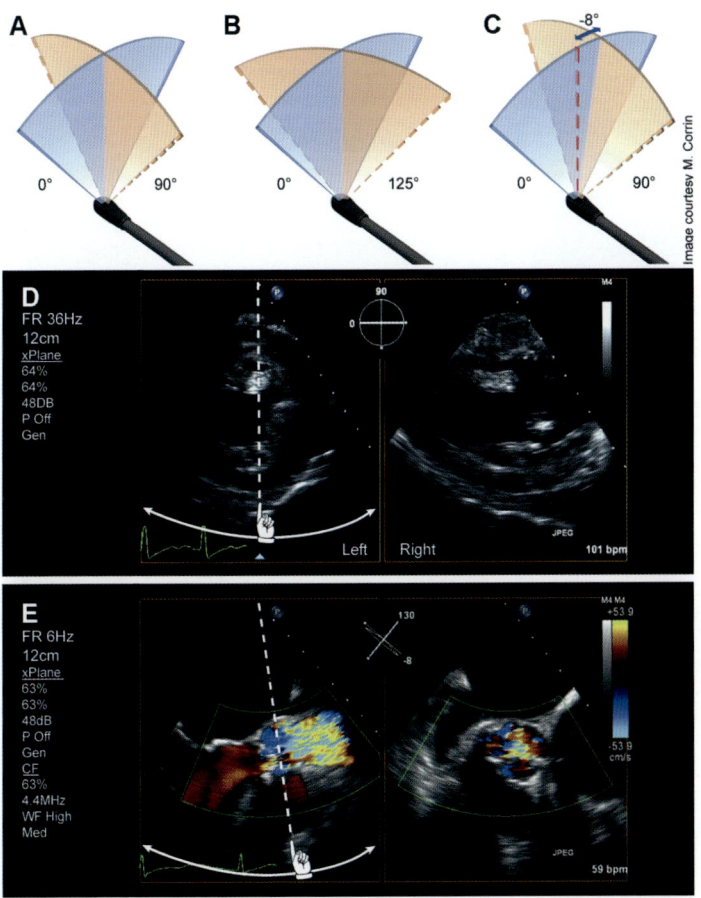

序　論：3D モードの概要

マトリックスアレイプローブを用いた 3D モード（ie33, Phillips Medical Systems）は，ボタン 1 つで起動させることができる．様々な臨床の場面に適したモードの選択は，ピラミッド型のイメージサイズ，フレームレートおよびリアルタイムイメージの組み合わせで決まる．すなわち，3D 心エコー図はフレームレート，セクタサイズおよびイメージ分解能の複雑な相互関係から構成される．これらの因子の 1 つでも変化すれば，残りの 2 つの因子も影響を受ける．より新しいソフトウェアでは，複数の心拍から得られた画像で空間分解能および時間分解能の独立した操作が可能である（p14 参照）．

3D イメージングモード	Live 3D（A）	3D Zoom（B）	3D Full Volume（C）
描出範囲	2D の視野深度×60°×30°	20°×20°–90°×90°視野深度は調整可能である	2D の視野深度×90°×90°
リアルタイム像	対応	対応	非対応
フレームレート	20–30Hz	5–20Hz	20–40Hz
時間分解能	高い	低い	高い
空間分解能	中等度	高い	高い
描出に適した構造物	全ての心臓構造物	心臓弁，心房中隔，左心耳	僧帽弁，左室
臨床的適応	インターベンション（カテーテル挿入等）に対するガイド	解剖学的構造物の同定インターベンション（カテーテル挿入等）に対するガイド	左室機能評価カラードプラ

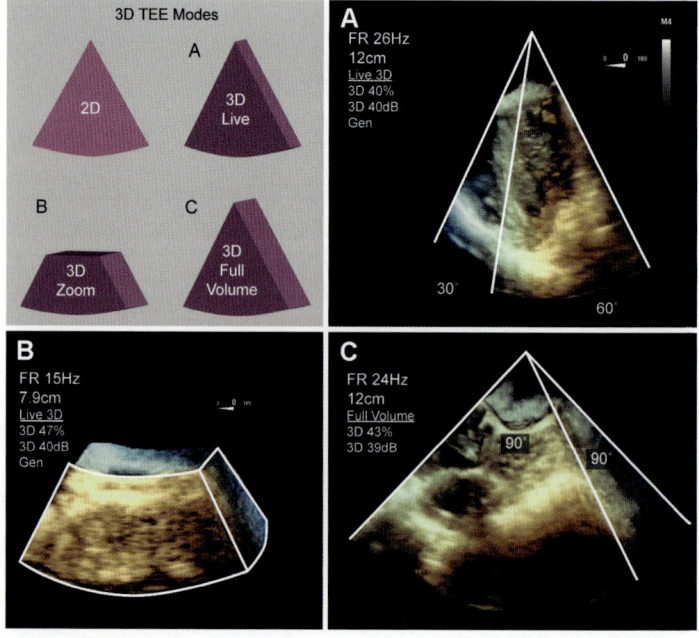

序　論：走査線密度と周波数

　3D 画像の質とサイズの決定する重要な因子は，走査線密度と振動子周波数である．以下の心基部方向から記録した 2 つの像を比較する．（A）3D カラードプラあるいは Full Volume モードで関心領域を最大に広げた場合と同様，走査線密度が低くセクタ幅が広い状態である．（B）走査線密度が高くなると 3D イメージは小さくなるが，空間分解能は上昇する．

　多くのモードで，走査線密度の初期値は中等度に設定されている．

　振動子周波数は次のようなオプションで選択可能である．（C）深達度優先モード（低周波数），（D）一般モード（中等度周波数），（E）分解能優先モード（高周波数）．

　これらのモードを使い分けることで 2D の場合と同様，イメージの外観を大きく変化させることができる．

走査線密度	低い	中等度	高い
Live 3D	非対応	58°×29°	46°×23°
3D Zoom	45°×45°	38°×38°	30°×30°
Full Volume	93°×84°	78°×70°	62°×56°
3D color	42°×42°	35°×35°	28°×28°

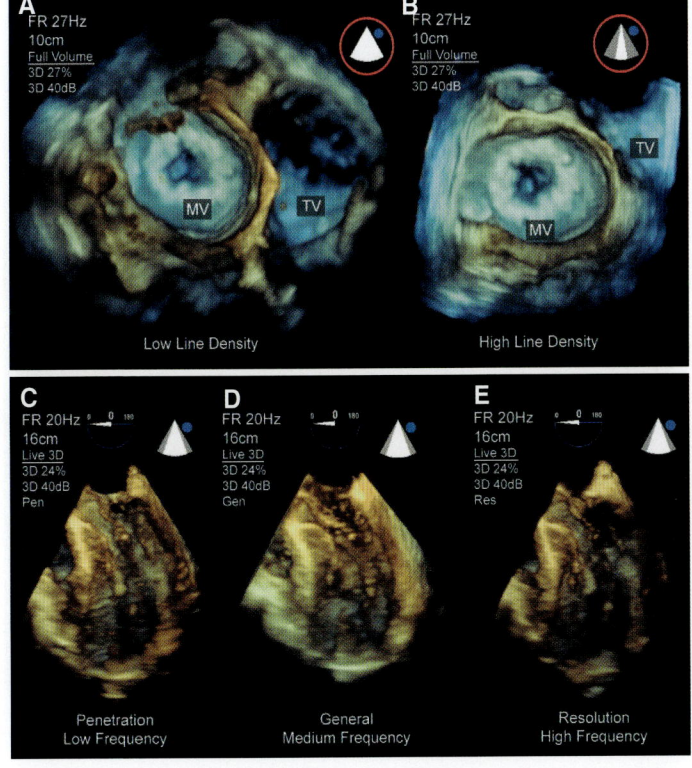

序　論：Live 3D モード

　Live 3D モードでは，設定した視野深度でのリアルタイム画像が表示される．標準的な中部食道四腔断面像を例に挙げた場合，通常（A）のようなスライス幅の薄い画像（90°×1°）が得られる．旧式のソフトウェアでは初期設定の関係で，（B）のような厚みのある画像（60°×30°）となる．セクタサイズが限られているため，全体像の描出にはプローブを動かす必要がある．中部食道大動脈弁長軸像（C）を例に挙げると，高い走査線密度では空間分解能が向上し，フレームレートは同程度であるものの，描出範囲が小さくなる．時間分解能はフレームレート 20–30Hz 程度で十分である．このモードでは，いかなるリアルタイム 3D ボリューム画像も回転可能であるため，迅速な診断を必要とする場合や 3D 設定の最適化に用いられる．

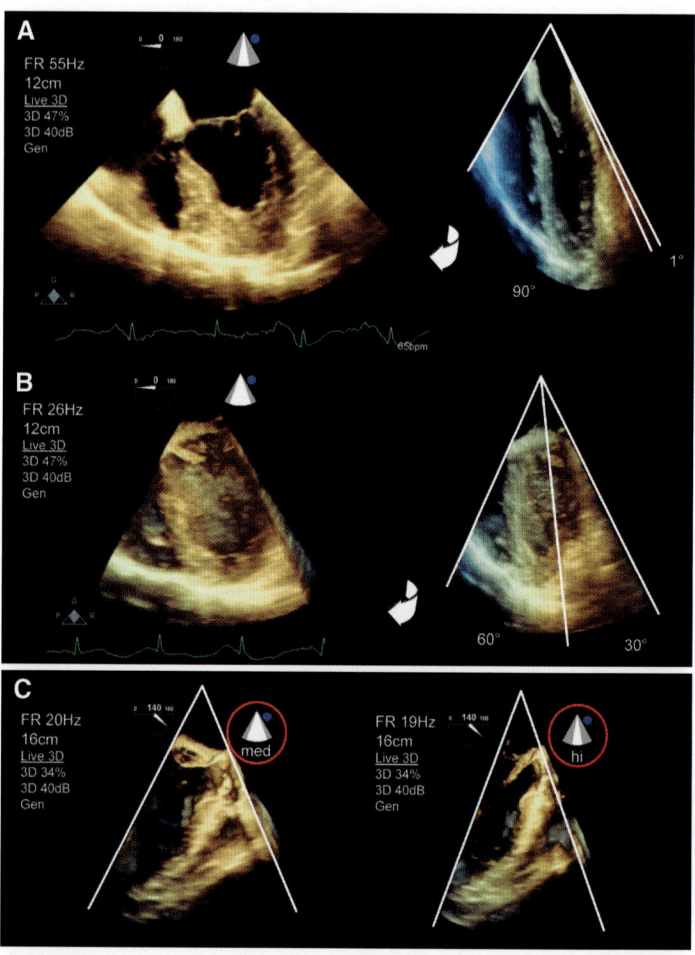

序　論：Live 3D モード

　超音波ビームを側方へステアリングさせることで，プローブを動かすことなく，セクタサイズよりも大きな範囲がスキャン可能となる．また，左右両方向に行うことで，観察対象となる構造物を画面中央に位置させることができる．
　Live 3D 中部食道四腔断面像（次図中央）では，通常，三尖弁および左室が画面から切れて表示される．（A）左方へのステアリングより三尖弁輪全体と右室が描出される．（B）右方へのステアリングより左室壁と左室腔の半分が描出される．

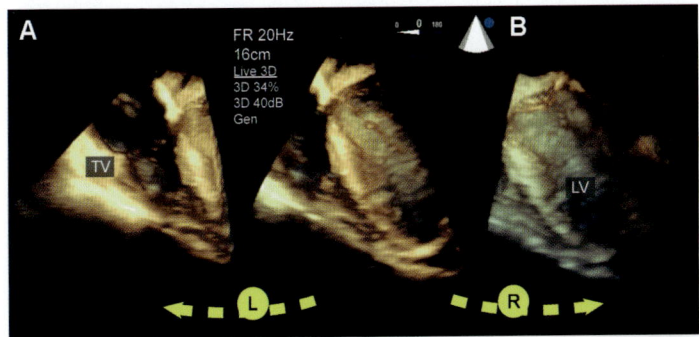

（C−E）異なったイメージングモードを用いて描出した走査角 0°における大動脈弓.
（C）標準的な上部食道大動脈弓長軸像の 2D 像.
（D）同じ走査面での Live 3D モード.
（E）（D）の Live 3D データをやや下方へ "tilting（傾き）"（矢印）し，内膜面を描出した像.

　これらの 3D 像は血管内膜面の詳細な観察に使用され，病変の正確な大きさと位置の同定に有用である．近距離音場の描出に関しては，2D および 3D TEE の両者で改善の余地がある．

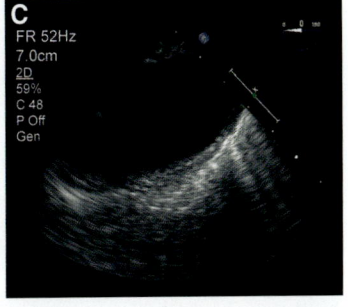

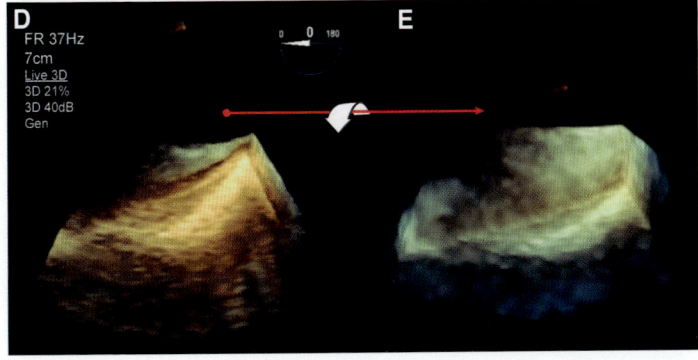

序　論：3D Zoom モード

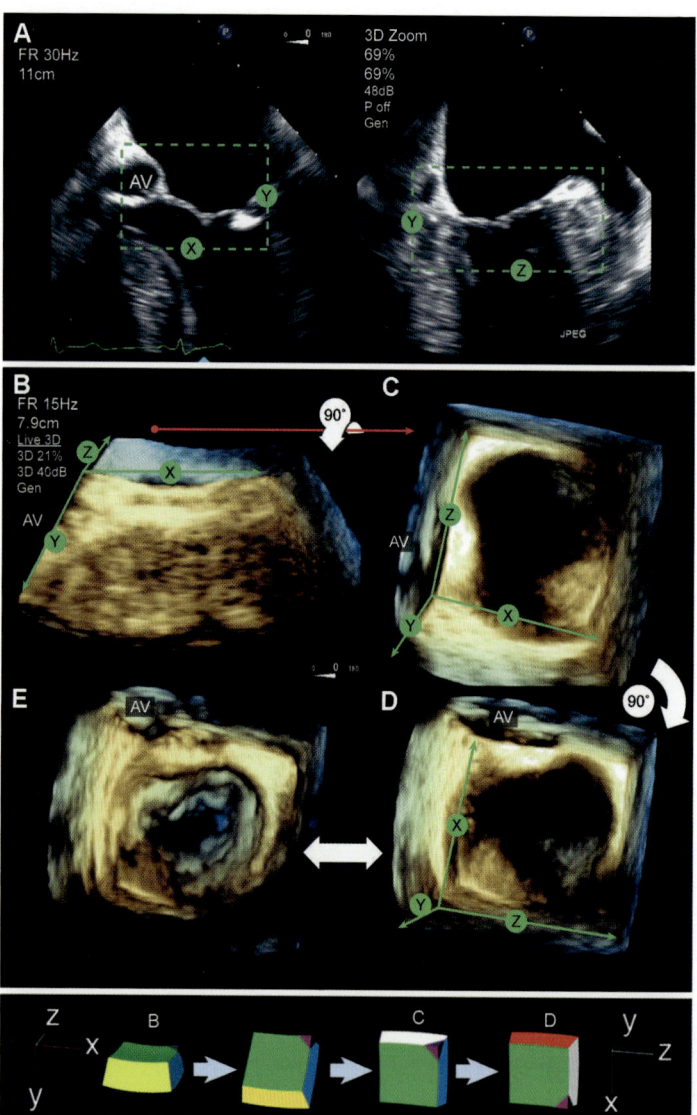

序　論：3D Zoom モード

　3D Zoom モードは，フレームレート（< 20Hz）こそ低いものの，良好な空間分解能をもち，様々なサイズに区切られた 3D ボリュームを拡大およびリアルタイム表示するモードである．Live 3D モードとは違い，セクタ内を拡大表示するため，多少の追加操作が必要となる．僧帽弁評価に用いられる場合が多く，この項では，その例を挙げる．

1. （A）3D Zoom の初期設定では，二方向から得られた 2D 像がプレビューとして表示される．次の例では中部食道五腔断面像と二腔断面像が表示されている．ボックス内に僧帽弁全体が入るよう，サイズ（X 平面および Y 平面），位置およびスライス幅（Z 軸）を調整する．各々の位置関係を把握しやすいように，大動脈弁がこれらのボックス内に含まれるようにするとよい．僧帽弁全体を入れるために，プローブの操作もしくはボックスの再調整が必要となる場合がある．ボックスサイズが大きい，あるいは走査線密度が高い場合にフレームレートは犠牲となる．
2. （B）ピラミッド型に構築された 3D Zoom 像．画像の大きさは設定したボックスサイズと同一となる．画像の正面は X-Y 軸から構成される平面である．3D ボリュームはリアルタイムデータであるため，表示される画像（ボリュームデータ）はプローブの変化に素早く追従する（ボックスサイズはそのままである）．
3. 画像を保存せず，リアルタイム 3D ボリュームデータを回転させ，適切な位置関係にする．（C）まず始めにデータセットを下方（矢印）に回転し，僧帽弁を左房方向から正面に位置させる（この状態では，過剰なゲインにより僧帽弁が観察されない）．（D）僧帽弁が正面像となったデータをさらに時計方向（矢印）に回転させ，画面上側が大動脈弁となるようにする．
4. （E）適切な位置関係になった状態で，僧帽弁を観察できるようにゲインを調整し画像を最適化する．本例では拡張期における surgeon's view が描出されている．3D ボリュームデータをこの時点で保存する．

> 注：下図の 3D Zoom データは画面表示ミスで Live 3D となっている．

　3D Zoom では，僧帽弁全体像と周囲組織が詳細に描出されるため，僧帽弁のセグメントおよび交連部の同定が可能である．このモードでは，フレームレートが低く（< 7Hz），空間分解能が高い．すなわち，時間分解能を犠牲にして（例：動画再生がスムーズでない等），高い空間分解能を得ているといえる．

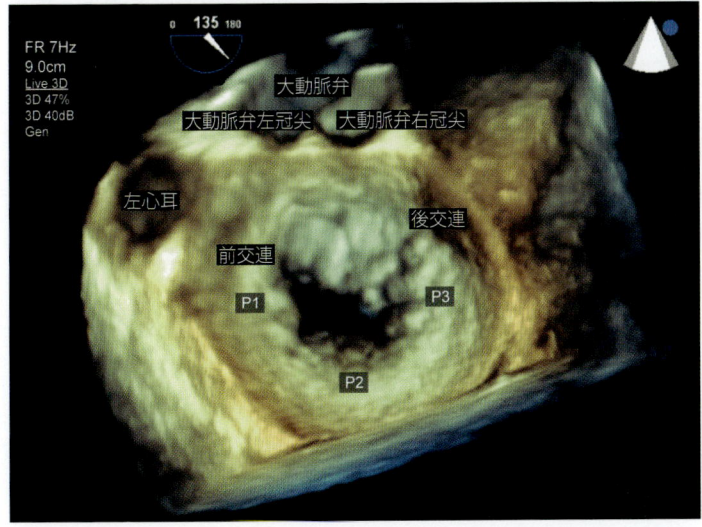

11

序　論：3D Full Volume モード

（A）3D Full Volume は，（4–7 心拍分の）心電図同期を用いることで情報量の多い 3D データを取得するモードである．すなわち，心電図をトレースし認識した 1 心拍（矢印）単位に切り取られたボリュームデータをつなぎ合わせることで画像が構築される（次ページ）．

（B–D）Full Volume モードでの画像情報の取得は，二方向から得られた 2D 像のプレビュー画面から開始される．次図の例は同じフレームレート（30Hz）の中部食道大動脈弁長軸像および短軸像である．

この後，オプションとして（B）ボリュームサイズの調整（セクタサイズが大きければ 7 心拍となる），（C）心電図同期の調整（セクタサイズが大きければ 4 心拍となる），および（D）フレームレートの調整（セクタサイズが大きければ 7 心拍となる）を行うことができる．低い走査線密度を用いることは，セクタサイズを広げることになり 3D 画像の分解能が低下する．このモードでは gain および compression の調整が半分程度に制限されるため，それらをデータ取得前に行うことが望ましい．

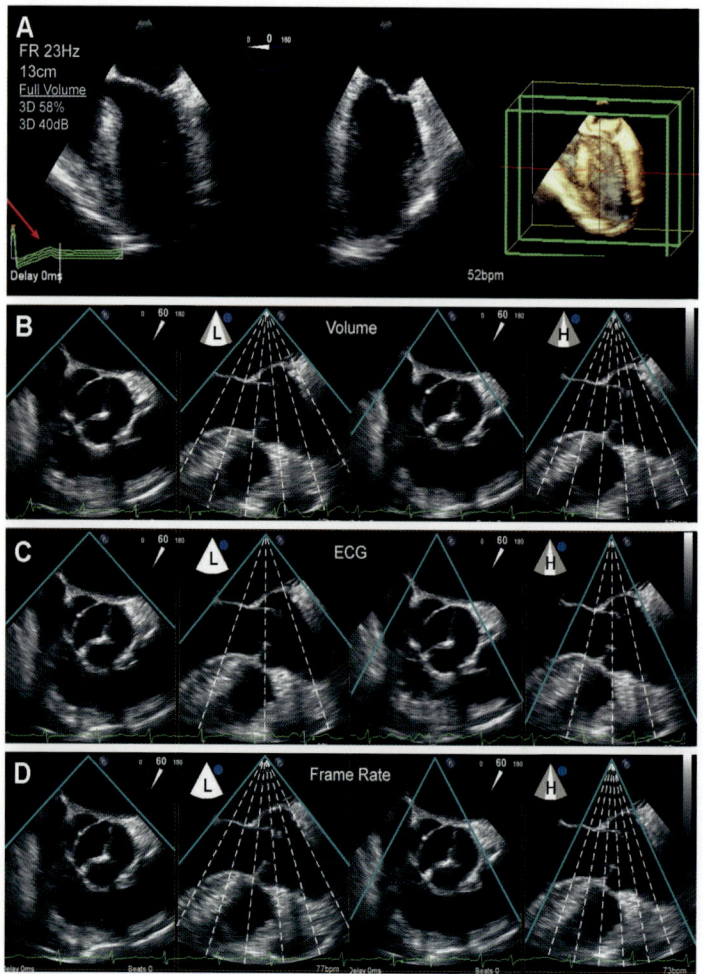

12

序　論：3D Full Volume モード

一旦保存された Full Volume データは，リアルタイムデータでなくなり，プローブの変化に画像が追従しなくなる．保存されたデータはクロッピングができ，いかなる方向へも回転可能である．20-40Hz のフレームレートでは時間分解能が高いデータとなる（7 心拍では 50Hz 以上となる）．

より最新のソフトウェア（ie33, Phillips Medical Systems）では，データ取得が異なった方法で行われる（p14，15 参照）．

不整な心調律，あるいはデータ取得中にプローブや患者が動いた場合，スティッチアーチファクトとなり，保存したイメージの解釈の妨げになる（p21 参照）．

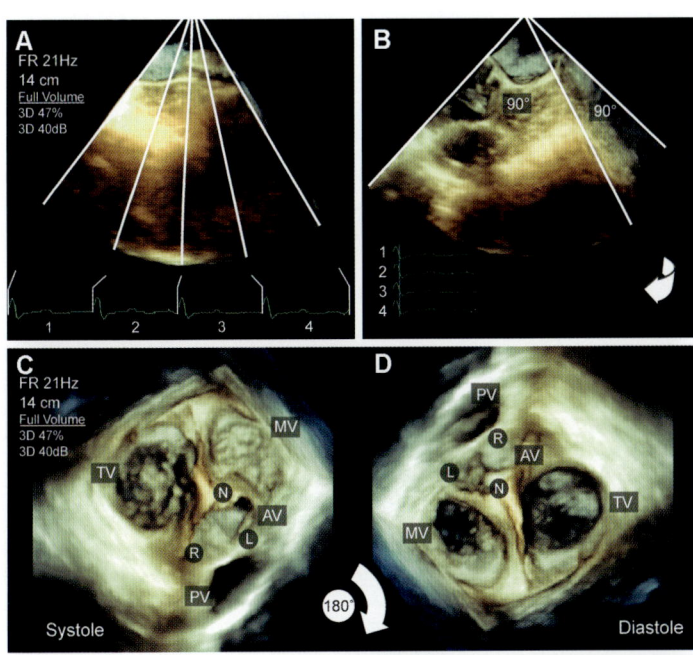

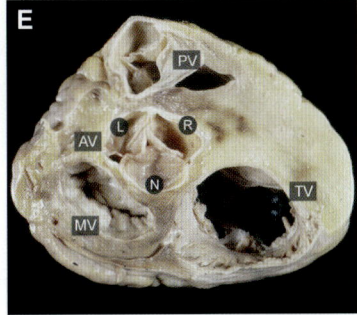

（A）4 ビート（4 心拍）の中部食道四腔断面 3D Full Volume 像．前ページの 4 つに区切られたボリュームデータ（サブボリューム）をつなぎ合わせることで画像が構成される．（B）わずかに回転させ，ピラミッド型の全体像が観察できるようにした像．（C）心房が上になるように下方に回転することで，心基部が観察可能となる．本例は収縮期の画像である．（D）胸腔内における解剖学的位置と同じ向きになるように Full Volume データを 180°回転したもの．本例は拡張期の画像である．（E）比較のため，病理組織標本を例に挙げる．

序　論：3D画像の取得

　マトリックスアレイプローブ（X7-2tあるいはX-3, Philips Medical Systems）を用いた最新の超音波機器ソフトウェア（X5-1 for ie33, Philips Medical Systems）は，3D画像の取得，3D Full Volumeデータおよびリアルタイムカラードプライメージの表示を刷新させた．それに加え，3Dボリュームサイズとフレームレートを独立して調整可能なものとした．また，3Dデータを複数心拍から取得するという手法で，同じ容量の3Dボリュームでもフレームレートが上昇した画像が得られるようになった．

　現在，取得した3Dボリュームのサイズは，走査線密度あるいは3Dの最適化設定に依存せず（p12参照），lateral width（横幅/ビーム幅）およびelevational width（スライス幅）をリアルタイム画面上で独立して操作することで調整可能なものとなっている．また，3Dボリュームデータの保存はリアルタイム画面上で行うことができるようになったものの，イメージの構築は依然，区切られたボリュームデータをつなぎ合わせることで行われている．

　逆に，Full Volumeイメージの質（空間分解能）は，走査線密度に依存し，RS（分解能）およびspeed（フレームレート）の調整で最適化が行われている．

- RS（分解能）優先画像では，走査線密度が高く（voxel数が多く），空間分解能に優れている．
- Speed（フレームレート）優先画像では，走査線密度が低く（voxel数が少なく），フレームレートが高い．

　フレームレートは，トリガーとなる心拍数によって決定される（1，2，4，6心拍）．全てのモード（Live 3D, 3D Zoom, 3D Full Volume）でボリュームサイズに関係なくフレームレートと時間分解能を保ったまま，複数心拍から3Dデータを保存可能である．データ保存に必要な時間は，心拍数が多ければ多いほど長くなる．1心拍でのデータ保存は，低いフレームレートとなるが，心電図同期も必要なく不整脈でも使用できるため有用である．

　High volume rate（HVR）でのデータ保存は4つのサブボリュームで得られたデータと同等のフレームレートとなる．3Dデータのサイズは1つ，2つおよび4つのサブボリュームで同じ大きさであり，走査線密度（voxel数）のみが異なる．HVRはすべての3Dモードで使用可能である．

　次ページに3D TTEのLive 3D傍胸骨長軸像（A，B），およびそのFull Volumeデータを示す（C−E）．（A）はフレームレート13HzにおけるLive 3D像である．1心拍像であるため，ボリュームサイズが大きい．（B）は2心拍像であるため，フレームレートが18Hzと高く，ボリュームサイズが小さい．（C）は，1心拍で保存されたサイズの大きいFull Volume像（フレームレート7Hz）であり，lateral width（横幅/ビーム幅）およびelevational width（スライス幅）が表示されている．（D）は4心拍で保存されたサイズの小さいFull Volume像（フレームレート44Hz）であり，リアルタイム表示である．（E）は1心拍保存であるが，サイズの小さなFull Volume像（フレームレート17Hz）であり，2D MPRセクタにおけるlateral width（横幅/ビーム幅）およびelevational width（スライス幅）の2画面が表示されている．

Gating	主な役割と利点	Full Volume像 75°×75°	Zoom像 調整可能	Live像 60°×60°
1ビート	不整脈でも明瞭な画像が得られる	50%クロッピングされたリアルタイムFull Volume像が表示される．画像サイズはスライス幅とビーム幅で調整可能．1, 2, 4, 6ビートのいずれでも画像取得が可能．	previewにセクタボックスのバイプレーン像が表示され，関心領域を任意で選択可能．再度，3D Zoomボタンを押すと1, 2, 4心拍のいずれでも画像取得が可能．	スライス幅とビーム幅で調整可能な3D画像が表示される．1, 2, 4心拍のいずれでも画像取得が可能．
2ビート				
4ビート	3DQAモード ストレス心エコー検査 高い心拍数で有利			
6ビート	カラー像 コントラスト像		非対応	非対応

14

序　論：3D 画像の取得

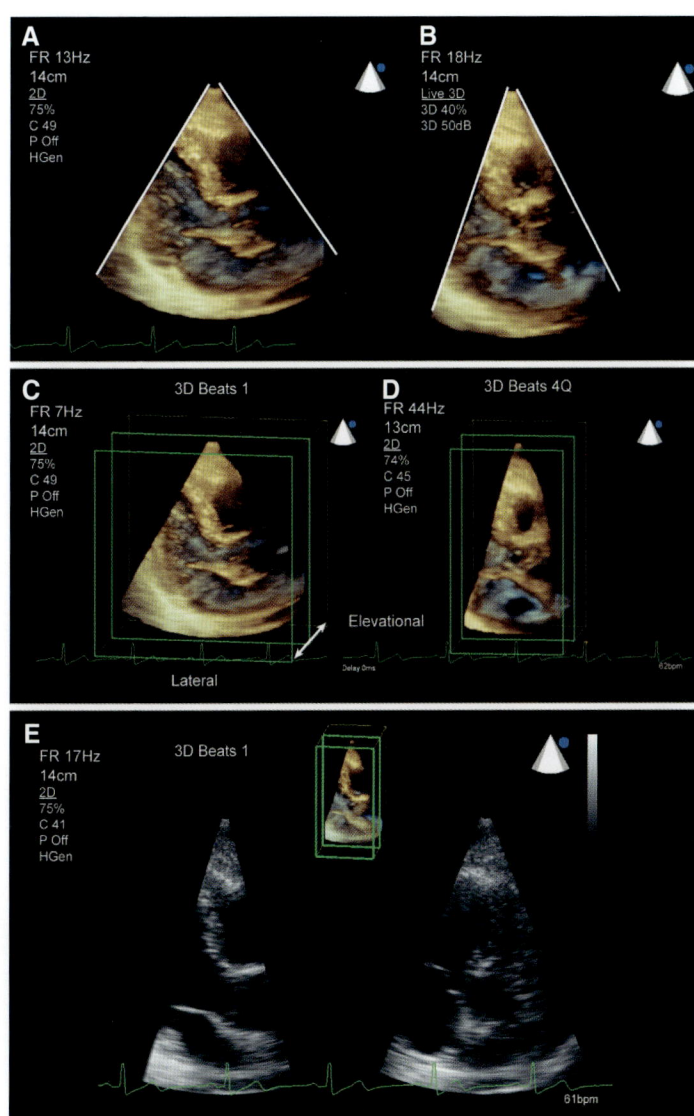

序　論：3D カラードプラ

　ie33（Philips Medical Systems）を使用した 3D カラードプラは心拍数をトリガーにして，Full Volume 像を構築する．この手法では時間分解能が低く（フレームレート＜ 10 Hz），取得される 3D カラードプラ情報が少ない（最大ビーム幅 60°×スライス幅 60°）．したがって，この限られたセクタサイズでは目的とするカラー血流の描出が不完全となる場合がある．

　（A）2D カラードプラモードの直行する二断面のカラーセクタを適切なナイキスト限界となるように調整し，対象となる領域に位置させる．最も大きな緑のセクタ内は走査線密度の低い 10 ビートで取得された情報である．ここでは中部大動脈弁長軸像および短軸像で石灰化による大動脈弁狭窄が観察される．

　左房壁に沿う後方への偏心性僧帽弁逆流ジェットの TEE カラードプラの（B）2D 像と（C）左房側から見た 3D Full Volume 像である．7 つに区切られたサブボリュームは"ずれる（stitch- スティッチする）"ことなく，心周期に同調し，1 つの像に構築されている．スティッチアーチファクトは頻度の高いアーチファクトである．

（C）グレースケール上にカラーが重ね合わせられた最終的な 3D 像．カラー血流の方向が三次元的に理解しやすい．3D カラードプラでは幅の広い僧帽弁逆流ジェットが強調されている．

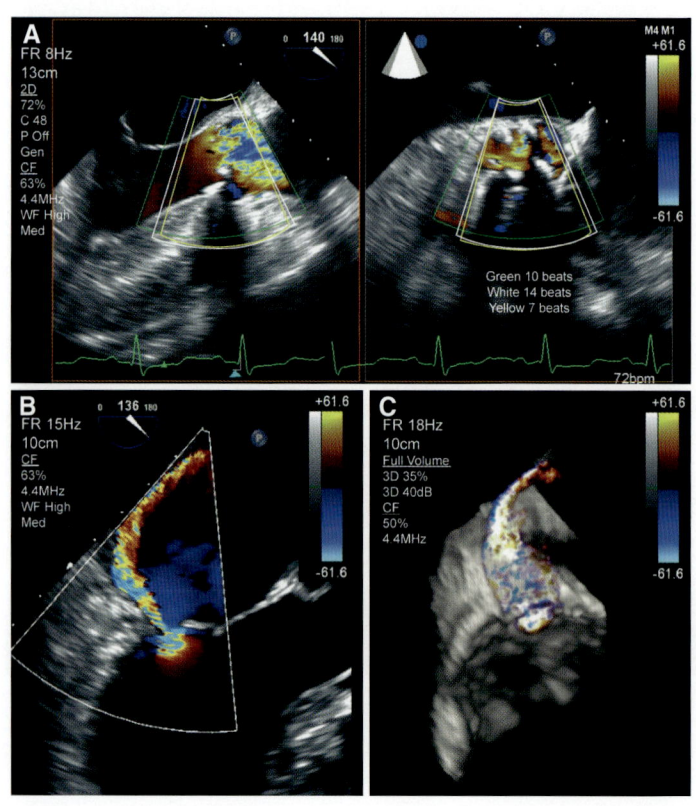

序　論：3D カラードプラ

ie33 X5-1（Philips Medical Systems）の最新のソフトウェアではリアルタイム 3D カラードプライメージの構築が可能となった．そのセクタサイズは，関心領域を囲んで表示されるスライス幅とビーム幅を操作することで簡単に調整できる．大きいカラーセクタサイズでは低いフレームレートとなるが，取得時のビート数を上昇させることで対応可能な場合もある（p14 参照）．

（A-C）カラードプラ TTE 五腔断面像における正常の大動脈弁収縮期通過血流である．（A）フレームレート 14Hz の 2D 像．（B）ビーム幅とスライス幅を調整した 2 心拍（フレームレート 5Hz）の 3D カラードプラ像．（C）6 心拍のリアルタイム 3D カラードプラ像．2D 像とフレームレートは変わらない（フレームレート 14Hz）．

（D-F）2D カラーxPlane モード（D）における僧帽弁置換後の弁周囲逆流．そのリアルタイム 3D カラードプラ像（E）とリアルタイム 3D 像（カラーなし）．

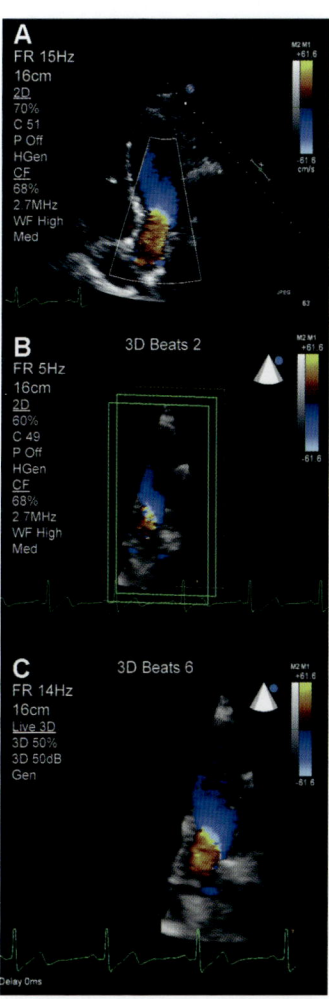
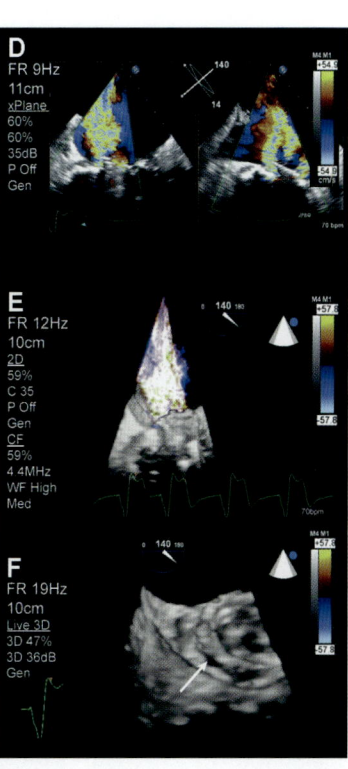

序　論：3D 画像の回転

　3D イメージングは，画像をあらゆる方向へ回転させ，また，いかなる向きからも表示できるという利点をもつ．画像の回転はオンラインやオフライン，リアルタイム 3D モード（Live 3D や 3D Zoom）に関わらず，保存後のデータでも行うことが可能である．3D データを適切な位置から観察することによって，近接し判別しにくい解剖学的構造物（大動脈弁および左心耳，等）の鑑別が容易になった．次図のモノグラフで，回転によって行うことのできる操作を示す．

- 赤色の矢印で，水平軸あるいは垂直軸を中心とした axial rotation（軸の回転）を記した．矢印と逆に位置する丸い先端は，トラックボールの位置を表している．白の矢印で回転の方向とその角度を記した．角度表示がないものは，いかなる方向へも回転できることを示している．
- 同じ断面上で時計回転あるいは反時計回転の Z-rotation（Z 軸の回転）を行うことが可能である．数字は回転の角度を示している．
- 上方向あるいは下方向の傾転操作は，構造物の表面の観察に適している．

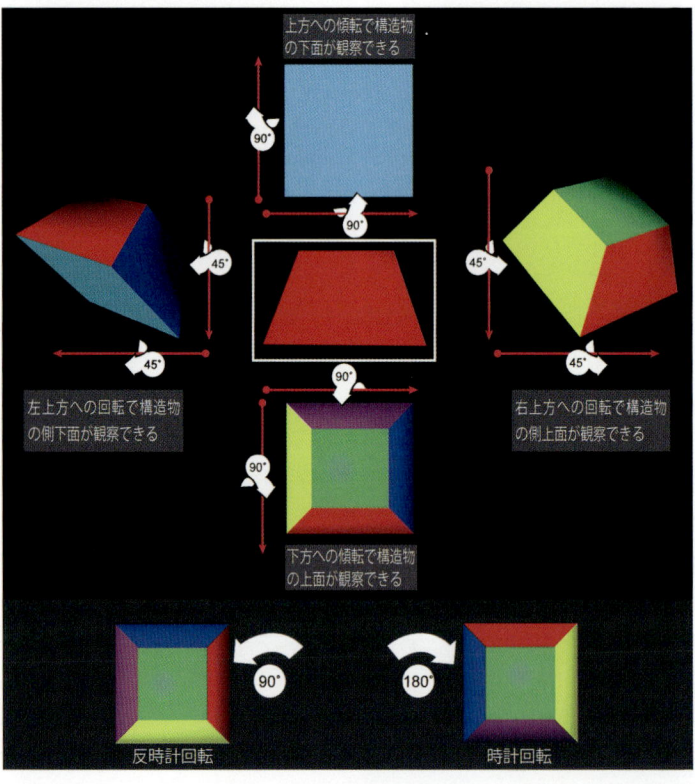

序　論：3D 画像のクロッピング

保存された 3D 画像は，3 本の軸（X 軸，Y 軸，Z 軸）に沿って，直交する 6 つの平面を用いて，crop（クロップ‐切り取る）することができる．7 つ目の平面は任意の断面があり，空間内を自由に移動でき，対象となる解剖学的構造物に対して様々な角度からクロッピングすることができる．クロッピングは特別なソフトウェアを必要とせずオンラインで行うことが可能であるが，リアルタイムモードでは操作できず，一旦，保存する必要がある．

（A）クロッピングされていない（生の）中部食道四腔断面像 3D Full Volume データ．（B）クロップボックスによってデータの 50％が切り取られ，左室内部 (interior) が観察される．この画像をデフォルトの画像に設定することが可能である．

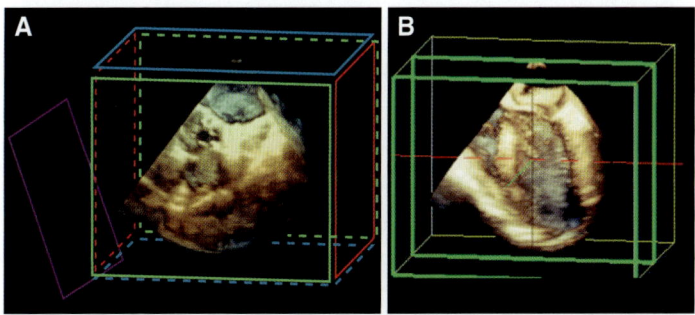

i-crop（i-クロッピング）機能は，X5-1（Philips Medical Systems）の最新ソフトウェアであり，リアルタイムモードあるいは何らかの 3D モードで保存した多断面再構築像（MPR 像）を用いて，より簡単に関心領域が設定できる．

下記に i-クロッピングのプレビューを示す‐左側の MPR 画面（赤），右側の MPR 画面（緑）および上側の構築された 3D ボリューム像．

各々の MPR 画面内のクロップボックスは，個別にサイズと位置を調整可能である．ここではクロップボックスが僧帽弁に平行に置かれている様子が認められる．クロッピングされた 3D ボリュームは画面中央にリアルタイムで表示でき，ボックスサイズと位置が調整できる．クロッピングされた 3D ボリュームは，図の青色の点線で例を挙げたように，あらかじめ決められた 6 方向（上側，下側，右側，左側，前側，後側）から表示が可能である．下記ではクロップボックスの上方の左房側から観察した僧帽弁が認められる．

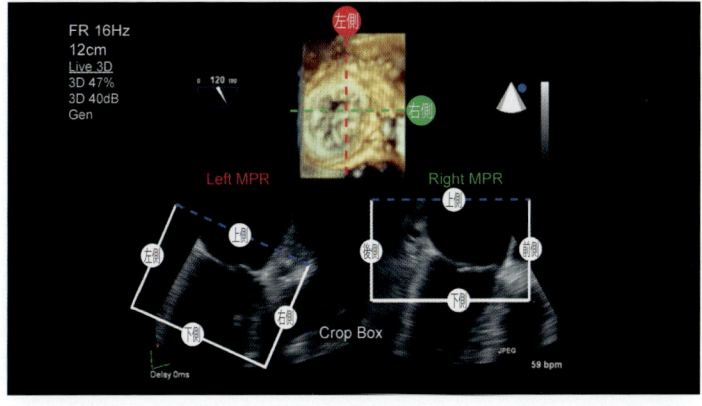

19

序　論：3D 画像の最適化

　3D 画像の最適化は，2D 画像の調整から行われる（ゲインおよびコンプレッション）．Live 3D モードは，3D 画像のゲイン・ブライトネス（明るさ）・スムージング（滑らかさ）の迅速な調整に便利である；A→C はゲインを上昇，D→F はブライトネスを上昇，G→I はスムージングを上昇させた画像である．
　これらのセッティングはリアルタイムモードだけでなく，保存された 3D 画像でも可能である．

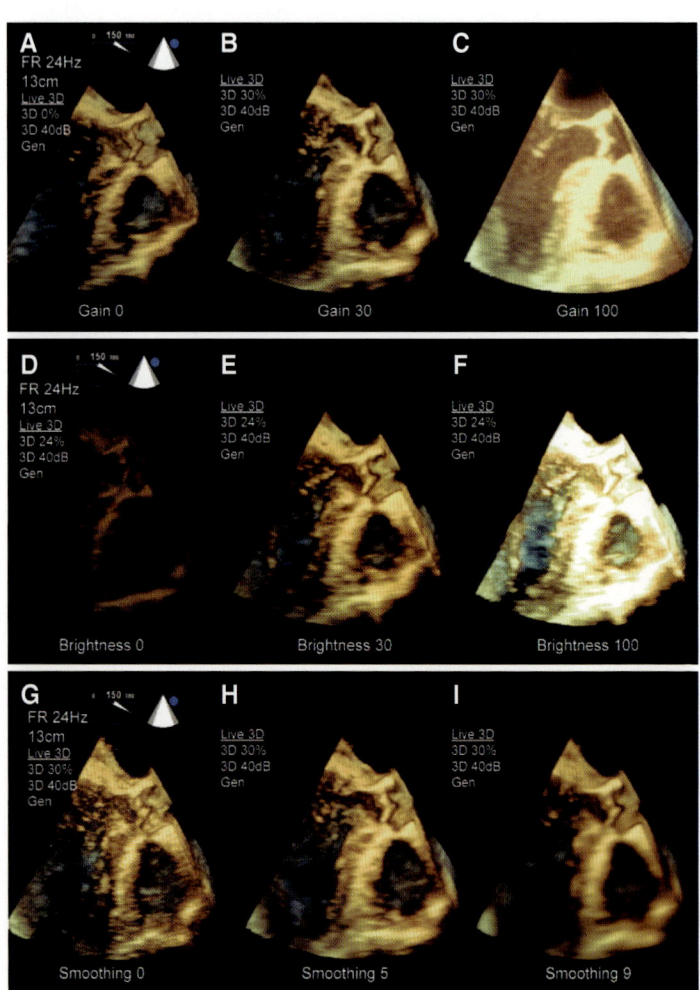

序　論：3D アーチファクト

"ドロップアウト"は Live 3D モードで最も顕著に認められるアーチファクトであるが，他の 3D モードでゲインを低下させた場合でも観察される．（A）Live 3D 中部食道大動脈弁短軸像で，拡張期に左冠動脈入口部（矢印）が大動脈弁上に観察されるが，（B）3D Full Volume 中部食道大動脈弁短軸像でははっきりしない．

"オーバーゲイン"は 3D 画像上に茶色の斑点が出現するアーチファクトである．（C）左房側から僧帽弁を観察した 3D Zoom 像．アーチファクトにより僧帽弁全体が隠れているが，実は（D）左房内に突出する腫瘤（矢印）が存在した．

"スティッチアーチファクト"は，不整な R-R 間隔から発生するアーチファクトである（E - 矢印）．（F）一定の R-R 間隔で取得された（スティッチアーチファクトのない）心基部からの 3D Full Volume 像．

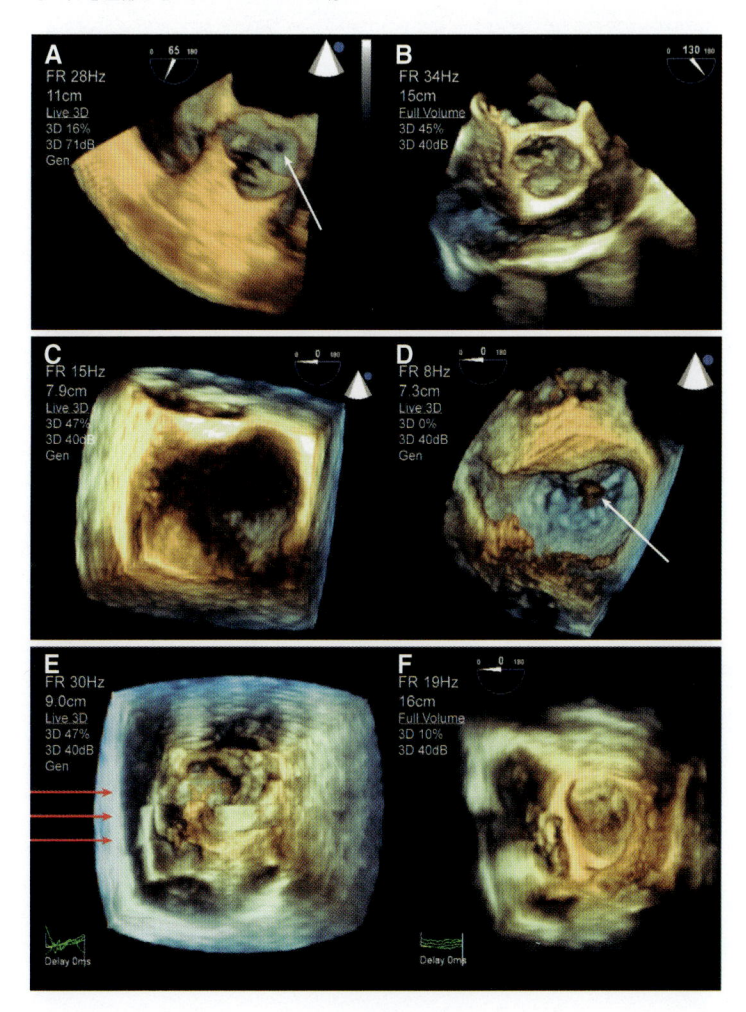

21

序　論：3D データの定量的解析

（A）3DQ および（B）3DQ アドバンスは，3D データを最適化し定量的解析を行うために作成された Q Lab（Philips Medical Systems）の 2 つのプログラムである．このプログラムを使用するためには，一旦，3D データをオフラインで取り込む必要がある．これらのプログラミングでは，関心領域に対する多断面再構築像（MPR 像）が用いられる．各色（緑，赤，青）で表された断面は，手の形をしたカーソルで独立して操作することが可能である．（A）僧帽弁逆流の縮流部（p79 参照）および（B）左室機能（p138 参照）の計測．

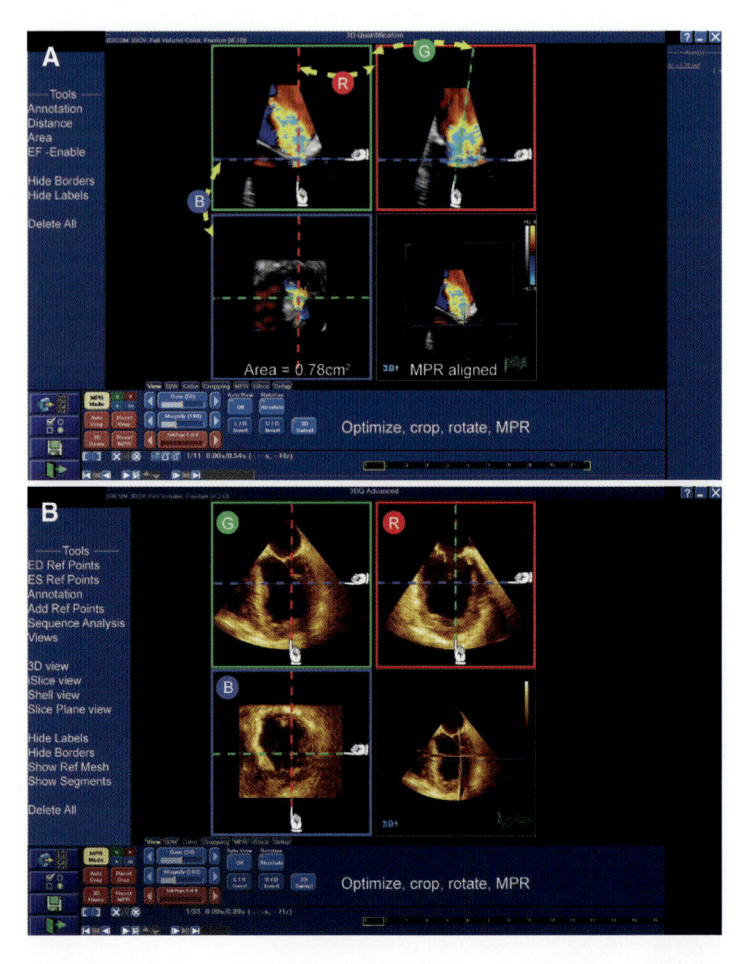

序　論：3Dデータの定量的解析

　僧帽弁の詳細な計測に特化したプログラムとしてQ Lab（Philips Medical Systems）にはMVQが備わっている．MVQでは，3D ZoomあるいはFull Volumeのデータを取り込み，僧帽弁のbasic, standard, advanced modelを作成する（p72, 73参照）．画面左側に示される手順に従って行うことで，解析が行われる．

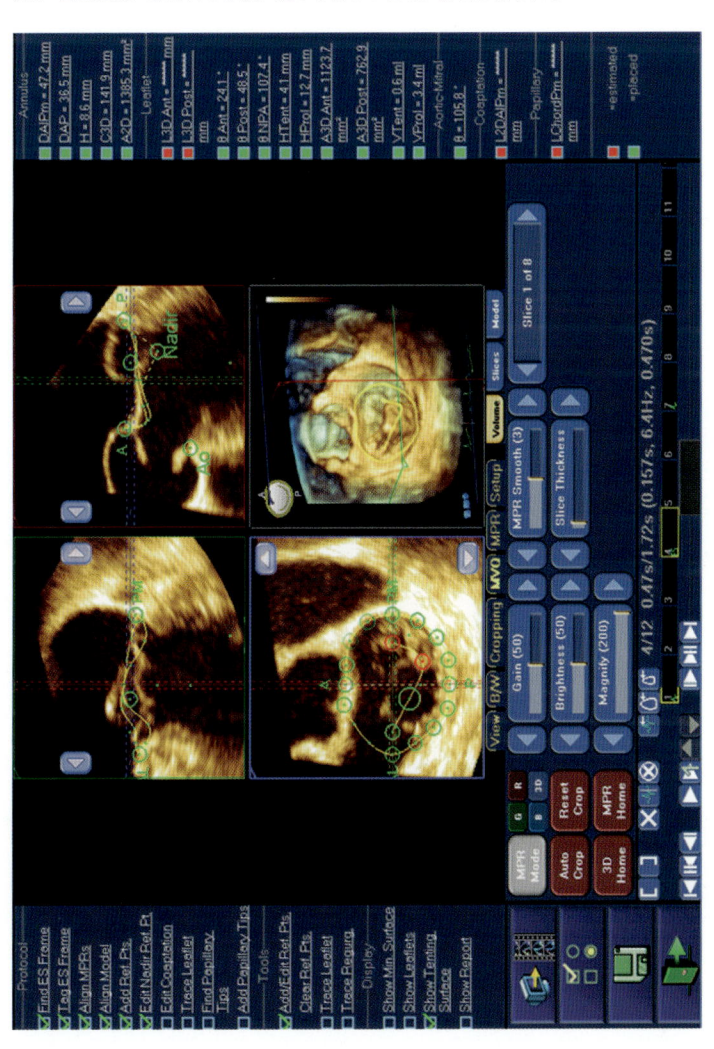

2

3D TEE 基本断面像

TEE 基本断面像	
序　論	26, 27
TEE 走査面と画面表示	28
TEE 基本断面像マップ	29
中部食道四腔断面像（ME 4C）	30
中部食道僧帽弁交連部像（ME MC）	31
中部食道二腔断面像（ME 2C）	32
中部食道長軸像（ME LAX）	33
中部食道大動脈弁長軸像（ME AV LAX）	34
中部食道大動脈弁短軸像（ME AV SAX）	35
中部食道右室流入流出路像（ME RV Inflow-Outflow）	36
中部食道上下大静脈像（ME Bicaval）	37
経胃心基部短軸像（TG Basal SAX）	38
経胃中部短軸像（TG Mid SAX）	39
経胃二腔断面像（TG 2C）	40
経胃長軸像（TG LAX）	41
深部経胃長軸像（TG Deep LAX）	42
経胃右室流入路像（TG RV Inflow）	43
中部食道下行大動脈短軸像 （ME Descending Aorta SAX）	44
中部食道下行大動脈長軸像 （ME Descending Aorta LAX）	45
上部食道大動脈弓長軸像（UE Aortic Arch LAX）	46
上部食道大動脈弓短軸像（UE Aortic Arch SAX）	47
中部食道上行大動脈短軸像 （ME Ascending Aorta SAX）	48
中部食道上行大動脈長軸像 （ME Ascending Aorta LAX）	49
中部食道左心耳像（ME LAA）	50
経胃下大静脈像（TG IVC）	51

TEE 基本断面像：序　論

SCA/ASE ガイドライン[*1] 上に記載されている TEE 基本 20 断面像である．
便宜上，これらの断面像を構造物ごとに分類して記す．
黄色：左室，僧帽弁の観察に適した中部食道（ME）像．
緑色：大動脈弁，右室流出路および上下大静脈の観察に適した中部食道（ME）像．
青色：大動脈の様々な部位の観察に適した中部食道（ME）像および上部食道（UE）像．
橙色：左室，右室の観察に適した経胃像（TG）像．また，大動脈弁通過血流のスペクトルドプラ評価に適した像．

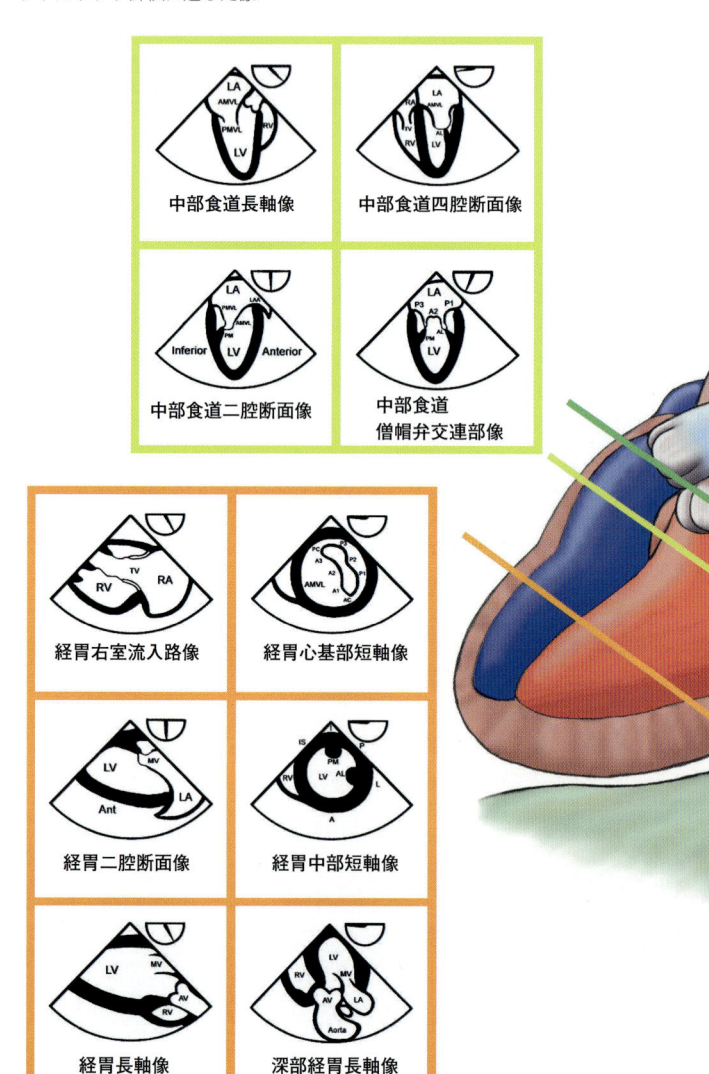

中部食道長軸像

中部食道四腔断面像

中部食道二腔断面像

中部食道僧帽弁交連部像

経胃右室流入路像

経胃心基部短軸像

経胃二腔断面像

経胃中部短軸像

経胃長軸像

深部経胃長軸像

TEE 基本断面像：序　論

Sources
- Shanewise JS, Cheung AT, Aronson S, et al. ASE/SCA Guidelines for performing a comprehensive intraoperative multiplane transesophageal echocardiography examination. Anesth Analg 1999 ; 89 : 870-84.
- Flachskampf FA, Decoodt P, Fraser AG, et al. Guideline from the Working Group: Recommendations for Performing Transesophageal Echocardiography. Eur J Echocardiograph 2001 ; 2 : 8-21.

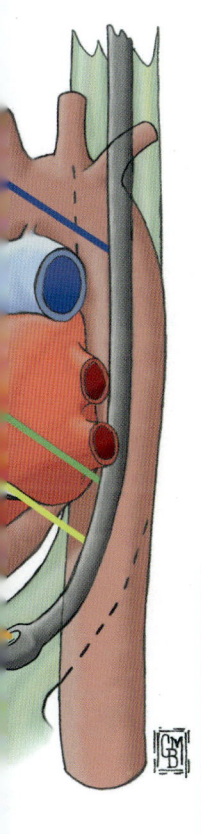

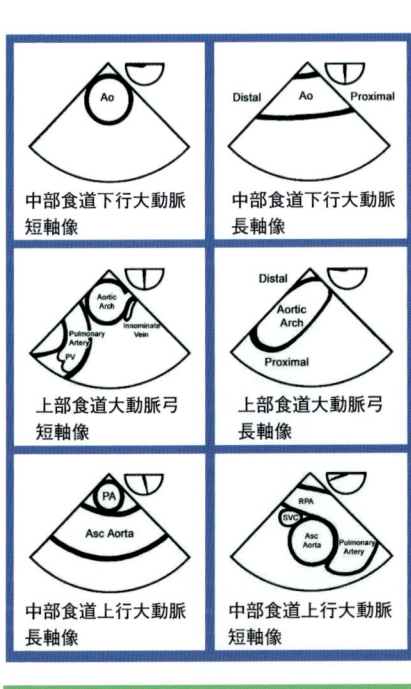

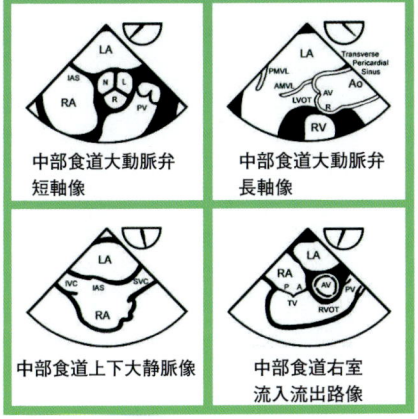

中部食道下行大動脈短軸像	中部食道下行大動脈長軸像
上部食道大動脈弓短軸像	上部食道大動脈弓長軸像
中部食道上行大動脈長軸像	中部食道上行大動脈短軸像
中部食道大動脈弁短軸像	中部食道大動脈弁長軸像
中部食道上下大静脈像	中部食道右室流入流出路像

TEE 基本断面像：TEE 走査面と画面表示

TEE プローブ操作の基本
プローブの操作（シャフト全体の動き）
 1. 前進（advance）or 後退（withdraw）
 2. 時計回転 or 反時計回転
ノブの操作（プローブ先端の動き）
 3. 右方屈曲 or 左方屈曲
 4. 前屈（anteflex）or 後屈（retroflex）
トランスデューサーの操作（シャフトおよびプローブは動かない）
 5. 前方回転（0°→180°）
 6. 後方回転（180°→0°）

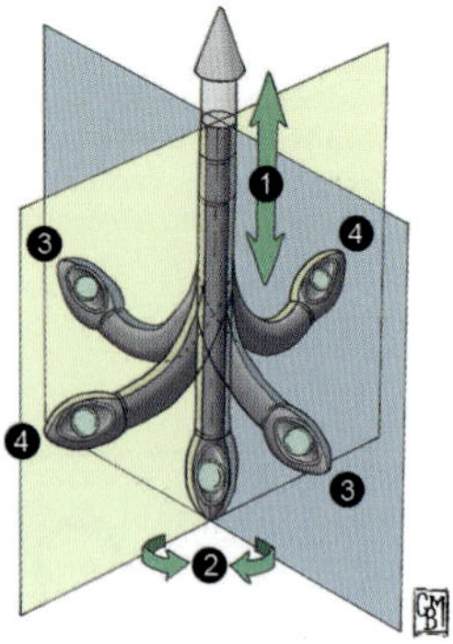

TEE 走査面の基本
- 横断面（0°）
- 長軸面，前後方向（90°）
- オムニプレーン*2（0°–180°）

画面表示の基本
- 扇型のセクタ
- 右（R）⇔左（L）の表示
- 近距離音場（画面上側）⇔遠距離音場（画面下側）の表示

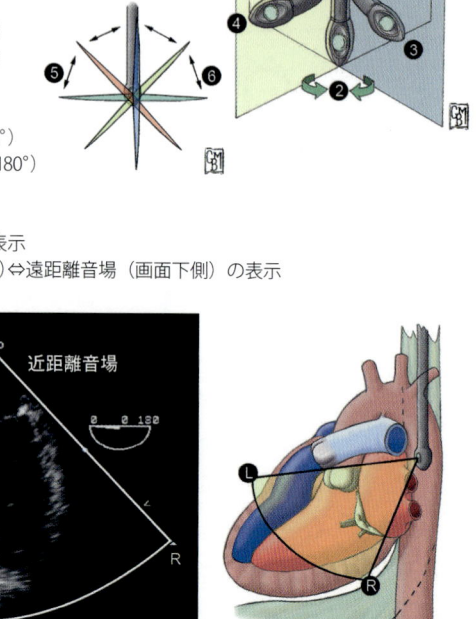

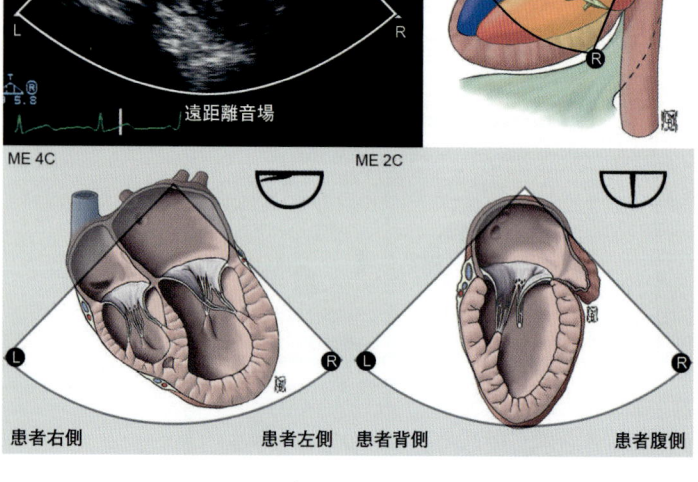

近距離音場

遠距離音場

ME 4C　　　　　　　　　　ME 2C

患者右側　　　　患者左側　　患者背側　　　　患者腹側

28

TEE 基本断面像：TEE 基本断面像マップ

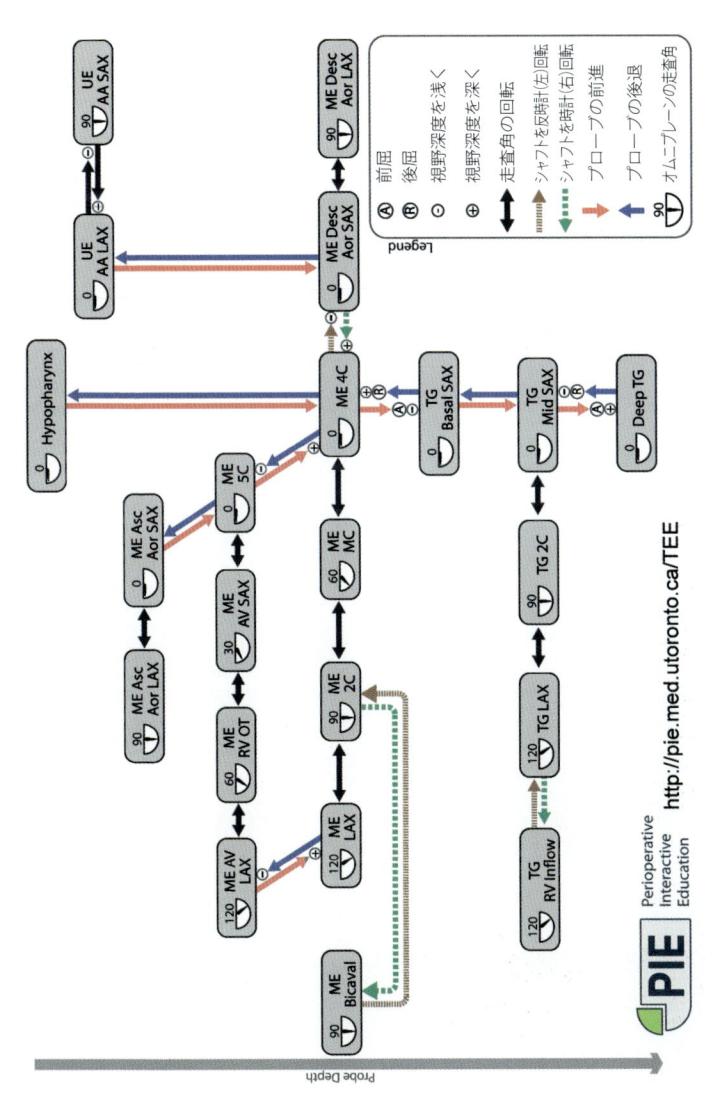

(PIE：Perioperative Interactive Education から抜粋)

TEE 基本断面像：中部食道四腔断面像（ME 4C）

　中部食道四腔断面像（0°）は，左房後面の中部食道にプローブを位置させることで得られる．この走査面は左房，僧帽弁および左室心尖部の中心を通過し，4つの心腔（左房・右房・左室・右室），2つの弁（僧帽弁，三尖弁）および2つの中隔（心房中隔，心室中隔），左室壁（下壁中隔と側壁）の全てが観察できる．

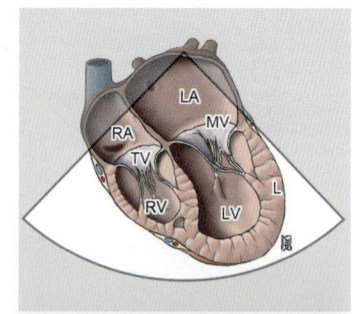

　Live 3D モードはセクタサイズが狭く，四腔全体を同時に描出することは難しい．側方へのステアリングを用いて，左右の構造物を観察できる（p9 参照）．
　3D Full Volume モード（p135 参照）はセクタ幅が広く，心臓全体を描出するのに適している．

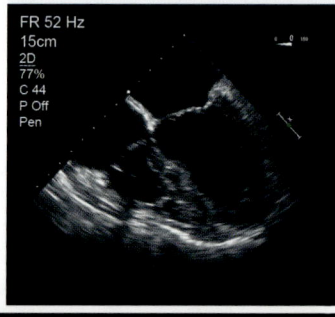

診断項目
心腔の拡大および機能
左室収縮能
僧帽弁病変
三尖弁病変
心房中隔欠損（一次孔）
心嚢液貯留

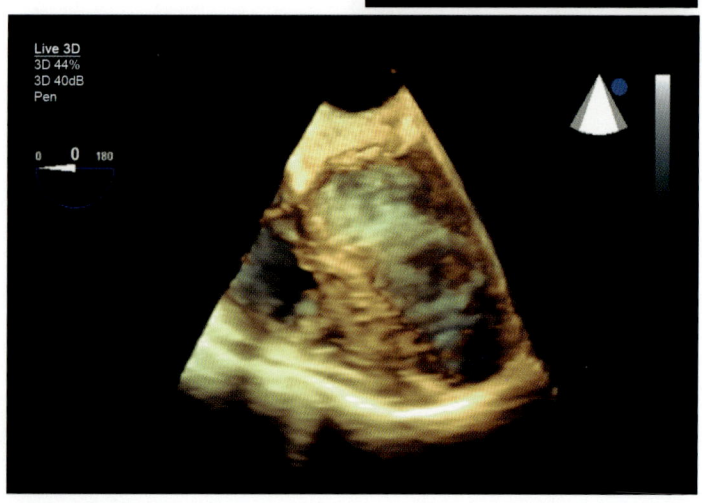

TEE 基本断面像：中部食道僧帽弁交連部像（ME MC）

中部食道僧帽弁交連部像は 45°–70°の走査面で得られ，左房，僧帽弁および左室心尖部が中心に描出される．P3（左），P1（右），A2（中央）の 3 つの scallop が心周期に合わせて"trap door-落し戸"を形成する様子が観察される．この断面の描出に関して，後内側および前外側の両乳頭筋と，左室心尖部が同時に映し出されるようにプローブを微調整することが重要である．

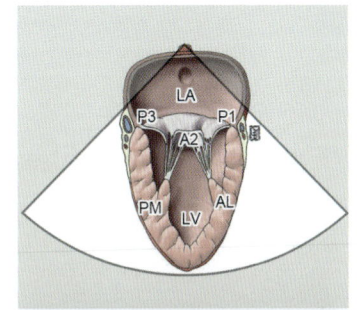

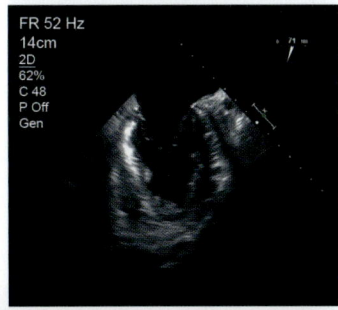

Live 3D モードと側方へのステアリングは，僧帽弁，左室壁，心尖部の描出に有用である．
3D Full Volume モードはセクタ幅が広く，心臓全体を描出するのに適している．

診断項目
左房：腫瘤，血栓
左室収縮能
僧帽弁病変
冠静脈洞の血流

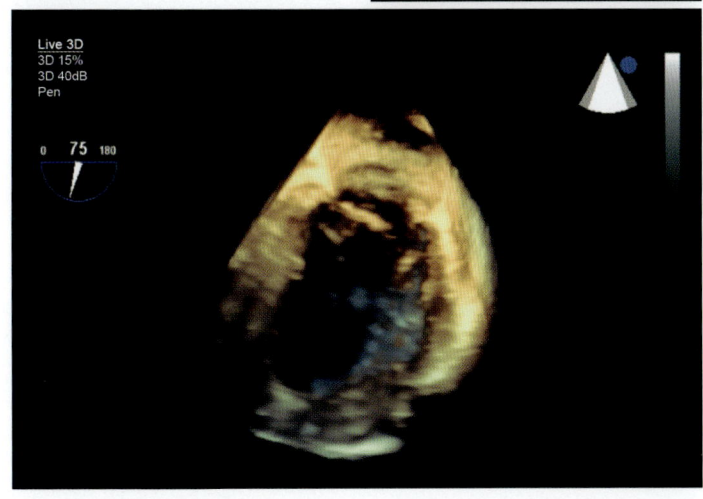

TEE 基本断面像：中部食道二腔断面像（ME 2C）

　中部食道二腔断面像は，中部食道四腔断面像（0°）あるいは中部食道僧帽弁交連部像（45°-60°）から走査面を90°まで回転させ，得られる像である．右房と右室は画面上に描出されない．この断面像は中部食道四腔断面像と直交しているため，画面右側は患者頭側（左心耳，その下に左室前壁），画面左側は患者尾側（左室下壁）となる．

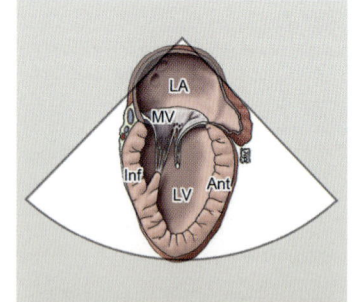

　Live 3Dモードと側方へのステアリングは，僧帽弁，左室壁，心尖部の描出に有用である．図の矢印の方向に3Dデータをやや回転させることで，僧帽弁のよりよい画像が得られる．
　3D Full Volumeモードはセクタ幅が広く，心臓全体を描出するのに適している．

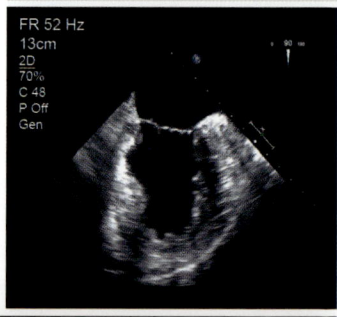

診断項目
左房：腫瘍，血栓
左室収縮能（前壁と下壁）
左室心尖部病変
僧帽弁病変
冠静脈洞の血流

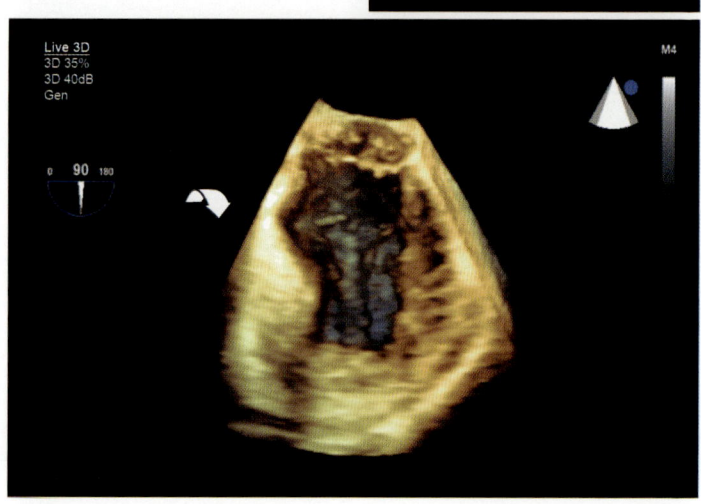

TEE 基本断面像：中部食道長軸像（ME LAX）

　中部食道長軸像は，中部食道四腔断面像（0°），中部食道僧帽弁交連部像（45°-60°），あるいは中部食道二腔断面像（90°）から走査面を 120°まで回転させ，得られる像である．左室流出路，大動脈弁，近位上行大動脈などの患者頭側の構造物は画面右側に表示される．心尖部と左室下側壁（inferolateral），前壁中隔壁（anteroseptal）が描出される．

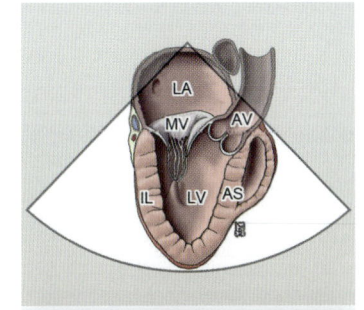

　Live 3D モードと側方へのステアリングは，僧帽弁，大動脈弁，左室壁，心尖部の描出に有用である．
　3D Full Volume モードはセクタ幅が広く，大動脈基部および心室全体を描出するのに適している．

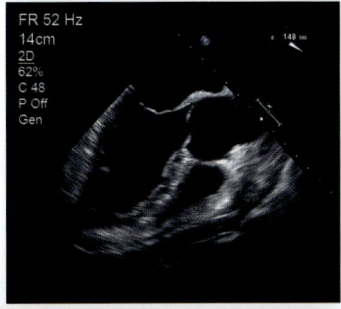

診断項目
僧帽弁病変
左室収縮能
心室中隔の病変（心室中隔欠損など）
左室流出路病変
大動脈弁病変
大動脈基部病変

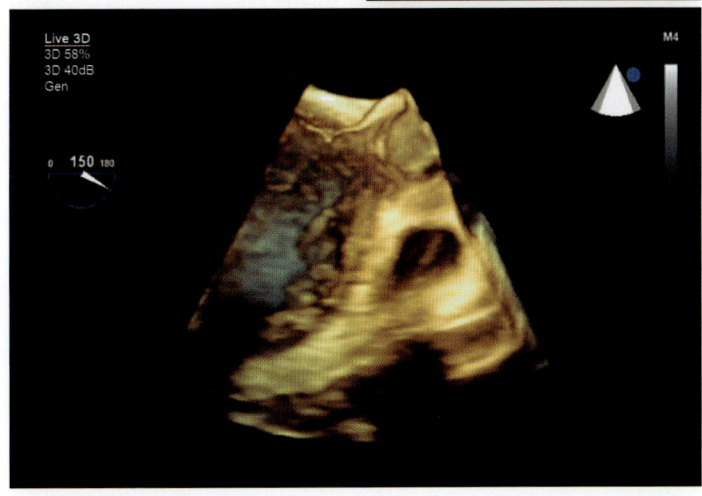

TEE 基本断面像：中部食道大動脈弁長軸像（ME AV LAX）

　中部食道大動脈弁長軸像は，中部食道長軸像（120°）から視野深度を浅くすることで得られる．画面右側に左室流出路，大動脈弁および近位上行大動脈が位置し，僧帽弁と左室の大部分が画面上に描出されなくなる．

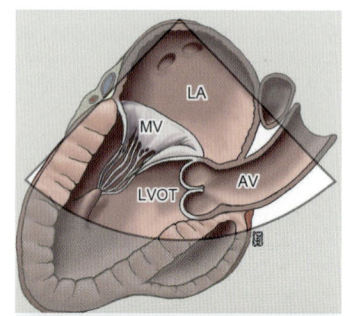

　Live 3D モードと側方へのステアリングは，大動脈弁の描出に有用である．画像を 90°回転（図の矢印）させることで，左室流出路や大動脈の描出も可能である．セクタサイズが限定されているため，構造物全体の半分のみが画像として構築される．
　3D Full Volume モード（p85 参照）あるいは 3D Zoom モードはセクタ幅が広く，大動脈基部と左室流出路の描出に適している．

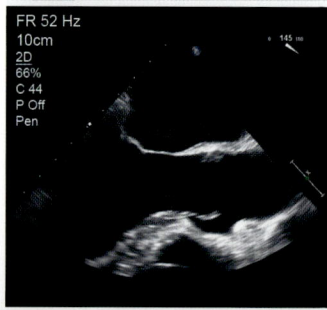

診断項目
大動脈弁病変
大動脈基部径
大動脈基部病変
左室流出路病変
僧帽弁前尖
心室中隔欠損

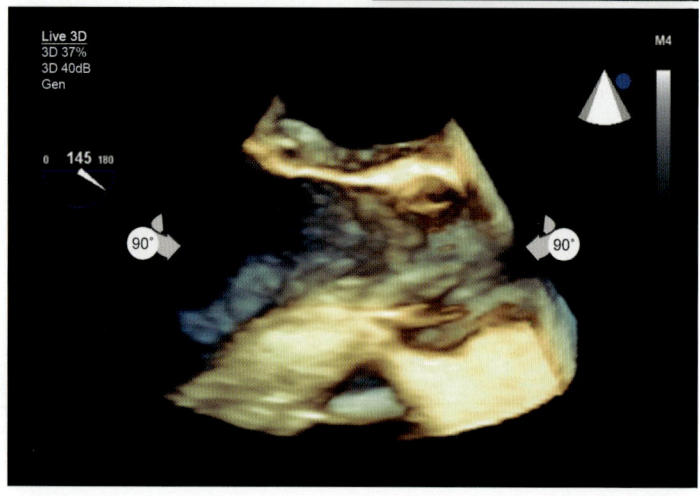

TEE 基本断面像：中部食道大動脈弁短軸像（ME AV SAX）

　中部食道四腔断面像から，大動脈弁が画面中央に位置するまでプローブを後退（withdraw）する．中部食道大動脈弁短軸像を得るには，その後走査面を 30°−45°まで回転させ，大動脈弁輪とビーム方向が平行となるように，ややプローブを前屈させる．すると，大動脈弁三尖全てが対称に表示され，そこからさらにプローブを後退させると，左冠動脈主幹部，右冠動脈入口部が表れる．

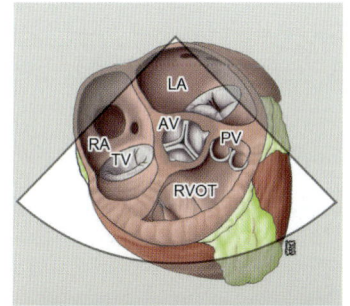

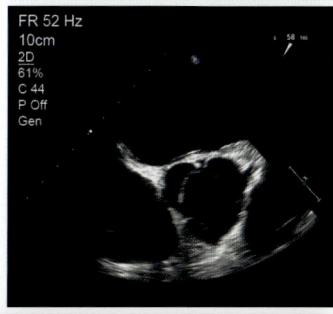

　Live 3D モードは，ゲインを増加させない限り，弁尖がドロップアウトする．したがって，薄い大動脈弁尖の描出に最適なモードではない．
　3D Full Volume モード（p84 参照）あるいは 3D Zoom モードは，弁尖の解像度の向上と冠動脈入口部の観察に有用である．次の立体画像を 180°回転させる（図矢印）と，左室流出路側から大動脈弁を観察できる．

診断項目
大動脈弁病変
大動脈弁のプラニメトリー
大動脈弁逆流の逆流弁口位置
二次孔型心房中隔欠損
左房径（前壁−後壁）

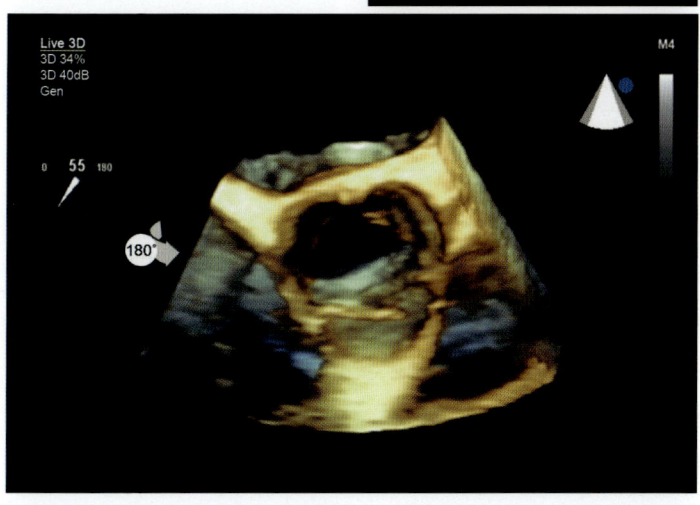

TEE 基本断面像：中部食道右室流入流出路像（ME RV Inflow-Outflow）

　この断面はその名のとおり，三尖弁を起点とする右室流入路（画面左側）と，それを通過して肺動脈弁に至る右室流出路（画面右側）が一つの画面で表示される．この断面像は，中部食道大動脈弁短軸像（30°）から走査面を 60°–75° まで回転させることで得られる．大動脈弁が画面中央に描出される．

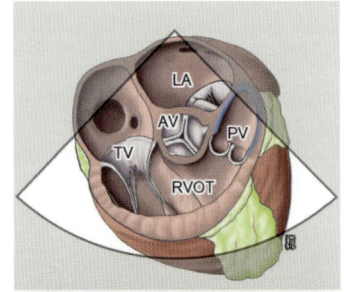

　Live 3D モードではセクタ幅が狭いため，右室流出路のみが描出される．側方へのステアリング（図矢印，p9 参照）を用いた場合，画面左側に三尖弁，画面右側に肺動脈弁を観察することができる．
　3D Full Volume モード（p12 参照）あるいは 3D Zoom モードはセクタ幅が広く，右室流出路全体の描出に適している．

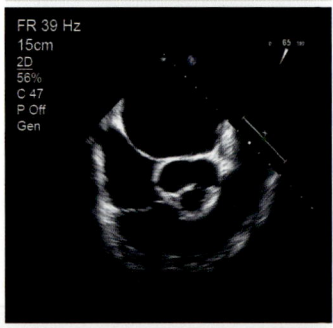

診断項目
肺動脈弁病変
肺動脈病変
右室流出路病変
三尖弁病変
三尖弁ドプラ
二次孔型心房中隔欠損
心室中隔欠損

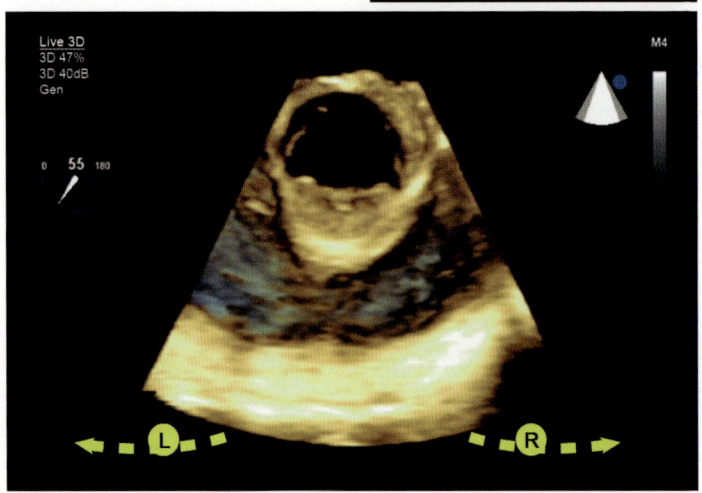

TEE 基本断面像：中部食道上下大静脈像（ME Bicaval）

　中部食道上下大静脈像（90°）は，中部食道二腔断面像（90°）からシャフトを患者右側へ（SVC と IVC 方向に）回転させることで得られる．走査面は左房，右房，IVC および SVC を長軸方向で観察する平面となり，セクタの頂点に左房（プローブに最も近い），遠距離音場に右房，尾側に IVC（画面左），頭側に SVC（画面右）となる．

　Live 3D モードでは，左房側から心房中隔が描出される．側方へのステアリングを用いることで，画面右側に上大静脈，画面左側に下大静脈が観察できる（図矢印）．画像を回転させることで，心房中隔を左房側から見下ろし観察できる．本症例では，カテーテルが上大静脈内に認められる．
　3D Full Volume モード（p204，205 参照）あるいは **3D Zoom** モードはセクタ幅が広く，心房中隔全体の描出に適している．

診断項目
心房中隔欠損
腫瘤
上大静脈血流／下大静脈血流
静脈カテーテル
ペースメーカーワイヤー
静脈カニューレ（脱血管）の位置

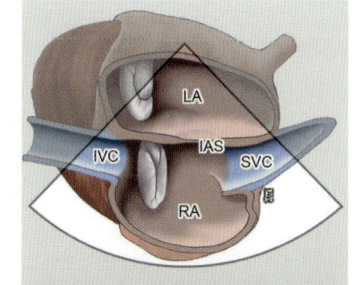

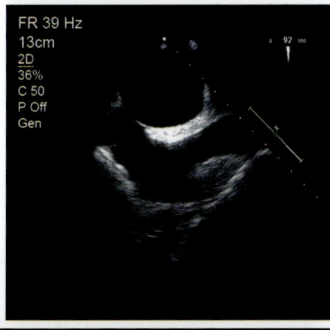

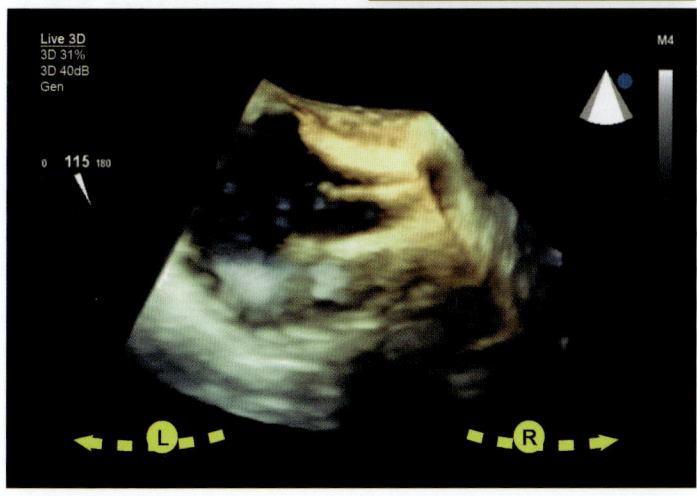

TEE 基本断面像：経胃心基部短軸像（TG Basal SAX）

　経胃心基部短軸像（0°）は，経胃中部短軸像からプローブを引き抜く，あるいはプローブを胃内に進めた直後に得られる．この断面像では超音波ビームと僧帽弁輪が平行になり，画面右に僧帽弁後尖，画面左に僧帽弁前尖が描出される．後交連，A3 scallop，P3 scallop がプローブに最も近い位置となり，前交連が最も遠い位置となる．

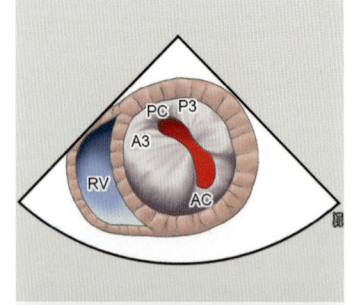

　Live 3D モードの狭いセクタ幅は，僧帽弁葉の描出に不向きであり，情報を追加で得られる可能性が低い．左室壁についても完全に描出できない．
3D Full Volume モード，あるいは 3D Zoom モードでは，中部食道像で良好な僧帽弁 3D 像を得られるため，この断面像で僧帽弁の観察を行うことは必ずしも多くはない．

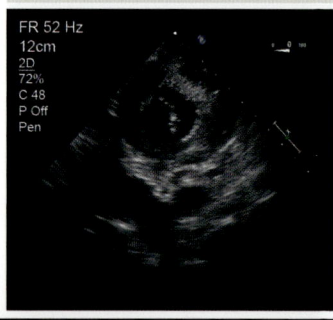

診断項目
僧帽弁病変，僧帽弁逆流の原因
左室心基部セグメントの異常
心室中隔欠損

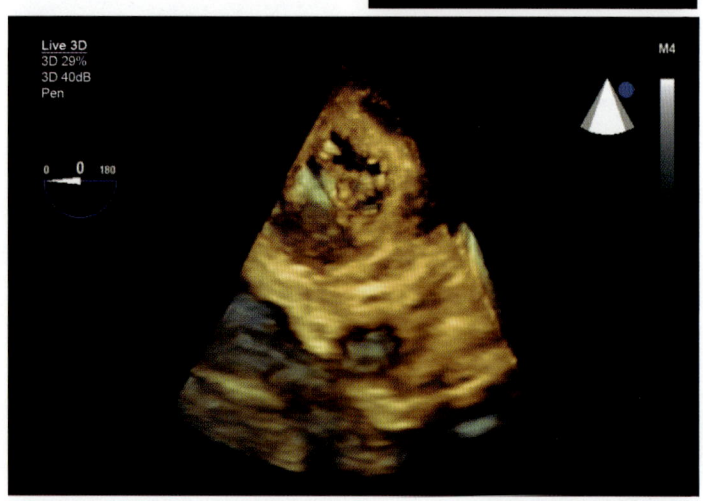

TEE 基本断面像：経胃中部短軸像（TG Mid SAX）

　経胃中部短軸像は，プローブをニュートラルの状態で胃内に前進させたのち，前屈させて得ることができる（前屈の程度は様々である）．経胃中部乳頭筋短軸像（0°）では，左室が短軸となり，6 つのセグメント（ASE/SCA の 17 セグメントモデル；p140 参照）が一度に観察できる．左室腔の中央をとらえるようにプローブを操作したのち，わずかに走査角をつけると，正円状の左室が出現する．

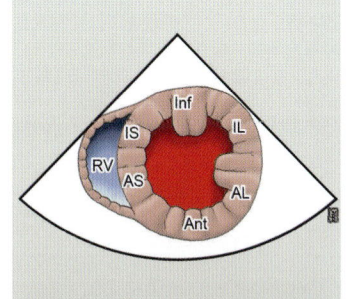

　Live 3D モードではセクタ幅が狭く，全ての左室壁を同時に描出できない．
　3D Full Volume モードで左室収縮能を評価する場合，この断面より中部食道像が選ばれることが多い（p138，139）．

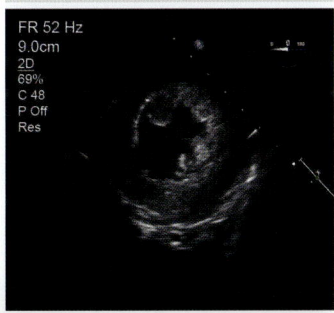

診断項目
左室径
左室壁厚
左室収縮能
血行動態の評価
心室中隔の動き
心室中隔欠損

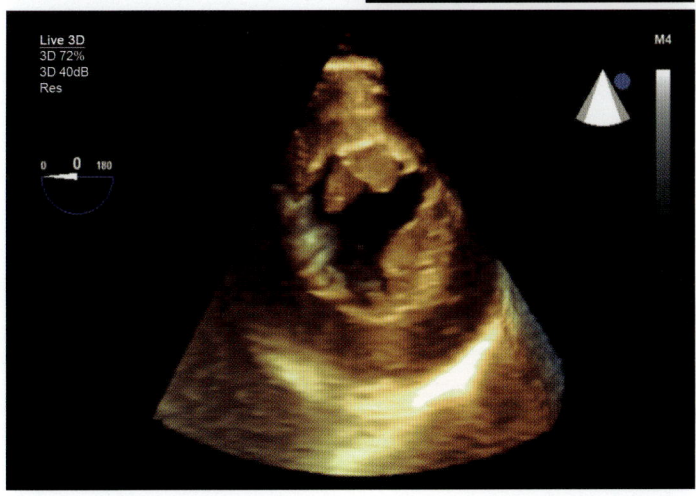

TEE 基本断面像：経胃二腔断面像（TG 2C）

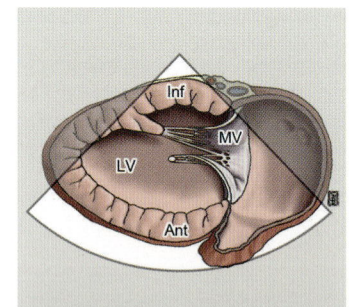

経胃二腔断面像は，経胃中部短軸像（0°）から走査角を 75°–90°に回転させると得られる．この断面像では，左室長軸像と僧帽弁の弁下装置を観察できる．また，この像は中部食道二腔断面像を 90°時計回転し，プローブの最も近い部分が左室下壁となったもの（画面の頂点）と同様の断面像である．

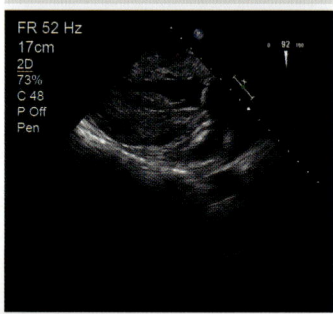

Live 3D モードは，左室壁，乳頭筋，僧帽弁を描出できる．セクタ幅が狭く，僧帽弁の一部が欠けてしまう場合は側方へのステアリングが必要になる．

3D Full Volume モードではセクタ幅が広くなるが，この断面像の使用頻度は多くない．

診断項目
左室収縮能
僧帽弁下装置
僧帽弁病変

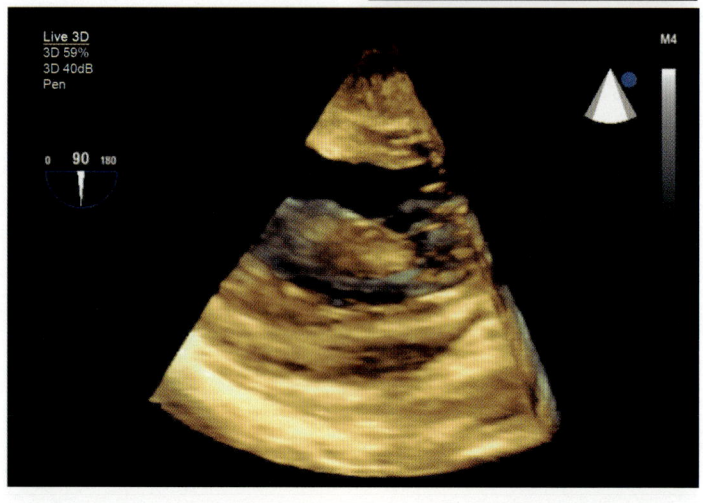

TEE 基本断面像：経胃長軸像（TG LAX）

　経胃長軸像は，経胃二腔像（90°）から走査角を120°に回転させると得られる．視野深度を適切に調整することで，画面右側に左室流出路と大動脈弁を描出できる．この像は中部食道大動脈弁長軸像と類似する断面であるが，ビームと血流方向がより平行であるため，左室流出路と大動脈弁のスペクトルドプラの際に有利である．同時に，僧帽弁と弁下装置も観察される．

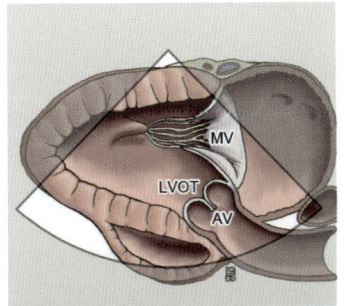

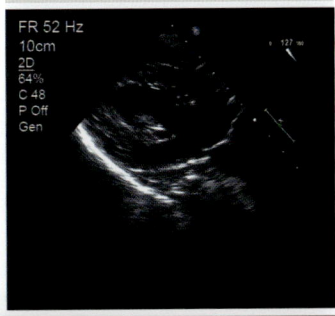

　Live 3Dモードはセクタ幅が狭く，弁尖が薄い大動脈弁の描出は満足できるものではない．側方へのステアリングに加え，ゲインを増加させることで，画質が向上する可能性がある．

　3D Full Volumeカラーモードは，大動脈弁を通過する血流の評価に使用できる．

診断項目
僧帽弁：弁葉，弁下装置
左室収縮能
大動脈弁圧較差
左室流出路圧較差
心室中隔欠損
大動脈弁位人工弁機能

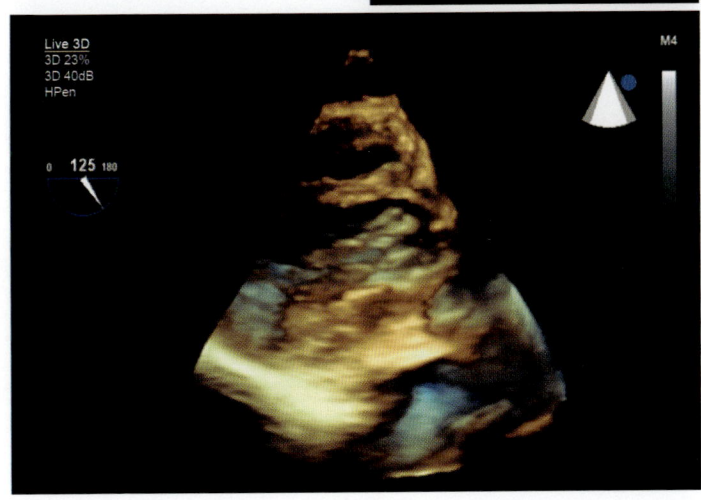

TEE 基本断面像：深部経胃長軸像（TG Deep LAX）

　深部経胃長軸像（0°）は，プローブを胃内に十分前進させたのち，前屈させ得られる．セクタの頂点に左室心尖部，左室流出路および大動脈弁を画面中央に描出するために，左右方屈曲を必要とする場合がある．この像は，大動脈弁と左室流出路を通過する血流のスペクトルドプラ解析に使用できる．

　Live 3D モードはセクタが狭く，遠距離音場に位置することから，薄い構造物である大動脈弁の描出は満足できるものではない．
　3D Full Volume カラーモードは，大動脈弁を通過する血流の評価に使用できる．

診断項目
大動脈弁病変
大動脈弁スペクトルドプラ解析
大動脈弁位人工弁機能
左室流出路スペクトルドプラ解析
左室流出路病変
心室中隔欠損

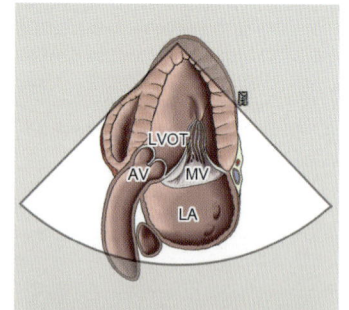

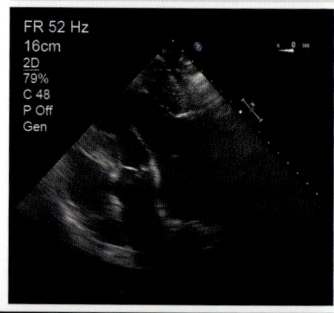

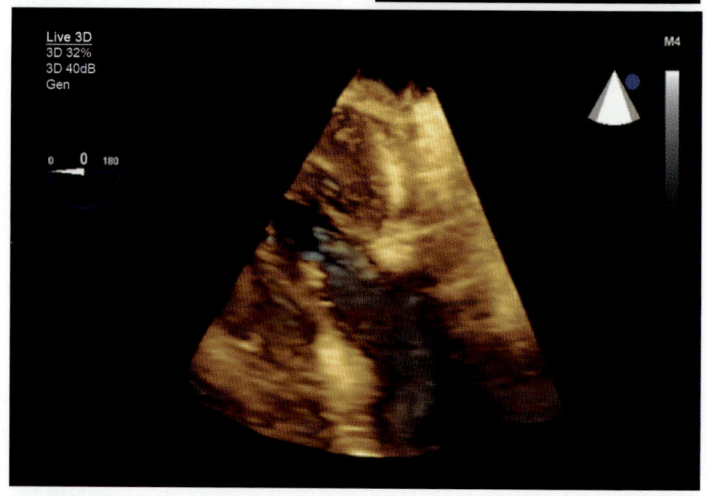

TEE 基本断面像：経胃右室流入路像（TG RV Inflow）

　経胃右室流入路像（120°）は右室の長軸断面であり，右室心尖部が画面左側，右室自由壁が遠距離音場に描出される．この像は，経胃心基部短軸像（0°）から三尖弁が画面中心となるまでシャフトを反時計回り（患者右側）に回転させたのち，走査角を 120°にすると得られる．この画像では，三尖弁と弁下装置が観察できる．

　Live 3D モードはセクタ幅が狭く，弁尖が薄い構造物であることから，右室および三尖弁の描出は満足できるものではない．画面左側方へのステアリングによって，右室が描出される部分を増やすことができる．
　3D Full Volume モードはセクタ幅が広くなるものの，この断面ではあまり使用されない．

診断項目
三尖弁病変
右室収縮能
右房内腫瘤

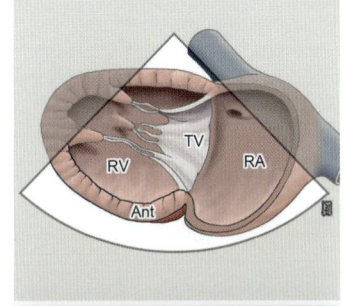

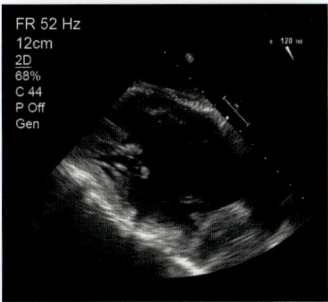

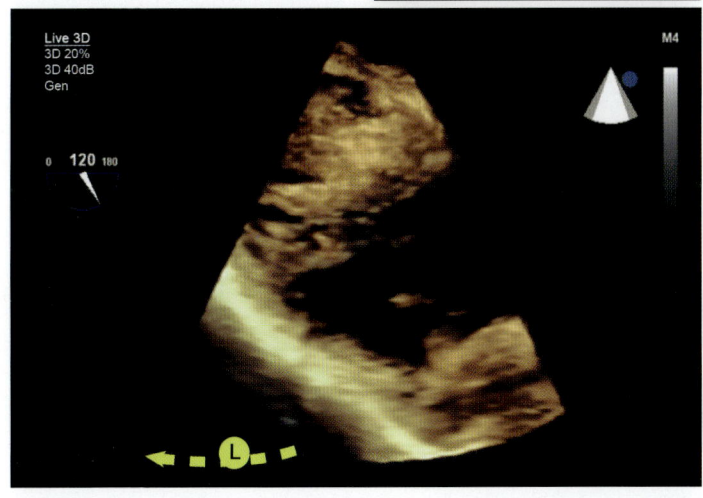

TEE 基本断面像：中部食道下行大動脈短軸像（ME Descending Aorta SAX）

　胸部下行大動脈の短軸像（0°）は，中部食道四腔断面像（0°）からシャフトを反時計回り（患者左側）に回転させると得られる．近距離音場には，正円状である大動脈の右前方部分の血管壁が位置する．プローブを前進あるいは後退させることで，下行大動脈について多くの情報を得ることができる．当然ではあるが，視野深度は減少させて観察を行う．

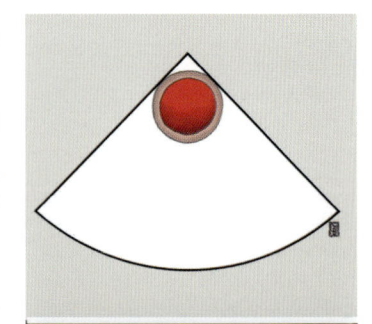

　Live 3D モードでは，画像をやや回転させることで大動脈内膜表面が描出できる．しかし，近距離音場に位置する大動脈壁については，満足な描出ができない．

　3D Full Volume モード（p173 参照）はセクタ幅が広いため，大動脈解離腔と薄いフラップを同時に描出するのに適している（p179 参照）．

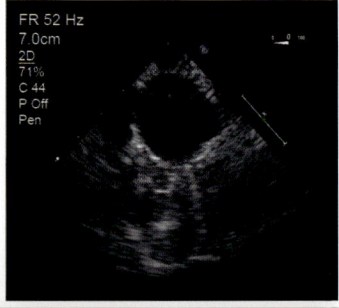

診断項目
大動脈粥状硬化
大動脈解離
大動脈瘤
左胸水
大動脈弁逆流の重症度評価
（パルスドプラ）
IABP の位置評価

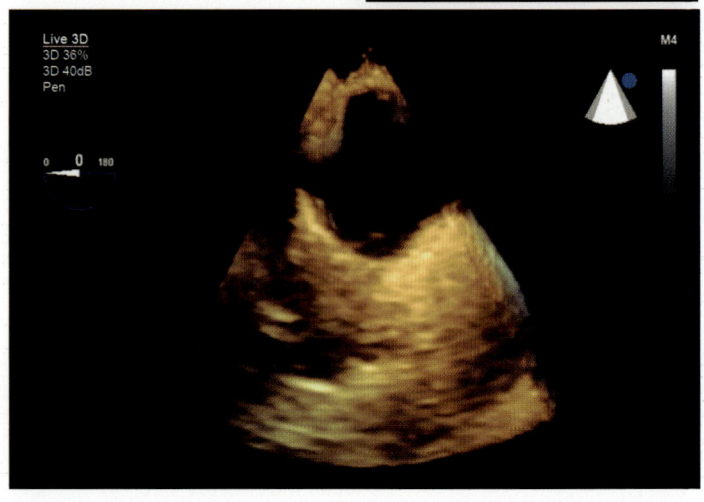

TEE 基本断面像：中部食道下行大動脈長軸像（ME Descending Aorta LAX）

中部食道下行大動脈短軸像（0°）から，走査角を 90°まで回転させることで得られる．大動脈遠位部が画面左側，近位部が画面右側に表示される．

Live 3D モードでは，画像をやや回転させることで大動脈内膜表面が描出できる．しかし，近距離音場に位置する大動脈壁については，十分な画像を得ることができない．
3D Full Volume モード（p173 参照）はセクタ幅が広いため，大動脈解離腔と薄いフラップを同時に描出するのに適している（p179 参照）．

診断項目
大動脈粥状硬化
大動脈解離
大動脈瘤
大動脈弁逆流の重症度評価
（パルスドプラ）
IABP の位置評価

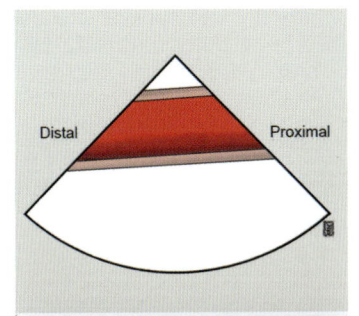

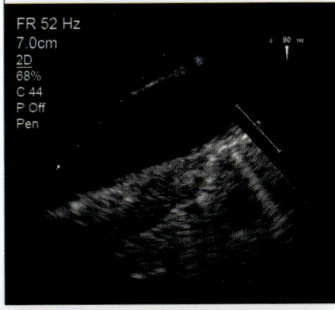

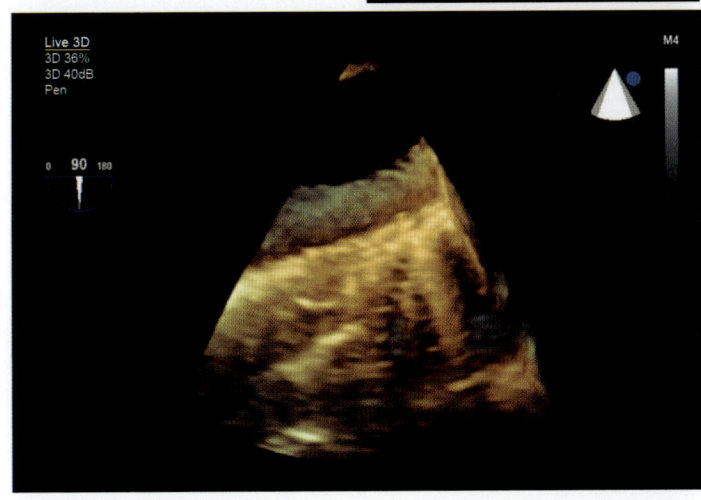

TEE基本断面像：上部食道大動脈弓長軸像（UE Aortic Arch LAX）

　中部食道下行大動脈短軸像（0°）からプローブを患者頭側に後退させ，大動脈腔が円形から楕円形に変化した断面が上部食道大動脈弓長軸像である．近位大動脈弓が画面左側，遠位大動脈弓が画面右側に描出され，さらにプローブを後退させると頭頸部動脈の分枝が観察できる場合がある．

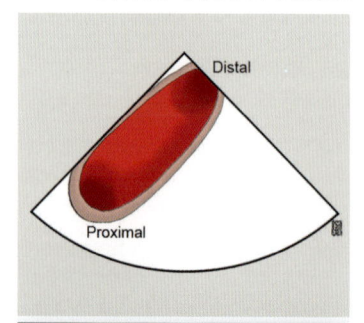

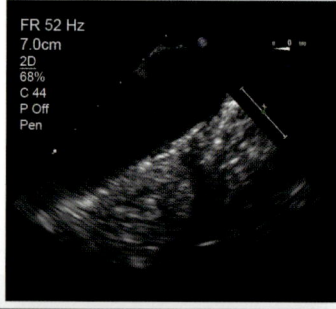

　Live 3Dモードでは，画像をやや回転させることで大動脈内膜表面が描出できる．しかし，近距離音場に位置する大動脈壁については，十分な画像を得ることができない．

　3D Full Volumeモード（p173参照）はセクタ幅が広いため，大動脈や大動脈病変を描出するのに適している．

診断項目
大動脈粥状硬化
大動脈解離
大動脈瘤
大動脈弁逆流の重症度評価
（パルスドプラ）

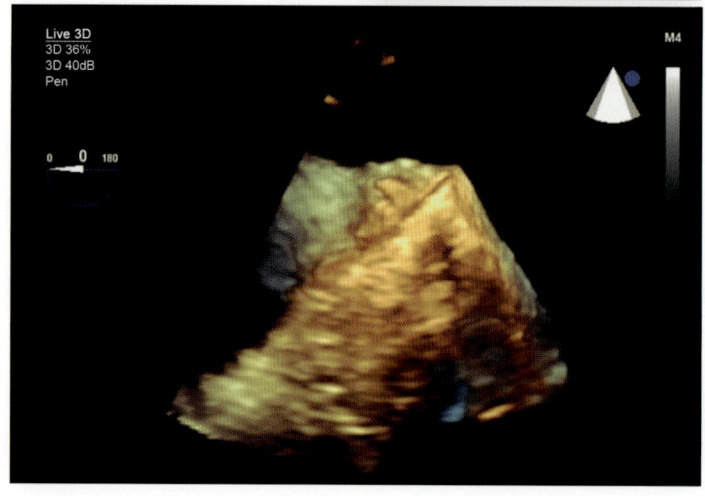

TEE 基本断面像：上部食道大動脈弓短軸像（UE Aortic Arch SAX）

　上部食道大動脈弓長軸像（0°）から，走査角を 60°-90°に回転させると上部食道大動脈弓短軸像が得られる．この像では画面右上に，左鎖骨下動脈の起始部と無名静脈が描出され，画面左下には肺動脈弁および主肺動脈の長軸像が観察される．

　Live 3D モードでは，画像をやや回転させることで肺動脈内膜表面が描出できる．しかし，肺動脈弁については弁尖が薄く，十分な画像が得られない．
　3D Full Volume モードは，セクタ幅が広いため，大動脈と肺動脈弁の薄い弁尖を描出するのに適している（p110 参照）．

診断項目
大動脈粥状硬化
大動脈解離
大動脈瘤
肺動脈弁疾患
動脈管開存
Swan-Ganz カテーテルの位置

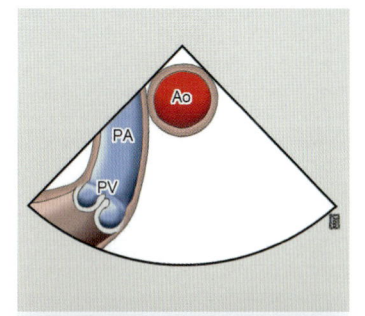

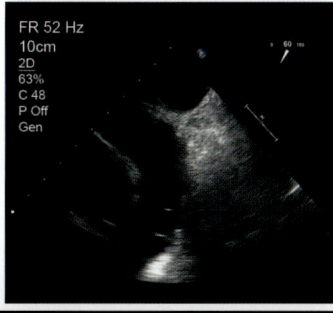

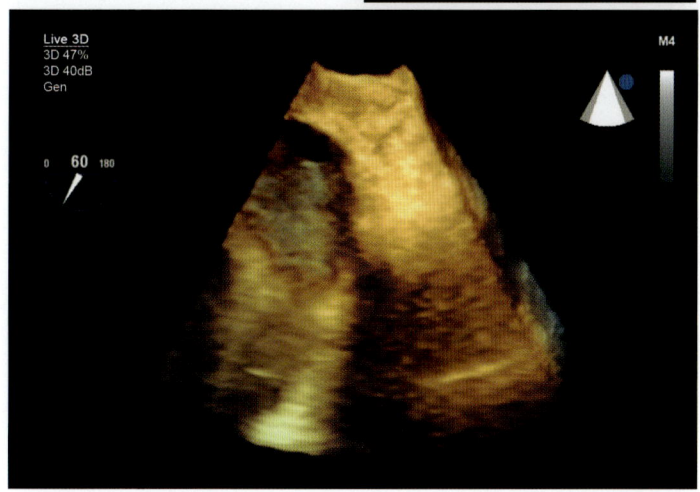

TEE 基本断面像：中部食道上行大動脈短軸像（ME Ascending Aorta SAX）

　中部食道上行大動脈短軸像（0°-10°）は，中部食道大動脈弁短軸像（30°）からプローブを少し後退させたのち，走査角を 0°とし，得られる断面である．この像は，中部食道上行大動脈長軸像（120°）から，走査角を 0°-10°（すなわち，上大静脈の短軸像，上行大動脈の短軸像および右肺動脈の長軸像が現われる角度）まで回転させることでも得られる．

　Live 3D モード，3D Zoom モード，3D Full Volume モードのいずれにおいても，この断面については 2D 像に追加する情報は得られない．

診断項目
大動脈粥状硬化
大動脈解離
大動脈瘤
肺動脈塞栓
Swan-Ganz カテーテルの位置

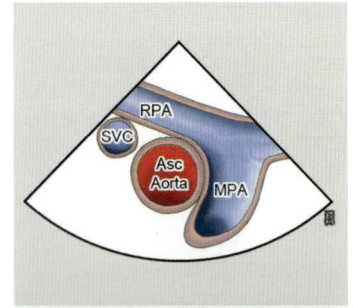

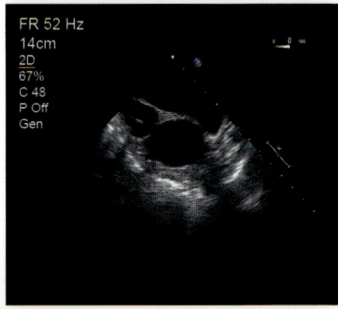

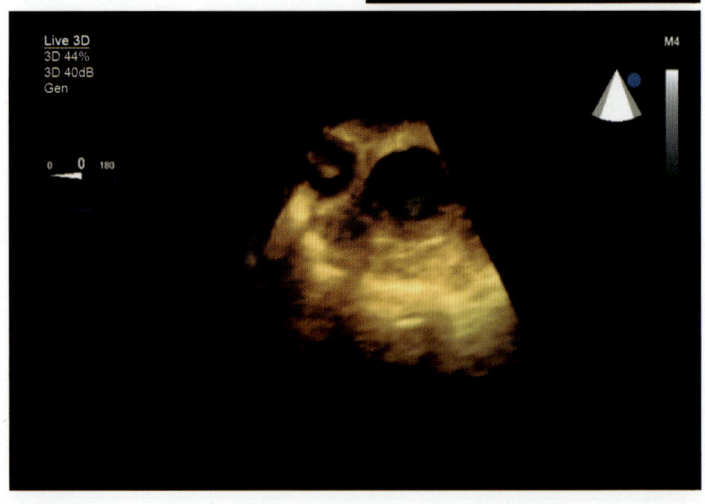

TEE 基本断面像：中部食道上行大動脈長軸像（ME Ascending Aorta LAX）

　中部食道大動脈弁短軸像（120°）から，右肺動脈の短軸像が得られるまでプローブを後退させると，中部食道上行大動脈長軸像が得られる．

　Live 3D モードでは，画像をやや回転させることで大動脈内膜表面を描出できる．しかし，2D 像で描出が困難であるように，画質については満足できない場合が多い．

　3D Full Volume モード，あるいは **3D Zoom** モードについては，Live 3D モードよりも良好な画質を得られる可能性がある．

診断項目
大動脈粥状硬化
大動脈解離
大動脈瘤
大動脈弁逆流血流
大動脈弁狭窄血流
Swan-Ganz カテーテルの位置
心嚢液貯留（心膜横洞）

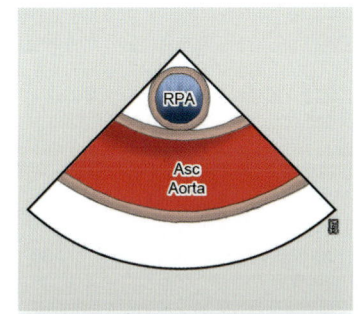

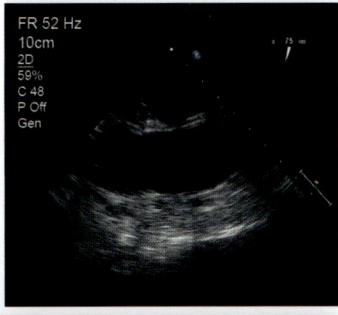

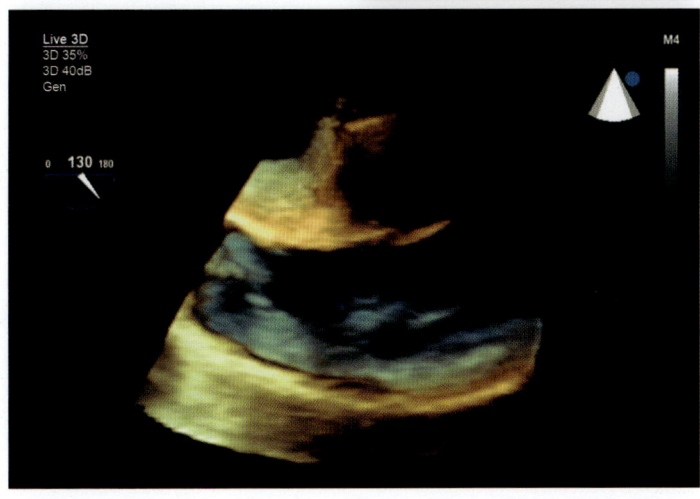

TEE 基本断面像：中部食道左心耳像（ME LAA）

　中部食道左心耳像は，中部食道右室流出路像から視野深度を浅くし，走査角を60°-80°に調整することで得られる．左心耳は，僧帽弁あるいは大動脈弁の直上に認められ，左上肺静脈は左心耳より上部（プローブにより近い）に位置する．

　Live 3D モードではセクタ幅が狭いため，左心耳の半分しか描出できない．
　3D Full Volume モード，あるいは **3D Zoom** モードはセクタ幅が広いため，左心耳全体を描出できる．画像を回転させて surgical view にした場合，左心耳の入口部を観察できる（p219 参照）．

診断項目
左心耳病変
左肺静脈血流

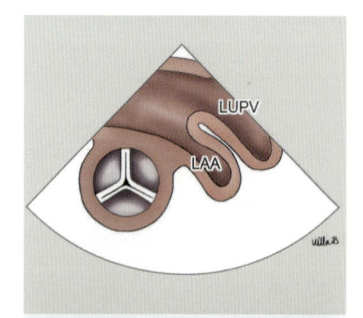

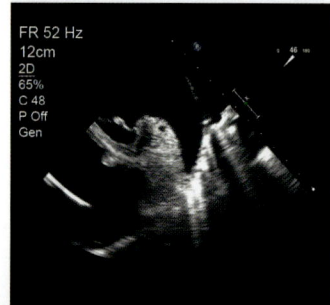

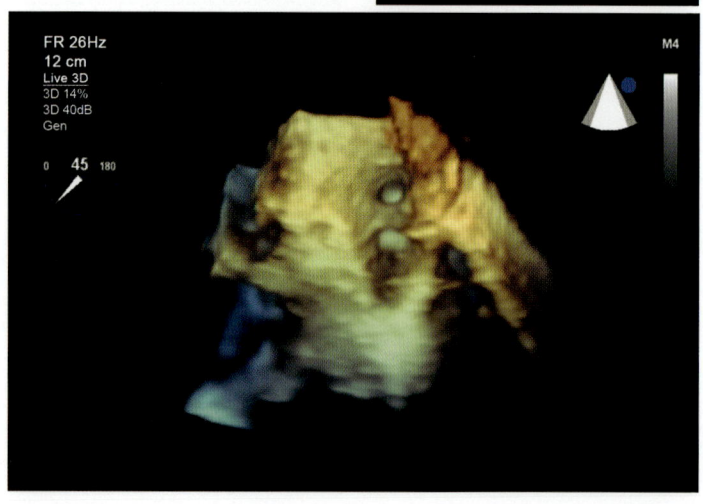

TEE 基本断面像：経胃下大静脈像（TG IVC）

　経胃下大静脈像は，プローブを前進させて経胃中部短軸像（0°）を描出したのち，シャフトを時計回りに回転させ，肝臓内の下大静脈を確認しながらプローブを後退させ，得られる断面である．この像では，下大静脈と右房の接続部位が観察される．プローブ位置と走査角の調整により，肝静脈が下大静脈に流入する様子が認められる，経胃下大静脈長軸像が得られる．

　Live 3D モードでは，肝静脈壁を描出できる．下大静脈内腔の描出が難しいのは，下大静脈壁がプローブに近接し，画面からドロップアウトするためである．

診断項目
三尖弁逆流
腫瘤（腫瘍，血栓）
静脈カニューレの位置
下大静脈の呼吸性変動

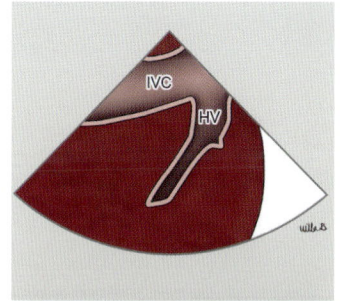

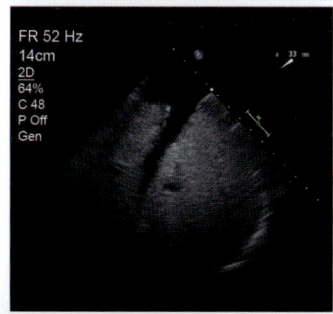

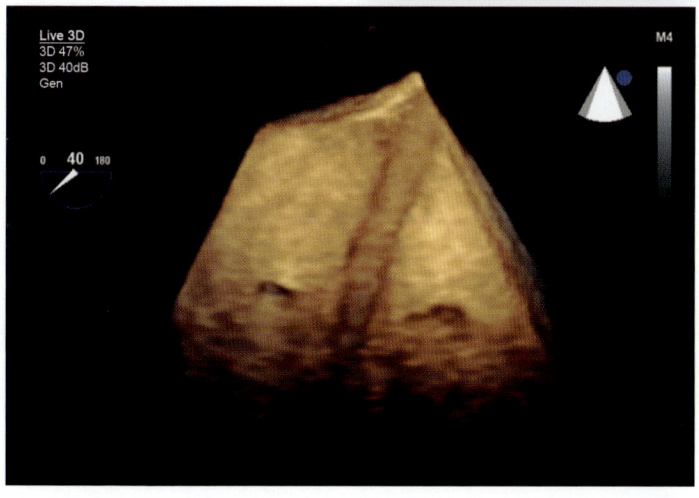

3 自己弁

僧帽弁
　解　剖……………………… 54
　命名分類法………………… 55
　2D 評価………………… 56, 57
　Live 3D と 3D Zoom……… 58
　3D Full Volume…………… 59
　僧帽弁逆流……………… 60, 61
　Barlow 病…………………… 62
　線維弾性疾患……………… 63
　A1 逸脱…………………… 64
　僧帽弁輪の石灰化………… 65
　僧帽弁狭窄……………… 66, 67
　虚血性僧帽弁逆流……… 68, 69
　僧帽弁形成術……………… 70
　人工リングの離開………… 71
　MVQ（MV Quantification）… 72
　僧帽弁モデル…………… 73-77
　3DQ………………………… 78
　縮流部（Vena Contracta）… 79
大動脈弁
　解　剖……………………… 80
　2D 評価……………………… 81
　3D 評価………………… 82-87
　大動脈弁狭窄…………… 88, 89
　大動脈弁狭窄の定量評価…… 90
　リウマチ性大動脈弁狭窄…… 91
　大動脈弁逆流…………… 92-94
　大動脈一尖弁……………… 95
　大動脈二尖弁…………… 96, 97
　バルサルバ洞動脈瘤…… 98, 99
三尖弁
　解　剖………………… 100, 101
　3D 評価……………… 102, 103
　三尖弁逆流……………… 104
　三尖弁の穿孔と逸脱……… 105
　三尖弁狭窄……………… 106
　リウマチ性三尖弁疾患…… 107
肺動脈弁
　解　剖…………………… 108
　2D／3D 評価……………… 109
　3D 評価…………………… 110
　逆流と狭窄……………… 111

僧帽弁：解　剖

線維性骨格（3つの部分）
- 大動脈弁基部
- 右＋左線維三角
  右線維三角と左線維三角の間の，線維三角間距離（ITD）
  ITD＝大動脈弁輪径／0.8
- 右冠尖および肺動脈間の小さな線維性領域

"大動脈カーテン"とは，大動脈弁と僧帽弁に共通する線維性領域である．

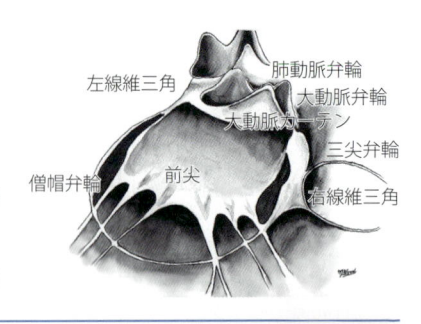

僧帽弁輪
- 後尖の弁輪部は線維性組織が少ない（P2が逸脱しやすい）．
- 鞍馬（saddle-shape）型（双曲線の放物線）中部食道長軸像 120°で弁輪部が最も高い．
- 形が変化する（収縮期に縮小する）．
  円形になる（拡張期）：40% 程度大きくなる．
  "D"型になる（収縮期）：小さくなる．
- 拡張期に弁輪径を計測する．
  2つの断面が望ましい（0°および 90°）．
  正常値（29±4 mm）
- 弁形成用のリング "Flexible" は形状が変化する．

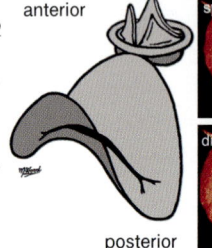

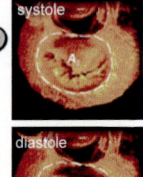

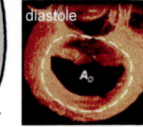

僧帽弁葉
4つの解剖学的な弁葉
- 前尖（AMVL）：僧帽弁口面積の 2/3，僧帽弁輪の 1/3 を占める．
- 後尖（PMVL）：僧帽弁輪の 2/3 を占め，3つの貝殻状構造（scallop）からなる．
- 前交連（AC）
- 後交連（PC）

弁葉の命名法（次ページ参照）
弁葉の厚さ≦4 mm

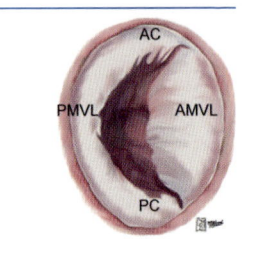

僧帽弁葉の表面積は，弁輪内面積（4–6 cm^2）の2倍である．
それにより接合部分が確保されている（30%）．

腱索
順番に名付けられている．
一次腱索：弁の自由縁に付着
二次腱索：弁の左室側に付着
三次腱索：左室壁から後尖のみに付着
支持腱索：前尖に付着し，僧帽弁の幾何学的構造に重要な役割を果たす．

乳頭筋（PM）
前外側乳頭筋：A2, A1, AC, P1, P2
後内側乳頭筋：A2, A3, PC, P3, P2
後内側乳頭筋は単一血流支配であるため（右冠動脈または左回旋枝鈍縁枝），虚血に陥りやすい．

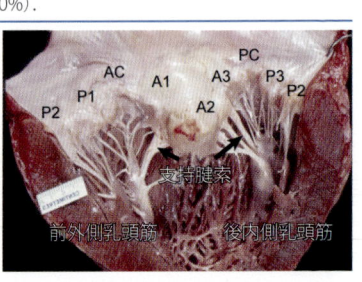

僧帽弁：命名分類法

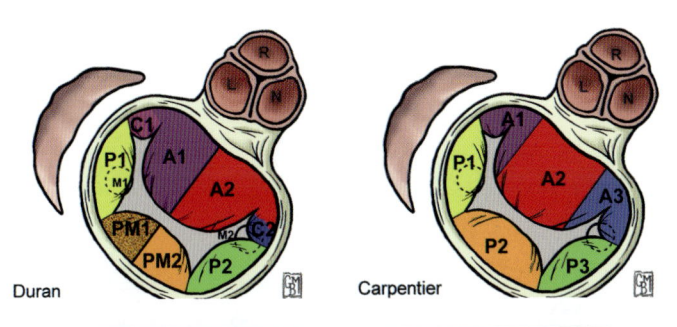

弁葉命名法		
解剖学的	Duran	Carpentier
後尖（貝殻状構造 -scallop）		
外側 中部 内側	P1 PM（1/2） P2	P1 P2 P3
交連部		
前外側 後内側	C1 C2	AC PC
前尖（segment）		
	A1 A2	A1 A2 A3

　Carpentier は，収縮期の僧帽弁葉と僧帽弁輪の位置関係に基づいて僧帽弁の機能不全を分類し（Carpentier 分類），僧帽弁逆流の病態生理学的特徴を原因疾患・病変領域・機能不全パターンの3つの側面から説明した．

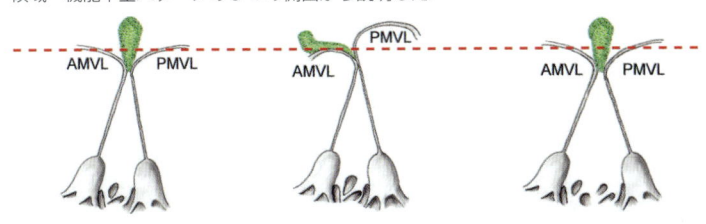

Ⅰ 型	Ⅱ 型	Ⅲ 型
正常な弁葉運動 典型例として，弁輪拡大または弁葉穿孔による中心性僧帽弁逆流が挙げられる．	過剰な弁葉運動 弁葉先端が弁輪部を越え，偏心性僧帽弁逆流（逸脱部位と反対側へ向かう）となる．	拘束性／制限性の弁葉運動 3a：両心周期を通じて，拘束性／制限性の弁葉運動が認められる（弁下の線維化が見られる場合が多い）． 3b：収縮期のみ拘束性／制限性の弁葉運動が認められる（心室リモデリングが見られる場合が多い）．

僧帽弁：2D 評価

僧帽弁装置の TEE 画像

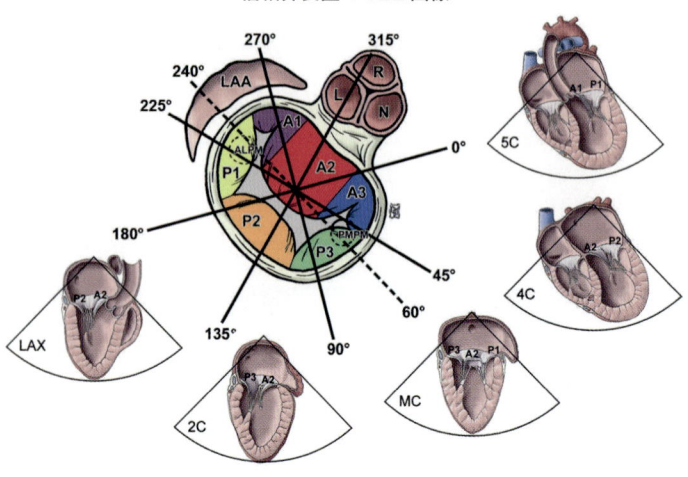

僧帽弁装置の surgeon's view

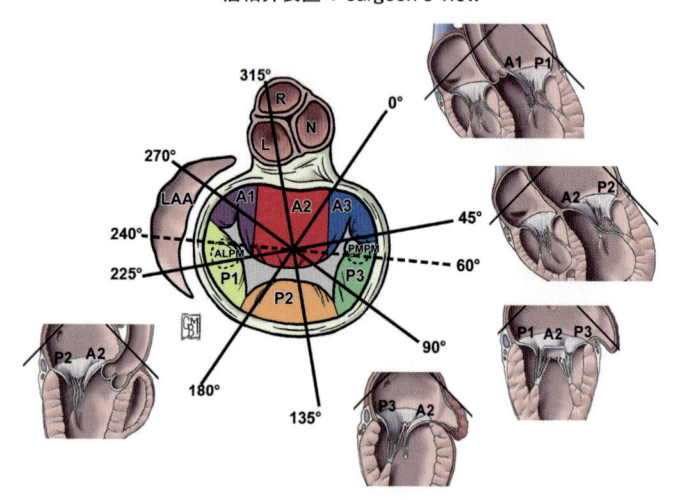

僧帽弁：2D 評価

　xPlane モード：僧帽弁が xPlane モードで 360°に亘って描出され，前ページで図示された scallop が観察できる．基準となる画像が画面左，それに直行した画像が画面右に表示されている．プローブの位置は一定である．

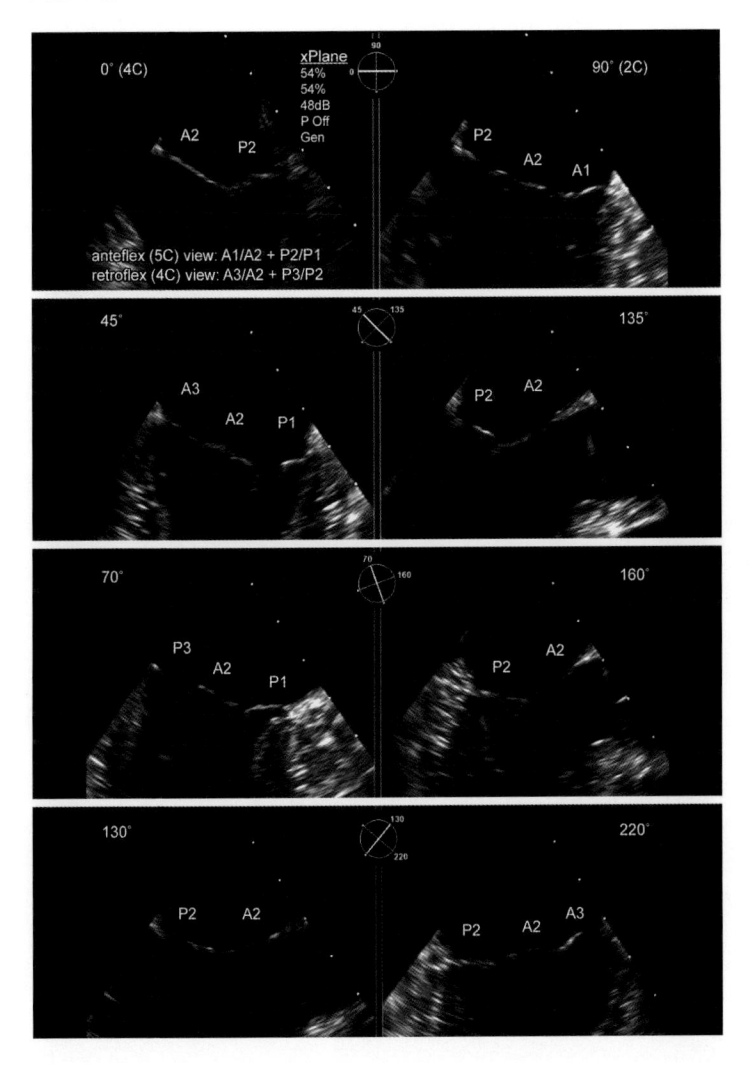

僧帽弁：Live 3D と 3D Zoom

Live 3D モードでは，僧帽弁を断片的にしか描出できない．したがって，プローブの後屈などを使用し，様々な断面から僧帽弁を総合的に評価する必要がある．（A）Live 3D モードの中部食道四腔断面像から，プローブをやや後屈させることで，後交連が描出される．弁葉の端は A2 および P2 scallop である．（B）Live 3D モードの中部食道大動脈弁長軸像から，プローブを回転および後屈させることで，前交連が描出される．僧帽弁前尖が大動脈弁に近接する様子が観察できる．

（C）**3D Zoom モード**で僧帽弁を描出し，回転させることで左房側から観察した視点（surgeon's view）となるようにした．（p10, 11 参照）．この像では，僧帽弁後尖の個々の scallop が明瞭に描出されている．大動脈弁（無冠尖と左冠尖）が画面上方に，左心耳が画面左側である．（D）手術所見との比較．

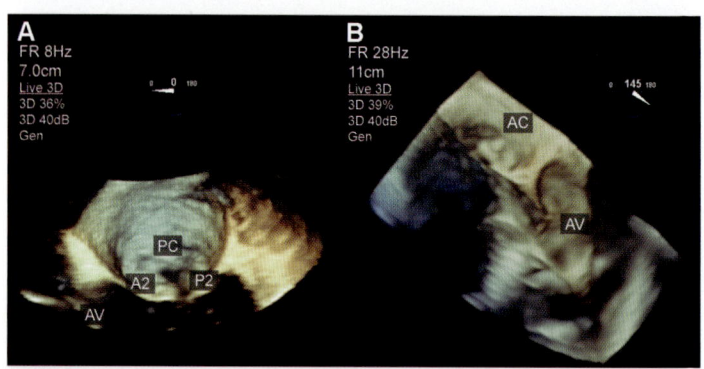

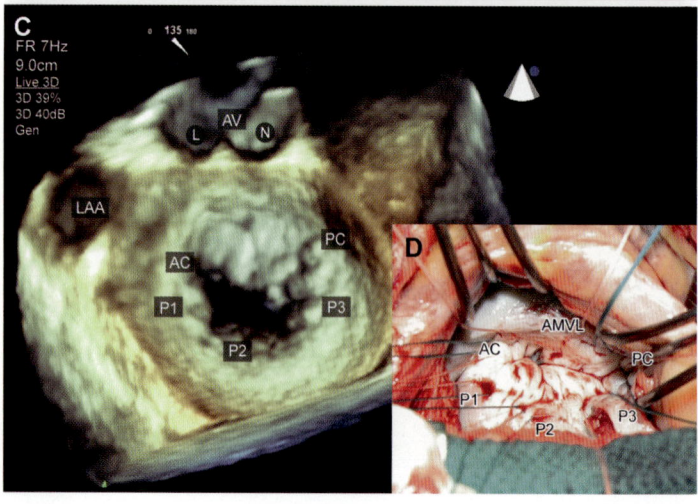

僧帽弁：3D Full Volume

　視点を変化させるという，新しい機能を使用することで，両交連部やそれに近接したセグメントの詳細が観察できる．この機能により，僧帽弁の逸脱部位がリアルタイムで正確に判別できるようになった．また，オフラインでのポストプロセシングに比べて短時間で画像が構築できるのも利点である．（A）**前交連像**：en face view（p58のC）を反時計方向に 90°-110°回転し，後方に 60°-70°傾けた像である．前交連，A1，P1 を評価するのに適している．（B）**Scallop 像**：前交連像を 70°-90°反時計方向に回転し，20°-30°内側に傾けた像である．後尖の 3 つの scallop の描出に適している．（C）**後交連像**：scallop 像を 90°反時計回転し，やや前方に傾けた像である．後交連，P3，A3 の評価に適している．3D Full Volume の中部食道僧帽弁像で P2 scallop の翻転（矢印）が示されている．

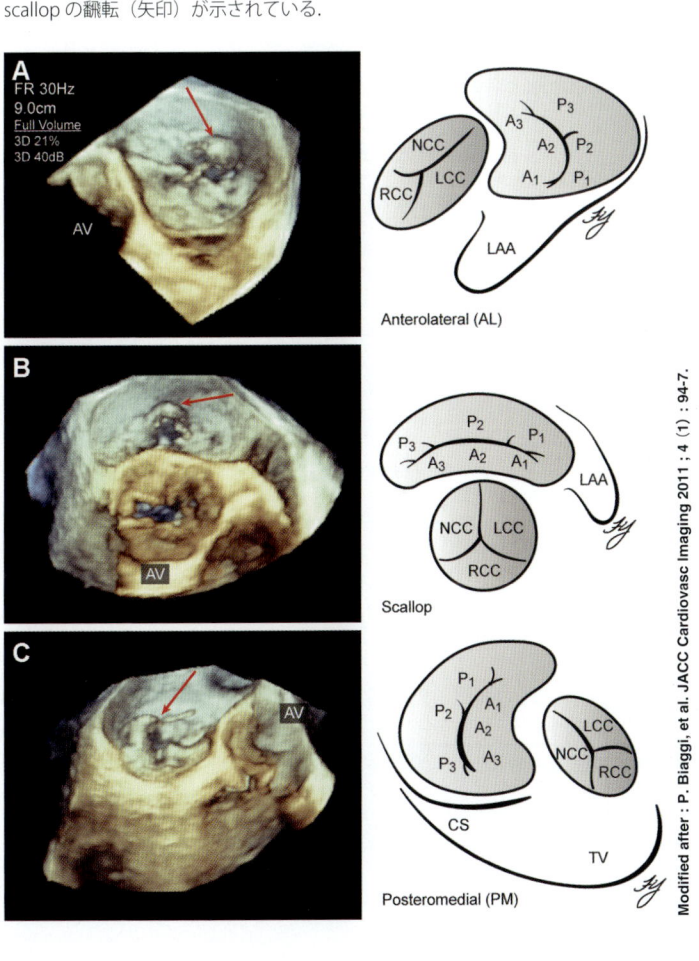

Modified after：P. Biaggi, et al. JACC Cardiovasc Imaging 2011；4（1）：94-7.

僧帽弁：僧帽弁逆流

1. 病因：（40% の患者では，正常所見である）
   - 弁葉：逸脱，翻転，粘液腫様変性，リウマチ性，心内膜炎
   - 弁輪：拡大（左室／左房），僧帽弁輪石灰化
   - 腱索：断裂，延長，短縮，拘縮，僧帽弁前尖の収縮期前方運動（SAM）
   - 乳頭筋断裂，左室機能不全
2. 2D／3D 像の特徴および計測項目：
   - 弁葉：肥厚（>5 mm），石灰化，接合不良，逸脱，翻転，疣贅
   - 弁輪：僧帽弁輪石灰化，サイズ（拡張中期径 29±4 mm）
3. ドプラ所見：
   - カラー：左房から左室への収縮期乱流血流，僧帽弁下部に血流加速が認められる．
   - カラー：ジェットの方向：中心性，前方，後方
   - カラー：逆流面積のトレース，縮流部幅（最も狭い幅），近位部等流速表面（PISA）
   - 連続波ドプラ：ベースライン上部に描出される収縮期血流（流速 5–6 m/s）
     波形の濃さ∝重症度
     放物線状の輪郭または収縮早期にピークを有する．
     高度の逆流では三角形様波形
   - パルスドプラ：中等度–高度の逆流では経僧帽弁流入血流速度>1.5 m/s（僧帽弁狭窄がない場合）
     A 波（拡張後期波）が優位な場合，高度の逆流は除外される．
   - パルスドプラ：肺静脈血流の収縮期逆行性血流は，特異度は高く，感度が低い（左房拡大では見られないことがある）．
     偏心性逆流ジェットは，対側の肺静脈内に観察される．
4. 左房拡大（前後径>55 mm），左房／右房比>1 となる．
5. 左室容積や収縮能は重要な予後予測因子であり，手術適応決定因子でもある．容量負荷のために左室は拡大してくる．
   - 左室径：収縮末期径>55 mm
   - 収縮能：初期のうちは保たれるが，徐々に悪化する．
6. 高度の逆流は以下のような基準である（ASE）：
   - 特異的所見：
     - 縮流部幅>7 mm で左房面積の 40% 以上を占める中心性ジェットまたは偏心性ジェットの場合
     - PISA 半径>9 mm（ナイキスト限界 40 cm/s）- 中心性ジェットの場合
     - 肺静脈血流の収縮期逆行性血流
   - 支持的所見：
     - 連続波ドプラ波形が濃く（信号が強い），三角形である．
       経僧帽弁流入血流の E 波（拡張早期）波が有意である（>1.2 m/s）．
     - 左室拡大，左房拡大を認める．
   - 定量的所見：
     - 逆流量（RegV）：>60 cc
     - 逆流率（RF）：>50%
     - 有効逆流口面積（EROA）：>0.4 cm^2

外科医に伝えるべきこと

人工心肺前：
- 粘液腫様変性，石灰化，逸脱／翻転，弁輪径，僧帽弁輪石灰化の有無
- 逆流ジェットの方向，重症度，肺静脈血流（収縮期成分の減高，逆行性血流）
- 左室サイズ，機能

人工心肺後：
- 修復後の僧帽弁形態，人工弁機能
- 残存僧帽弁逆流，経僧帽弁流入血流の制限（- 狭窄）
- 修復後の合併症：僧帽弁前尖の収縮期前方運動
  後壁の壁運動（回旋枝の損傷の可能性）
  房室間溝の解離および大動脈弁無冠尖の損傷
- 左室／右室機能，三尖弁逆流の重症度

僧帽弁：僧帽弁逆流

僧帽弁逆流の重症度評価（AHA／ASE）

方法	軽度	中等度	高度
連続波ドプラ信号の強度	弱い	中等度	濃い（強い）
逆流ジェット面積（cm^2）[b]	<4	4-10	>10
逆流ジェット面積／左房面積（%）	<20	20-40	>40
肺静脈血流（S波）	正常	減高	逆流
逆流量（cc）	<30	30-59	≧60
逆流率（%）	<30	30-49	≧50
縮流部幅（mm）[b]	<3	4-6	≧7
有効逆流弁口面積（cm^2）	<0.20	0.20-0.39	≧0.4
PISA半径（mm）[a]	<4	4-9	>10

生理的状況下（収縮期血圧，後負荷および左室機能が適切である）での逆流の重症度．適切なナイキスト限界を-[a]40 cm/s，[b]50-60 cm/s およびカラーゲインを用いること．
Adapted from：Zoghbi W, et al. J Am Soc Echocardiogr 2003；16：777-802.

逆流ジェット面積
- モザイクの面積をトレースする．
- ナイキスト限界を50-60 cm/sに設定する．
- 生理的状況に影響される（血圧や左室機能など）．
- 偏心性ジェットでは過小評価
- 複数のジェットに対しても用いることができる．

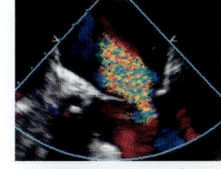

中等度 4-10 cm^2 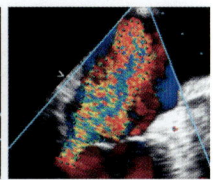　　高度 >10 cm^2

縮流部幅
- 最も狭い部位のジェット径，血流加速部位より上の部分を計測する．
- ナイキスト限界を50-60 cm/sに設定する．
- 偏心性ジェットでも有用
- 複数のジェットに対しては有用でない．
- 中部食道大動脈弁長軸像で計測するのが望ましい．

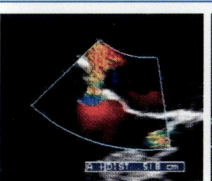

中等度 4-6 mm 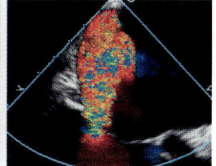　　高度 >7 mm

PISA半径-近位部等流速表面半径を用いる方法
- 近位部血流収束部の半径
- ナイキスト限界を40 cm/sに設定する．
- 偏心性ジェットでは不正確となる．
- 複数のジェットに対しては有用でない．

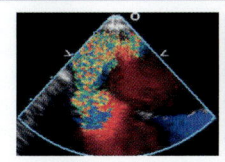

中等度 4-10 mm 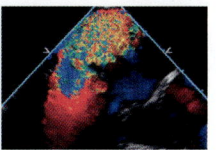　　高度 >10 mm

連続波ドプラ
- 流入血流波形と比較した逆流波形の濃さ（信号の強さ）
- 明瞭な輪郭を得ることが重要である．

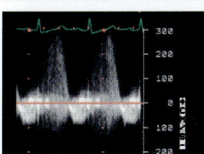

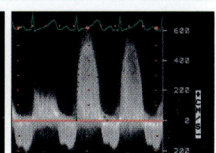

61

僧帽弁：Barlow 病

　Barlow 病は，粘液様の浸潤により僧帽弁葉組織が過剰になる変性疾患である．下図に示すのは，Barlow 病の（A）左房側から見た 3D 画像，（B）術野所見および（C）2D TEE における中部食道僧帽弁交連部像の両尖逸脱と高度の中心性僧帽弁逆流である．僧帽弁輪は左房側に偏位している場合があり，修復が難しくなる-(D)．3D の再構築画像により，両尖逸脱が認められる．

Source：Eriksson M, et al. J Am Soc Echocardiogr 2005；18：1014-22.

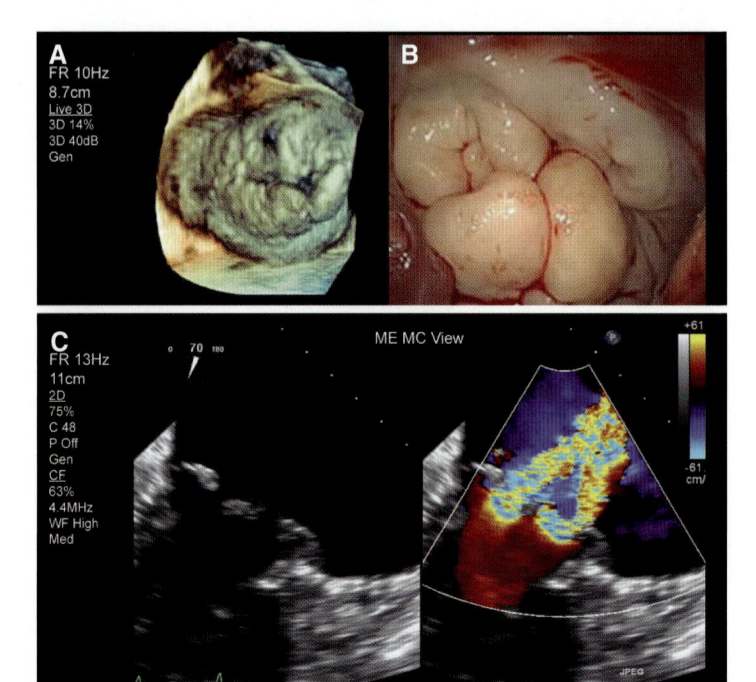

Barlow 病の僧帽弁
- 過剰に肥厚した弁葉
- 両尖逸脱
- 中心性または偏心性の僧帽弁逆流
- 弁輪拡大
- 弁輪の左房側への偏位
- 腱索の延長と肥厚
- 腱索断裂は稀である．
- 形成術は困難である場合が多い．

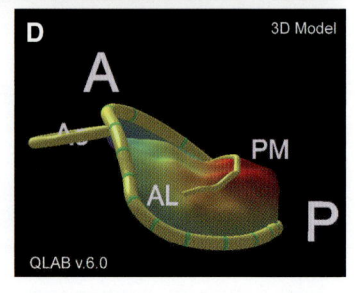

僧帽弁：線維弾性疾患

線維弾性変性：下図は2名の患者における僧帽弁の線維弾性変性の画像であり，弁尖先端（P2）の翻転と腱索断裂（矢印）を伴う孤立性のP2病変が示されている．（A，B）リアルタイム3D TEEでのsurgeon's view（左房から見た画像）．（C）中部食道四腔断面像の断層像とカラー像の比較．カラーでは前方へ向かう高度の僧帽弁逆流が観察される．（D）3Dの再構築画像により，逸脱したセグメントが認められる．

Source : O'Gara P, et al. JACC Cardiol Img 2008 ; 1 : 221-37.

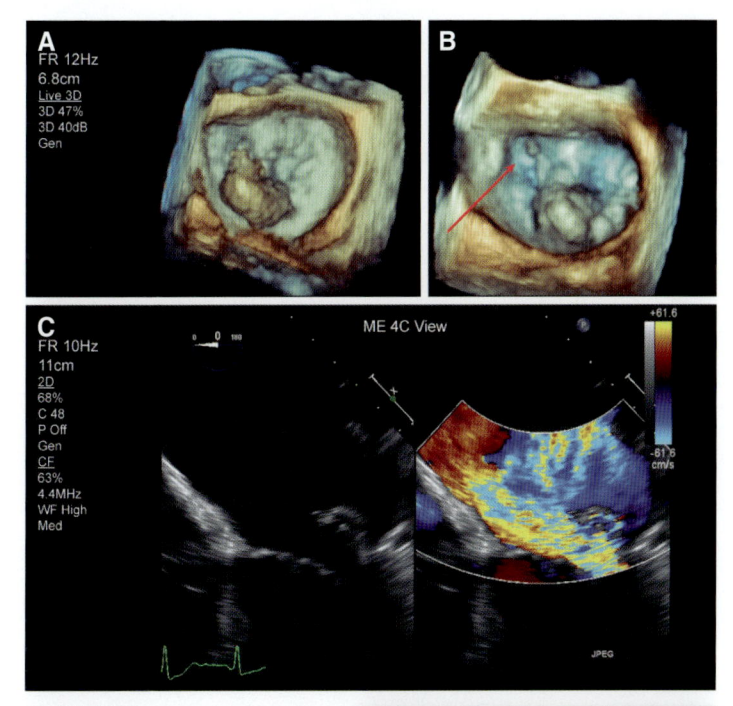

線維弾性変性
- 弁葉の厚さは正常である．
- 孤立性病変：単一セグメントの逸脱
- 偏心性の僧帽弁逆流
- ±弁輪拡大
- 弁輪の偏位はない．
- 腱索断裂
- 形成術は容易である場合が多い．

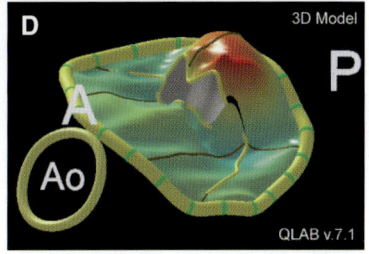

僧帽弁：A1 逸脱

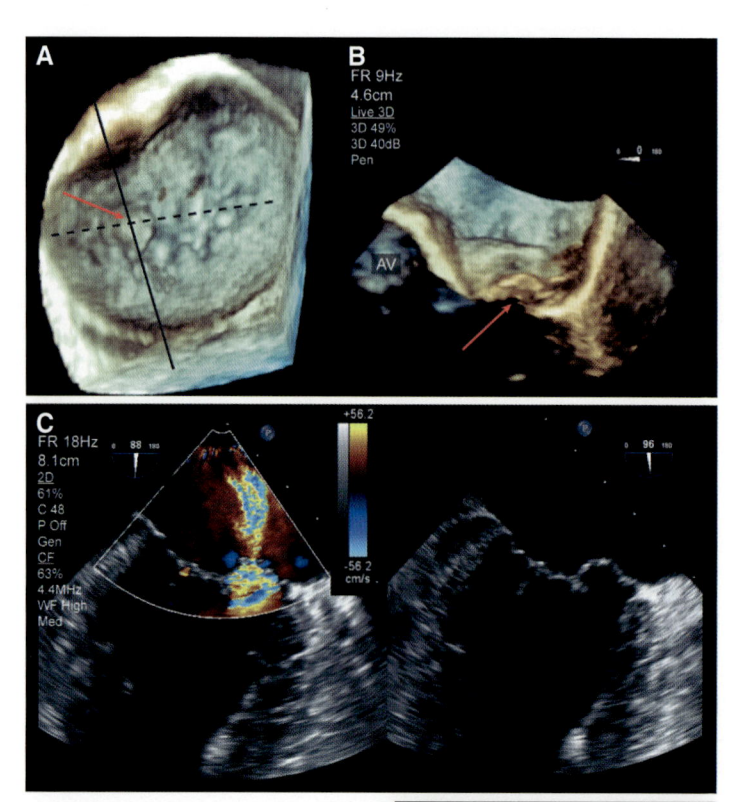

僧帽弁の線維弾性疾患による孤立性 A1 逸脱の患者である．（A）3D Zoom 像の surgeon's view で A1 の逸脱（矢印）が示されている．（B）逸脱した A1 scallop を通る糸状断面（図 A の黒線）でクロッピングし，画像を回転させている．（C）2D TEE の中部食道二腔断面像（図 A の点線を通る断面）とカラードプラにて，僧帽弁逸脱とそれによる逆流が描出されている．（D）再構築された 3D モデルにて，前交連部に逸脱した A1 scallop（赤色）が示されている．

Source：Grewal J, et al. J Am Soc Echocardiogr 2009；22：34-41.

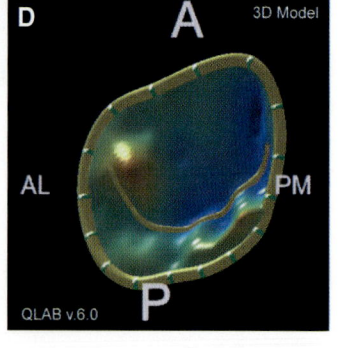

僧帽弁：僧帽弁輪の石灰化

　僧帽弁輪の石灰化のため，弁葉運動の制限が認められる患者の画像である．
　この患者は，僧帽弁 P2 セグメントの孤立性石灰沈着（矢印）を有し，（A）3D 画像の sugeon's view（左房側からの断面）および（B）2D 中部食道像でその様子が観察される．また別の患者では，高度の弁輪石灰化と伴に僧帽弁狭窄を来している所見が，（C）3D ズーム，（D）2D 中部食道カラードプラにて観察される．（E）再構築された 3D 画像にて，僧帽弁後尖が弁輪部より下方に牽引されている様子が示されている．

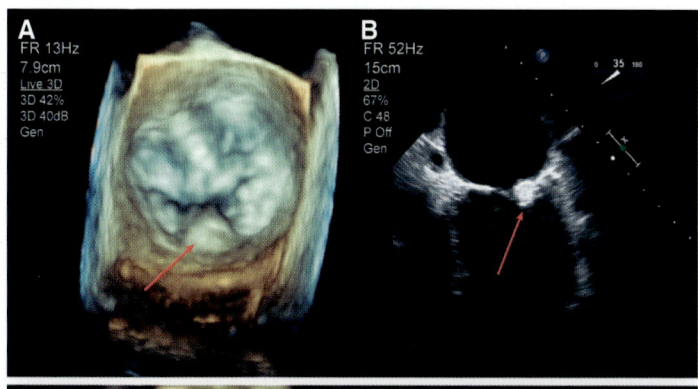

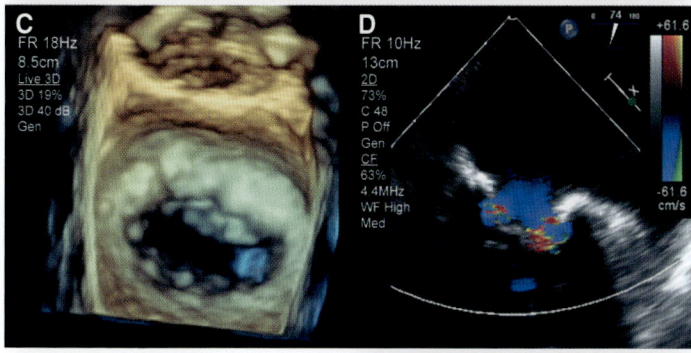

拘束／制限性の僧帽弁
- 弁葉肥厚，石灰沈着
- 逸脱はない．
- 拘束性（制限性）の運動（開放，閉鎖）
- 弁輪石灰化
- 腱索の可動制限
- 形成術は困難である．
- 僧帽弁置換術が望ましい．

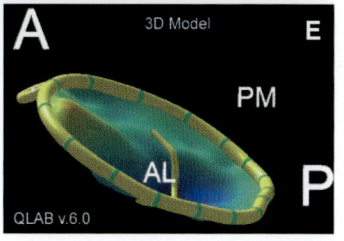

僧帽弁：僧帽弁狭窄

1. 病因
    - 弁性狭窄：リウマチ性，石灰化（僧帽弁輪石灰化），カルチノイド，SLE，先天性，薬剤性
    - 弁下狭窄：腫瘍，粘液腫
2. 2D/3D 像の特徴および計測項目
    - 弁輪：石灰沈着，サイズ（拡張末期）
    - 弁葉：石灰沈着，肥厚（>4 mm），可動性，拡張期ドーミング（ホッケースティックサイン）
    - 腱索：石灰沈着，肥厚，弁下部病変の程度
    - 経胃基部短軸像における僧帽弁口面積のプラニメトリー法
3. ドプラ所見
    - カラー：拡張期の乱流血流，近位部の血流加速
    - パルスドプラ／連続波ドプラ：最大血流速度>3 m/s，最大／平均圧較差
      - 経僧帽弁流入血流速度の上昇は，高心拍出量，僧帽弁逆流および拘束性パターンの拡張能障害でも認められる．
    - 圧半減時間法による自己僧帽弁口面積の測定
4. 狭窄の重症度（重症の基準）
    - 最大血流速度>3 m/s
    - 平均圧較差>10 mmHg
    - 僧帽弁口面積<1.0 cm^2（断層像でのプラニメトリー，圧半減時間法）
5. 僧帽弁逆流の合併では圧較差を過大評価しやすい．
6. 左房拡大（長軸像：前後径>45 mm），もやもやエコー，左心耳血栓
7. 肺動脈収縮期圧（三尖弁逆流ジェットより推定）
8. 合併する三尖弁逆流の重症度
9. 右室機能：拡張，肥大，心室中隔の奇異性運動
10. 左室機能：小さい内腔，充満不足（流入血流の減少）
    局所壁運動異常（心基部後壁）

重症度評価（EAE[*1]/ASE ガイドライン）

	弁口面積 (cm^2)	平均圧較差 (mmHg)	圧半減時間 (msec)	肺動脈収縮期圧 (mmHg)
正常	4-6		40-70	20-30
軽度	>1.5	<5	70-150	<30
中等度	1.0-1.5	5-10	150-200	30-50
高度	<1.0	>10	>220	>50

中等度-高度の僧帽弁逆流を合併すると，経僧帽弁流入血流速度と経僧帽弁圧較差は過大評価されるため，弁面積を計算する必要がある．正常洞調律下，心拍数 60-80 回／分での算出が望ましい．

Adapted from : Baumgartner H, et al. J Am Soc Echocardiogr 2009 ; 22 : 1-23.

外科医に伝えるべきこと
人工心肺前：
- 石灰化 vs リウマチ性僧帽弁
- 腱索の病変
- 弁輪径（正常 29±4 mm）
- 僧帽弁輪石灰化
- 左房径（高度拡大>50 mm），左心耳血栓の有無
- 右室機能，三尖弁逆流の重症度

人工心肺後：
- 最大／平均圧較差
- 残存僧帽弁逆流の有無
- 人工弁機能

僧帽弁：僧帽弁狭窄

　リウマチ性僧帽弁疾患のために弁葉運動の制限が見られる患者の拡張期の 3D ズーム画像を（A）左房側から見たもの（surgeon's view）と（B）左室側から見たものである．（C）2D 中部食道大動脈弁長軸像で，典型的な僧帽弁前尖のホッケースティック様の外観が認められる．（D）2D カラードプラで血流加速が観察され，スペクトルドプラから経僧帽弁圧較差が高いことが分かる．（E）再構築された 3D モデルで，両尖共に運動制限があり，"牽引（tethering）"されている所見が認められる．

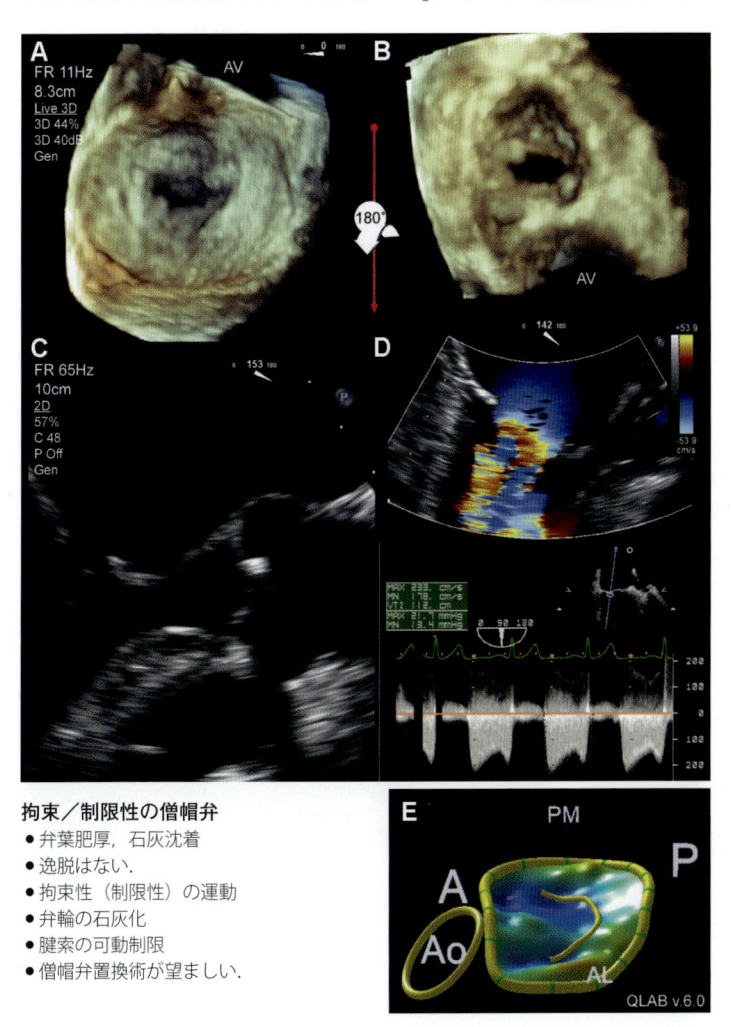

拘束／制限性の僧帽弁
- 弁葉肥厚，石灰沈着
- 逸脱はない．
- 拘束性（制限性）の運動
- 弁輪の石灰化
- 腱索の可動制限
- 僧帽弁置換術が望ましい．

僧帽弁：虚血性僧帽弁逆流

虚血性僧帽弁逆流

- 通常，前壁梗塞の 15%，下壁梗塞の 40% に発生する．
- 逆流の重症度は，局所壁運動異常が認められる範囲に比例する．

病因分類（僧帽弁葉の可動性による）：
- 正常：弁輪拡大±穿孔
- 過剰：逸脱±翻転±腱索断裂±乳頭筋断裂
- 拘束／制限性：乳頭筋の変位±左室機能不全

Source：Agricola E, et al. Eur J Echocardiogr 2008 ; 9 : 207-21.

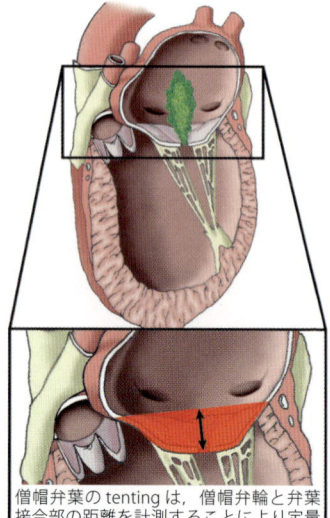

虚血性僧帽弁逆流の病態生理

- 弁輪拡大
- 収縮期の経僧帽弁圧較差の減少
- 乳頭筋の心尖方向＋後方への変位
- 乳頭筋-弁輪間距離の変化

⇩

弁葉可動性の低下＋弁葉接合不良

⇩

僧帽弁葉の tenting は，僧帽弁輪と弁葉接合部の距離を計測することにより定量化できる．異常値は，
- Tenting depth（distance）＞0.6 cm
- Tenting area＞1 cm^2
- Tenting volume＞2 cm^3

経食道心エコー所見

A．中心性の僧帽弁逆流
B．左室拡大
C．僧帽弁輪拡大
D．後方・心尖部方向に変位した乳頭筋
E．乳頭筋-弁輪角度の減少
F．僧帽弁葉の tethering 像（カモメ様所見）

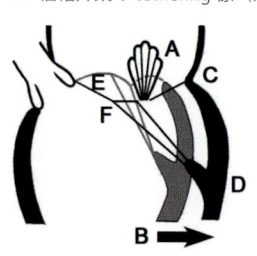

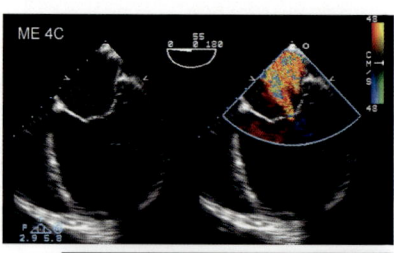

乳頭筋断裂

- 心筋梗塞の 1% に合併し，心筋梗塞後 2-7 日以内に発生する．
- 通常下壁梗塞に合併し，後乳頭筋を断裂することが多い．
- 部分断裂の場合，可動性のある腫瘤が左房に逸脱する所見が認められる．
- 僧帽弁逆流の定量評価が必要である．
- 死亡率が上昇する．
- 外科的修復または弁置換を行う必要がある．

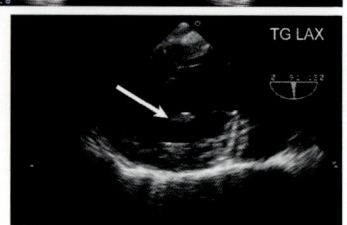

僧帽弁：虚血性僧帽弁逆流

　虚血性拡張型心筋症による僧帽弁葉の可動制限を有する患者の収縮期リアルタイム3D画像（左房側からのview）．（A）Live 3Dモード，（B）3D Zoomモード，弁葉中心部の接合が欠如している所見が認められる（矢印）．（C）2Dの中部食道四腔断面像にて，僧帽弁葉の接合不全と高度の中心性僧帽弁逆流が示されている．（D）再構築された3Dモデルにより，両尖に高度の可動制限が認められる．tenting volumeとtenting heightの定量評価から，tetheringの重症度評価を行う．

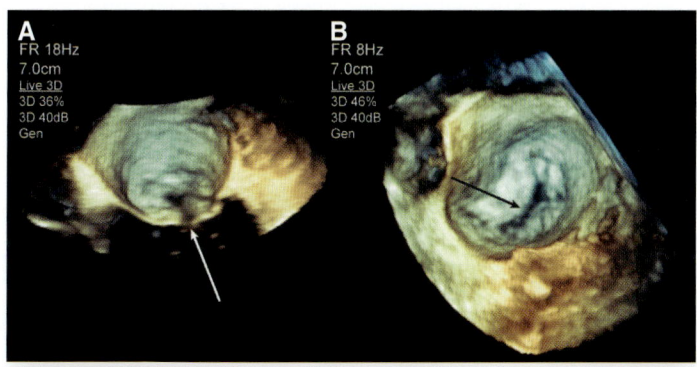

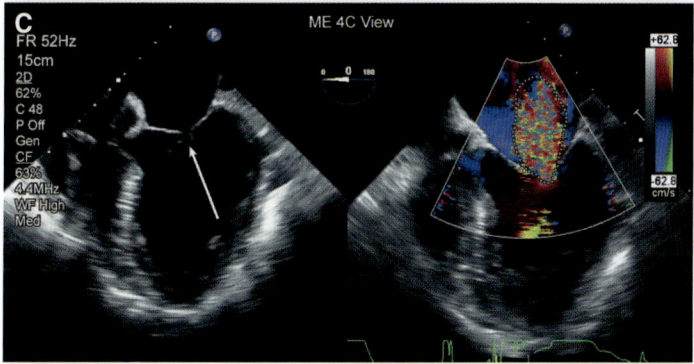

虚血性僧帽弁で観察される所見
- 弁葉の肥厚はない．
- 弁葉の可動性制限
- 中心性の弁葉接合不全
- 中心性の僧帽弁逆流
- 弁輪拡大
- 腱索のtethering
- tentingの定量評価（以下の所見で僧帽弁置換術を考慮する）
  - Tenting area＞1 cm^2
  - Tenting volume＞3.9 cm^3

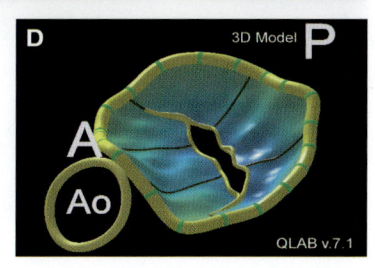

僧帽弁：僧帽弁形成術

　僧帽弁形成術では通常，異常なセグメントを切除後，弁葉を再建し，全周性または半周性の人工リングを挿入する．（A）術中所見，（B）収縮期の 3D Zoom モード像（左房側からの view）．P2 セグメントは切除され，観察される大部分が僧帽弁前尖である．縫合糸の 1 本 1 本が判別できる．

　3D カラードプラにより，形成後の僧帽弁通過血流が評価できる．

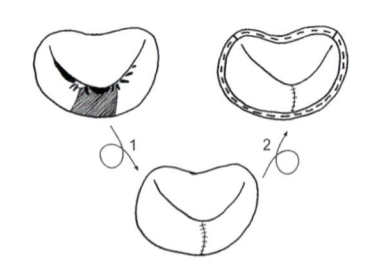

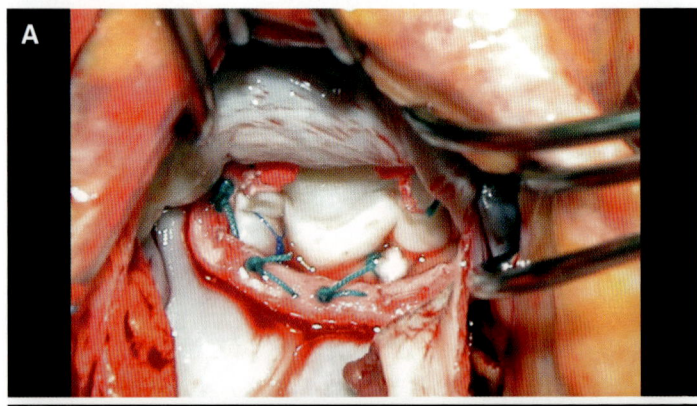

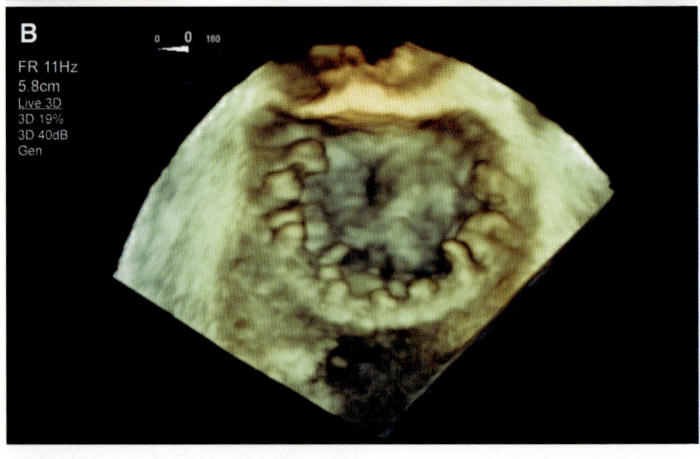

僧帽弁：人工リングの離開

　僧帽弁形成術後に半周性の人工リングが離開した患者である．（A）断層像とカラーフロー像により，リングと僧帽弁輪の間隙（矢印）と，そこを通る高度の僧帽弁逆流が示されている．（B-D）3D Zoom モードによる人工リングの画像，（B）左房側からの view，（C）左室側からの view，離開部分（矢印）（D）側面像，2D 中部食道大動脈弁長軸像に類似した view である．（E）カラードプラを用いた 3D Full Volume モードでの僧帽弁逆流．

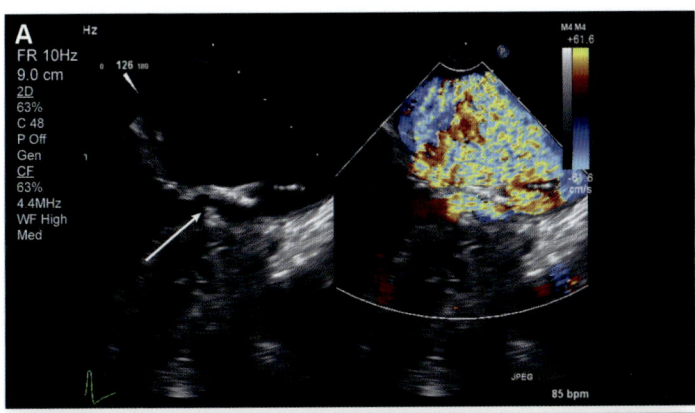

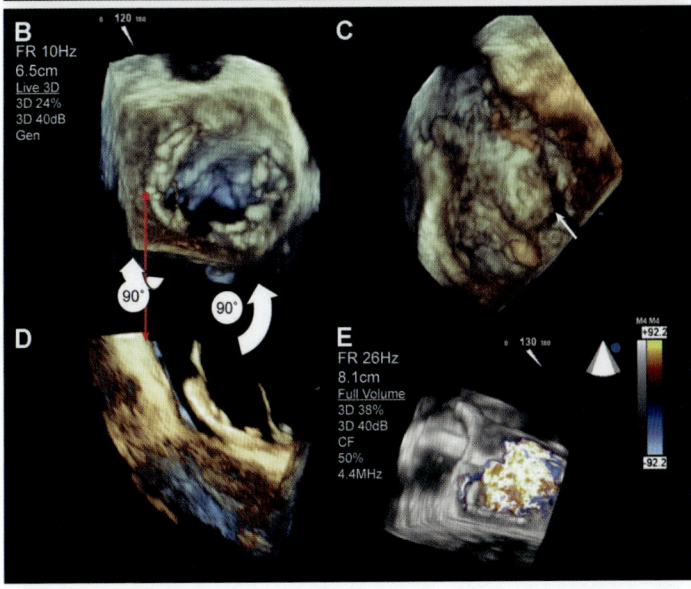

僧帽弁：MVQ（MV Quantification）

 装置内に備え付けられたソフトウェアである 3D MVQ（QLAB7.1, Philips Medical Systems）を用いて，次のように僧帽弁の 3D モデルが再構築できる：
1. 収縮末期のフレームを同定する（僧帽弁が開放する直前）．
2. MPR（multiplanar reconstruction）と各モデルを調整する（1D 左側の矢印方向に大動脈を合わせる）．
    - 青いパネルのウインドウ（1C）：赤い平面が大動脈弁を，緑の平面が僧帽弁の中心を通るようにする．
    - 緑のパネルのウインドウ（1A）：青い平面が僧帽弁輪を通るようにする．
    - 赤いパネルのウインドウ（1B）：青い平面が僧帽弁輪を通るようにする．
3. 僧帽弁輪上にリファレンスポイントを置く〔1A では AL（前外側）と PM（後内側），1B では A（前方）と P（後方）〕．
4. Nadir（弁葉の最下部）を決める（1A あるいは 1B）：僧帽弁葉の最下部に Nadir を持ってくる．
5. 赤色の点を動かし，前交連と後交連を合わせることにより，接合線を調節する（1C）．
6. 赤いダイヤ印を動かし，弁葉を 3 つの scallop に分ける．
7. 接合点を，弁葉接合部または弁葉先端に合わせる（3）．
8. 弁葉をトレースし，3D volume にて弁葉の接合をチェックする（1C）．
9. 可能であれば，乳頭筋を同定する（青い平面を調節して）．

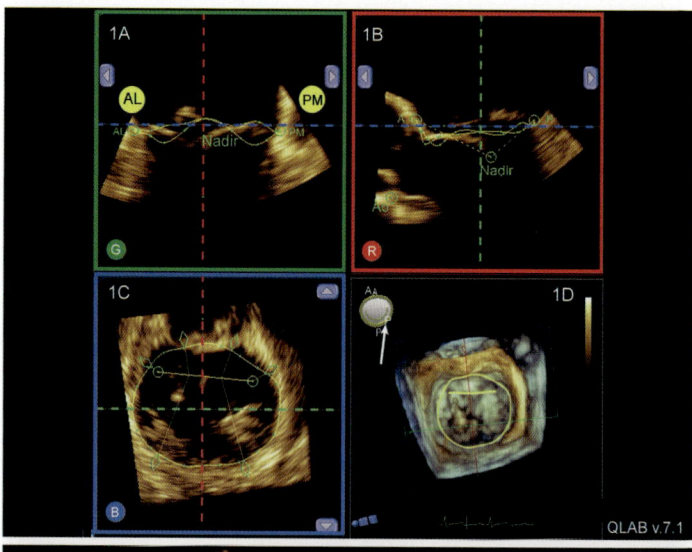

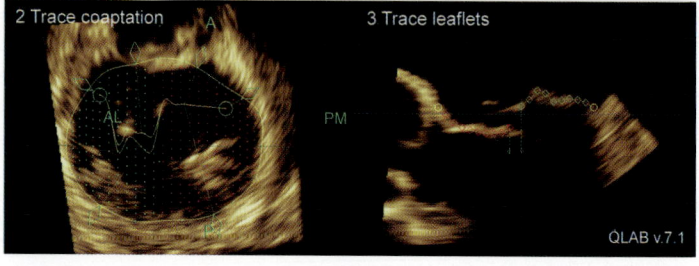

僧帽弁：僧帽弁モデル

左房からの view（図 A）
1．AL-PM 径（左右径）
2．Ant-Post 径（前後径）
3．前尖長
4．後尖長
5．交連間距離
6．弁輪周囲長

前方からの view（図 B-G）
B．後尖面積
C．前尖面積
D．Tenting volume, height
E．Prolapse volume, height
F．Annulus height
G．Aortic-mitral angle（大動脈弁と僧帽弁の角度）

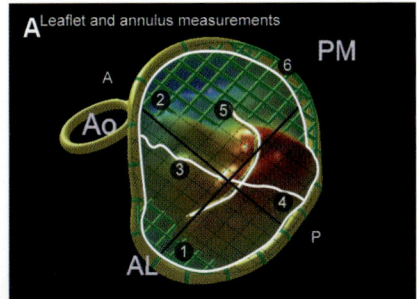

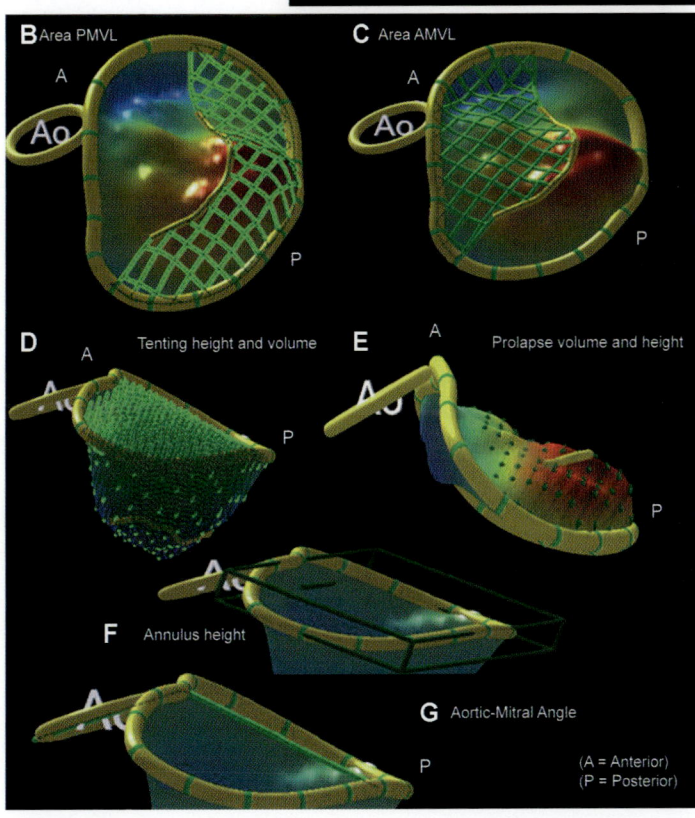

僧帽弁：僧帽弁モデル

　Phillips 社以外にも 4D-MV Assessment© (TomTec Imaging Systems GmbH, Munich, Germany）という，僧帽弁分析用ソフトウェアが存在する．これは独立したソフトウェアで，別のソフトウェアで取得された僧帽弁の 3D データを分析できる．それにより，僧帽弁構造物，弁輪，弁葉接合部を迅速に分析できる．また，(1) 逸脱の形態，(2) 逆流弁口，(3) 接合線，(4) ジェット起始部などの僧帽弁形態や機能をダイナミックに視覚化し，定量評価できる．これは，3D MVQ による静止モデルとは異なる（QLab, Philips Medical System）．

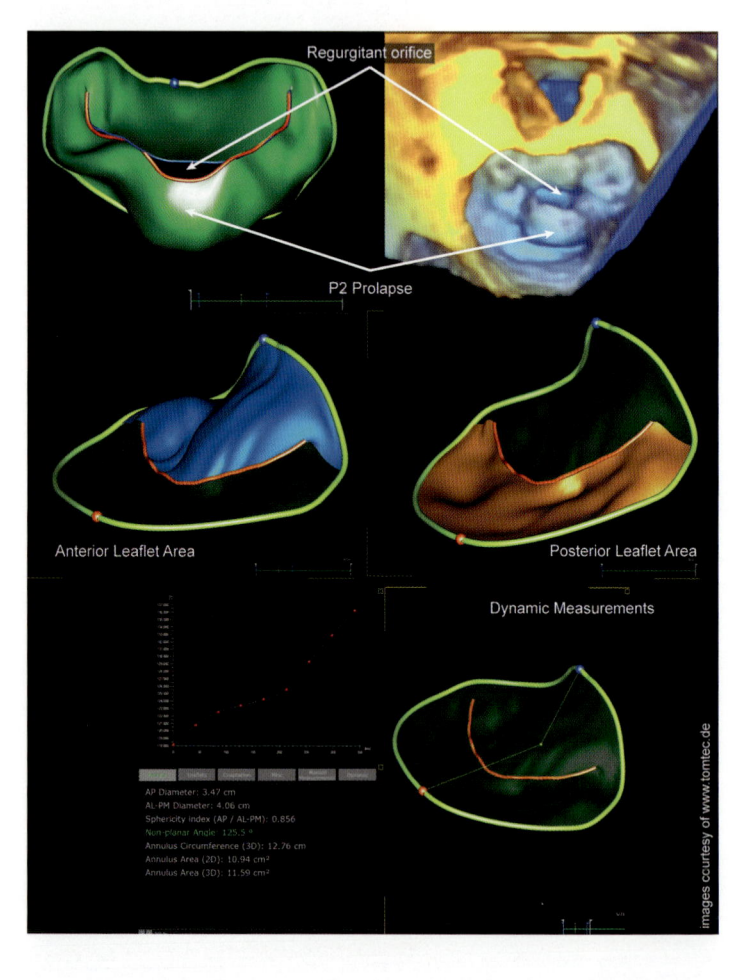

僧帽弁：僧帽弁モデル

　Siemens 社の eSie Valves®は，僧帽弁と大動脈弁の分析に使用される専用のソフトウェアである．これは，僧帽弁構造物や空間的位置関係，血流を三次元的に視覚化できる独立したソフトウェアである．全心周期に亘る僧帽弁の動的三次元モデルを構築するには 5-10 分程度必要である．（A）これには，4 つの作業工程がある：(1) データの配列 → (2) ランドマークの構築 → (3) 表面の構築 → (4) 統合．このソフトウェアは操作者が 3D データを取り込んだのち，半自動で画像構築が行われる．操作者は，ラベルを用いたランドマークや表面の自動構築が正確であり，完全に行われたかを確認すればよい．（B）総合的な生体の運動力学的測定が利用でき，モデル構築だけでなく，数値化と図示が可能となる．

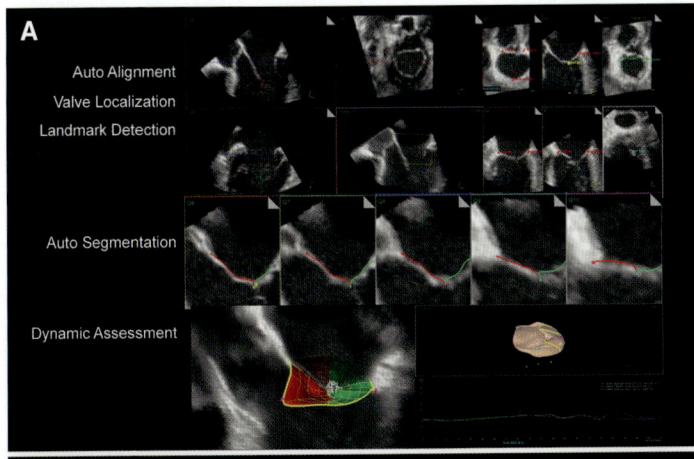

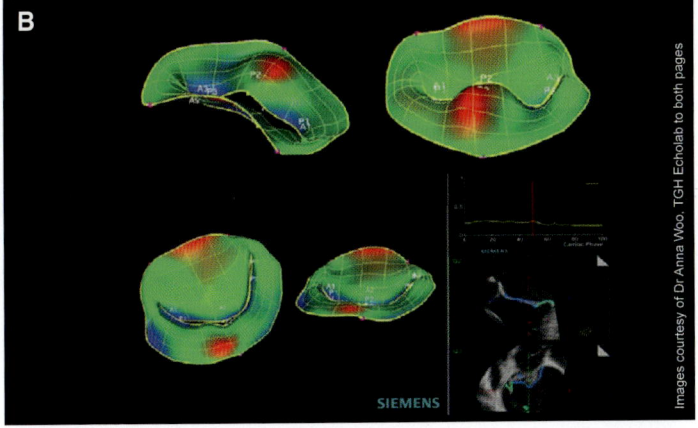

Images courtesy of Dr Anna Woo, TGH Echolab to both pages

僧帽弁：僧帽弁モデル

　両僧帽弁葉の逸脱が認められる Barlow 病患者．（A）2D MPR では，Siemens の僧帽弁モデリングソフトウェアが用いられている．（1）五腔断面像，（2）弁輪レベルの僧帽弁短軸像，（3）二腔断面像，（4）変換されたモデル，（B）変換された僧帽弁モデルが 2D 画像上に重ねられ，動的に表示されている．僧帽弁モデルが，（C）レンダリングを用いて，（D）一様なカラーで示されている．

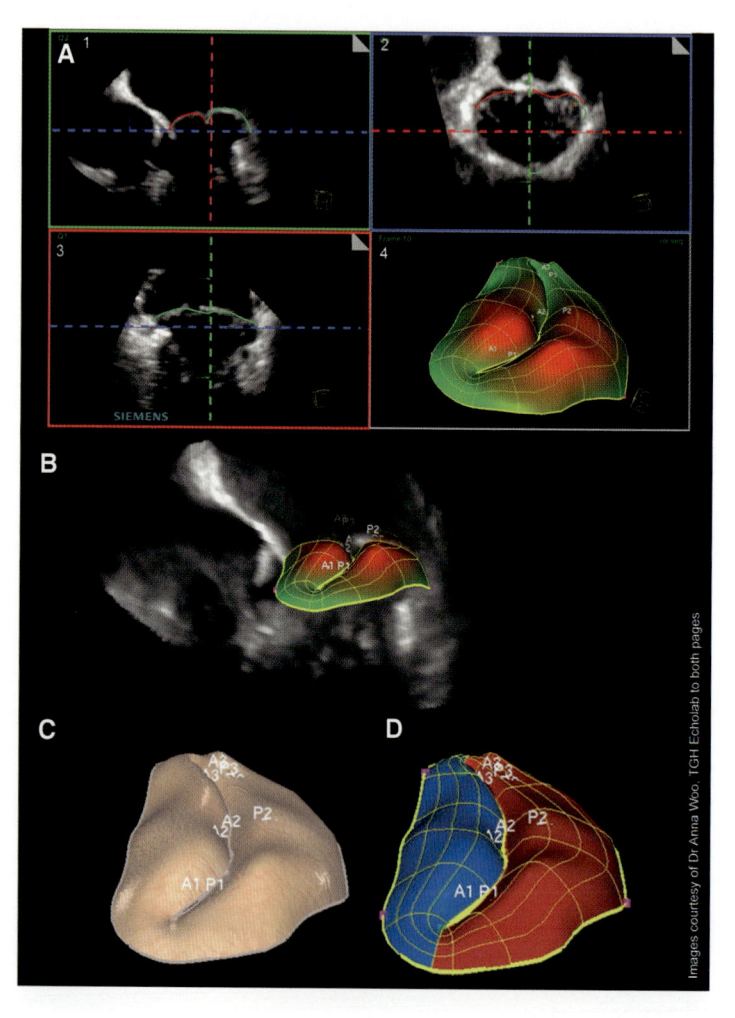

僧帽弁：僧帽弁モデル

　線維弾性僧帽弁疾患により僧帽弁 P2 scallop の翻転が認められる患者．（A）3D 五腔断面像，（B）Siemens の僧帽弁モデリングソフトウェアにより，一様なカラーで構築された僧帽弁モデルが五腔断面像上に重ねられ，P2 が逸脱する所見が動的に表されている．（C）変換されたモデル，（D）一様な色で表されたモデル（左房側からの view）．

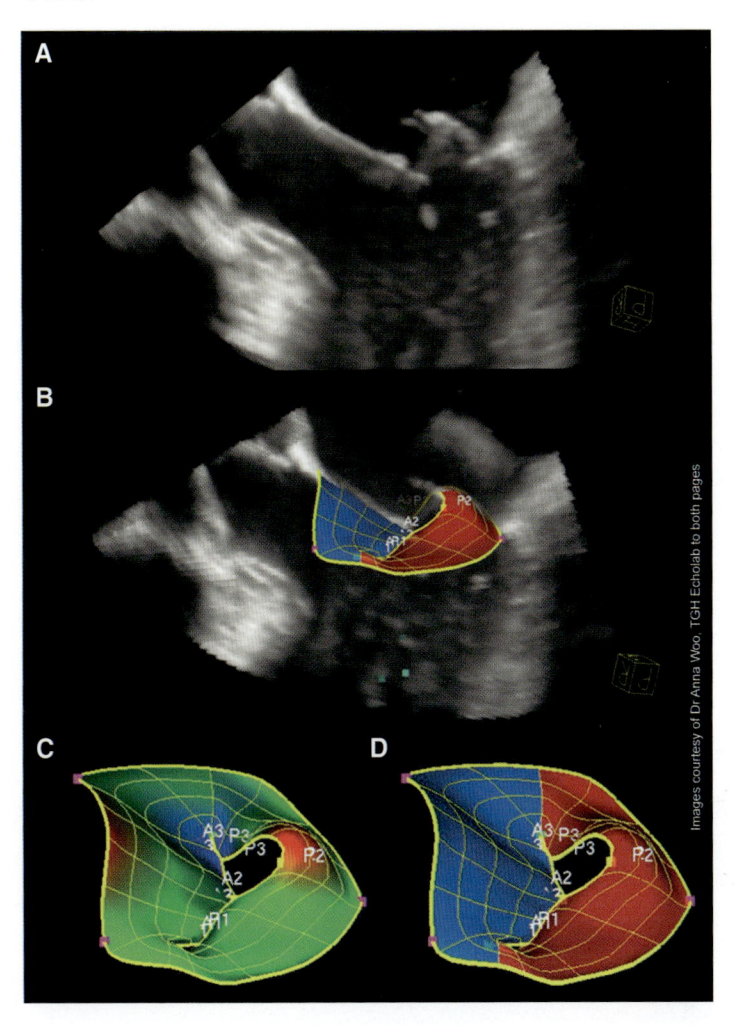

僧帽弁：3DQ

　3D Zoom と 3D Full Volume の僧帽弁データに 3DQ ソフトウェア（Philips Medical Systems）の 2D Multi Planar Reconstruction（MPR）を用いて，僧帽弁葉セグメントをより正確に評価することができる．

1. （A）緑枠（中部食道五腔断面像）と赤枠（中部食道僧帽弁交連部像）の平面を僧帽弁の中心に持ってくる．青枠の平面は，僧帽弁輪と平行になるようにする．
2. 青枠の平面は僧帽弁の短軸像であり，表示された画像の参考となる：後交連（PC），前交連（AC），左心耳（LAA），大動脈弁（AV）
3. 緑枠の平面は後方に（B），あるいは前方に（C）動かすことができる．緑枠の画面上で僧帽弁の異なるセグメントを表示させた場合，緑枠の画面上の緑線（点線）の位置を参考にすることにより，位置の把握を行いやすい（A）．逸脱部が単一である場合，正確な評価を行うことができる．

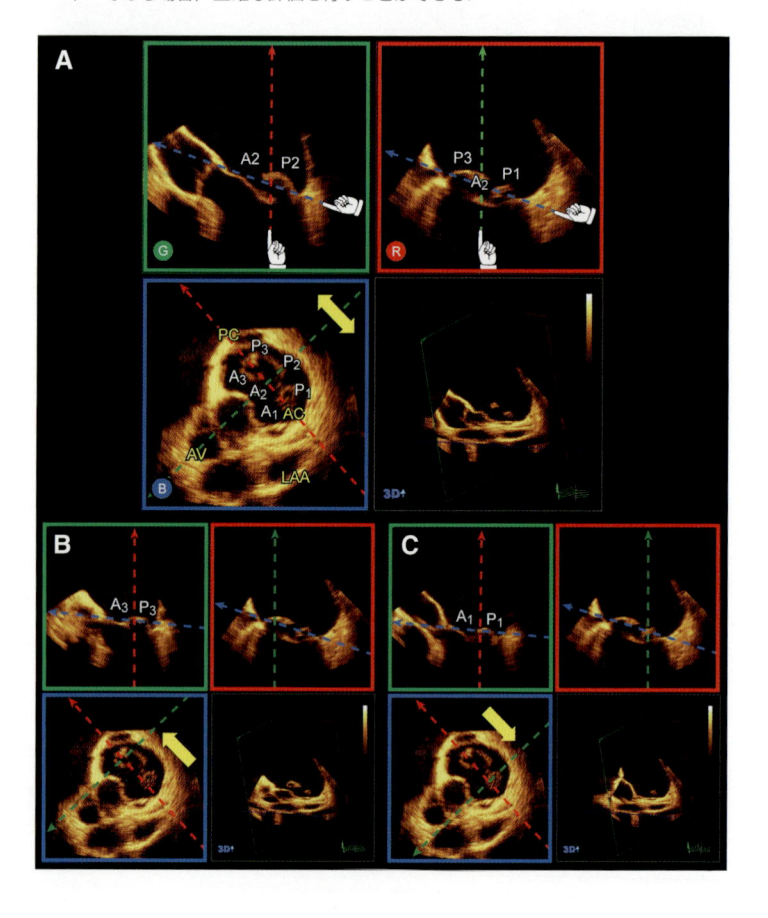

僧帽弁：縮流部（Vena Contracta）

　縮流部幅は，2Dの僧帽弁逆流ジェットから定量評価できる．（A）2D TEEでは，縮流部幅は，逆流弁口直上で逆流ジェットの最も狭い部分を測定するが，逆流ジェットの断面が円形であると仮定している．（B）3Dカラードプラによる僧帽弁逆流ジェットのデータを3DQソフトウェア（Philips Medical Systems）に移し，縮流部面積が測定できる．ここで示されているのは，左房壁に沿って這う後方への僧帽弁逆流ジェットを外科医の視点（surgeon's view）で見たものである．

1. 赤枠と緑枠の平面を，ハンドカーソルを用いて僧帽弁逆流ジェットの中心に平行に合わせる（C1とC2）．
2. 青枠の平面を，逆流弁口の直上で僧帽弁逆流ジェットの最も狭い部分を通り，緑枠と赤枠の平面に垂直になるように動かす（C1とC2）．
3. 縮流部の断面が青枠の画面で示されている（C3）．縮流部面積はトレースにより求めることができ，不規則な形でも正確に評価できる．

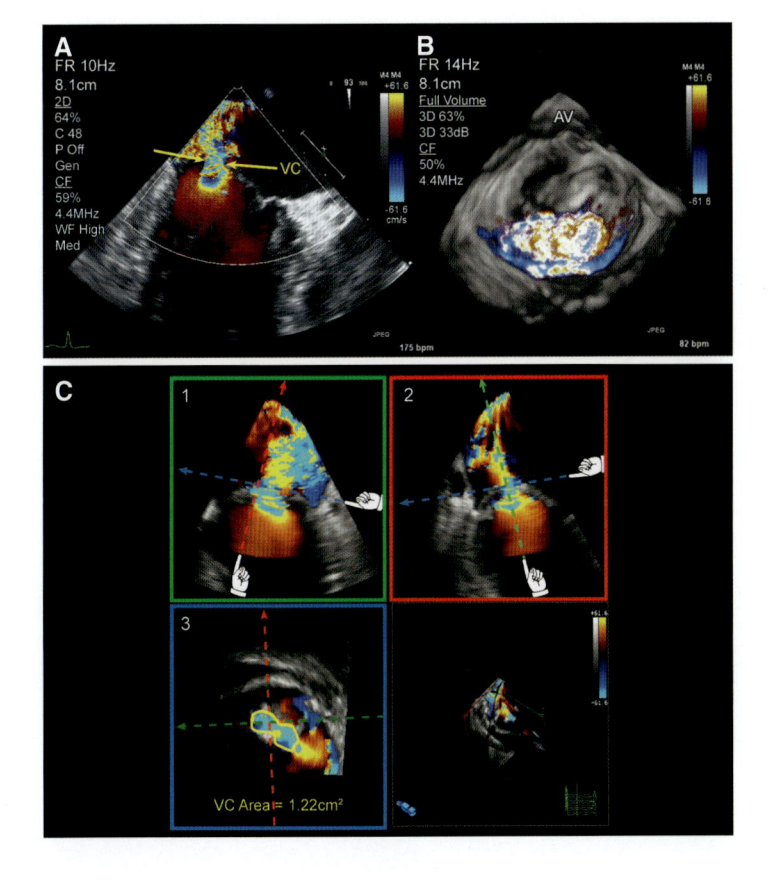

大動脈弁：解　剖

正常大動脈弁と大動脈基部の解剖
　大動脈弁は大動脈基部の一部分である．大動脈基部には，大動脈弁輪，大動脈弁尖，バルサルバ洞，STジャンクションおよび近位上行大動脈が含まれる．
大動脈弁輪：大動脈心室結合部の大動脈弁尖付着部について記述する．その45％が心室筋（心室中隔）に付着し，55％は弁間線維組織（僧帽弁前尖）に付着する．解剖学的な大動脈弁輪は線維性の正円構造ではなく，大動脈心室結合部基部は王冠状構造になっている．
3つの弁尖：右冠尖（前方），無冠尖（心房中隔に近接），左冠尖（肺動脈に近接）
- それぞれの弁尖は基部，体部および自由縁をもち，半月様に付着している．
- ヒンジ点は，大動脈心室結合部の弁尖付着部基部である．
- 弁尖の自由縁の中心部は肥厚し（アランチウス結節），それぞれの弁尖は半月様になっている．これにより，弁尖の接合が保たれる．
- ランブル突出物は，弁尖心室側に見られる正常の変異した退行性構造物である．

交連部：2つの近接した弁尖の辺縁が大動脈に接合する部分である．
弁尖間三角：2つの近接した大動脈弁尖基部の間の空間．左室流出路の一部を構成し，左室圧に曝される．
バルサルバ洞：弁尖と大動脈の間の空間で，ボール様に膨らんだ3つの部分．左右の冠動脈入口部が存在し，大動脈弁機能にとって重要である．
STジャンクション：バルサルバ洞最上部の曲線部から大動脈に移行する部分であり，大動脈弁尖先端が付着する．

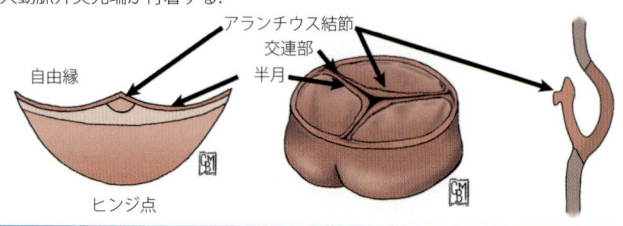

大動脈基部の関係
弁尖：
無冠尖：僧帽弁前尖および心室中隔膜性部に近接
右冠尖：心室中隔膜性部および左室前壁に近接
左冠尖：僧帽弁前尖および左室前壁に近接

弁尖間三角：
無／右冠尖：右房，右室および三尖弁（中隔尖）に近接
右／左冠尖：大動脈-肺動脈の潜在的なスペース
左／無冠尖：左房および僧帽弁前尖に近接

バルサルバ洞：
無冠尖：左房，右房および心膜横洞に近接
右冠尖：右房および自由心膜に近接
左冠尖：左房および自由心膜に近接

自由縁長＝28-34 mm
弁尖長＝13-16 mm
弁尖基部＝42-59 mm（1.5×自由縁長）
弁尖面積：無冠尖＞右冠尖＞左冠尖
ヒンジ点：弁尖の大動脈付着部

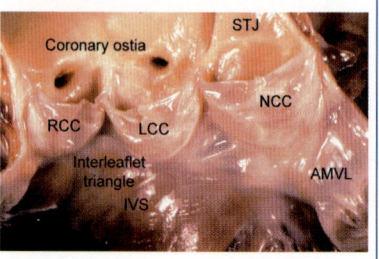

Source：Ho S. Eur J Echocard 2009；10：i3-10.

大動脈弁：2D 評価

　大動脈弁尖は薄いため，大動脈弁に対する 3D 画像の構築は難しい．2D 画像では，石灰化や人工弁によりエコードロップアウトや多重反射などのアーチファクトが発生し，良好な画像が得られない場合があるが，3D 画像においても同様である．しかし，3D カラードプラでは，人工弁の弁周囲逆流の部位を正確に評価できる．オフラインにおける大動脈弁のプラニメトリー，左室流出路と縮流部の断面積計測などにより，大動脈弁逆流の重症度評価が可能である．

xPlane：（A）断層像と（B）カラードプラ像で，中部食道大動脈弁短軸像と長軸像が 2 つの隣り合った画面に同時に表示されている．カーソル（点線）を動かすと，右の画面にはそれに対応した別の弁尖が表示される．ここでは，無冠尖と右冠尖が示されている．（B）フレームレートは低いものの（<10 Hz），xPlane のカラードプラは，大動脈弁逆流の病因や人工弁の弁周囲逆流の部位を同定するのに特に有益である．

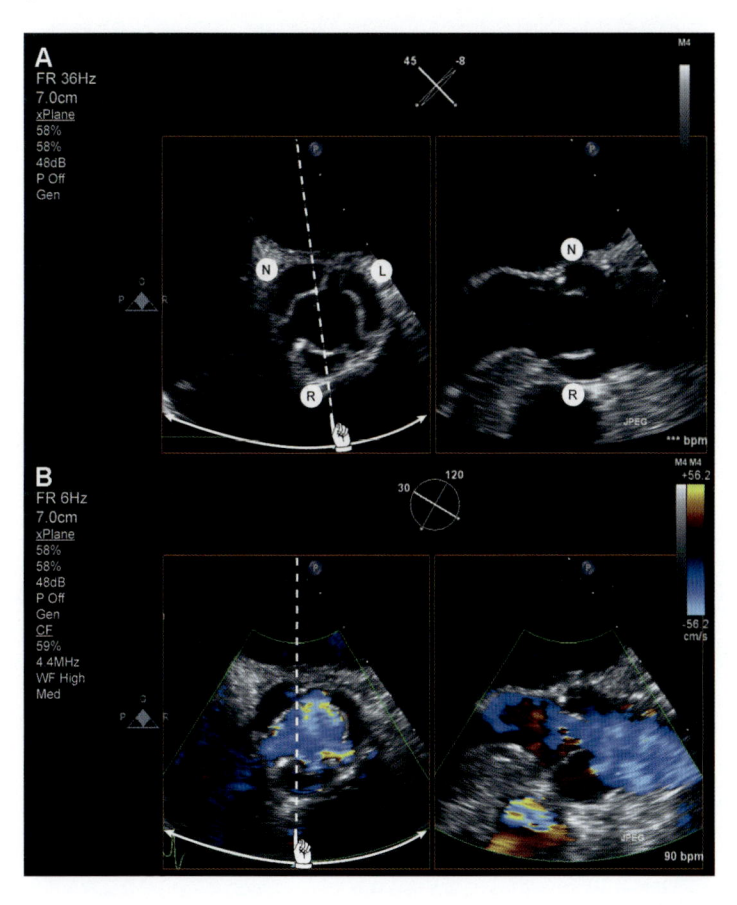

81

大動脈弁：3D 評価

　Live 3D モードは標準的な 2D 画像から得られるリアルタイム像であり，経カテーテル大動脈弁置換術などのガイドとして有用である．Live 3D 中部食道大動脈弁（C）短軸像／（D）長軸像を最適にするには，ゲインを調節し，lateral steer 機能を用いて大動脈弁を中心に位置させる．Live 3D の中部食道大動脈弁長軸像では，画像を回転（矢印）させても，大動脈弁の一部しか評価することができない．ゲインを上げると弁尖の解像度は向上するが，周囲の構造物が判別しにくくなる．3D 経胃像や深部経胃像による大動脈弁の観察は，2D あるいは 3D 中部食道像や 2D 経胃像に比べて画像が不明瞭であるため，用いられることはほとんどない．

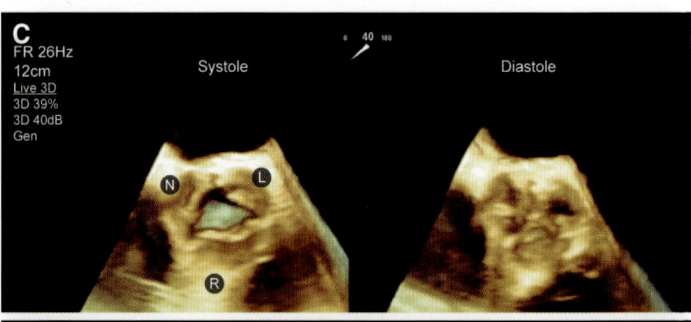

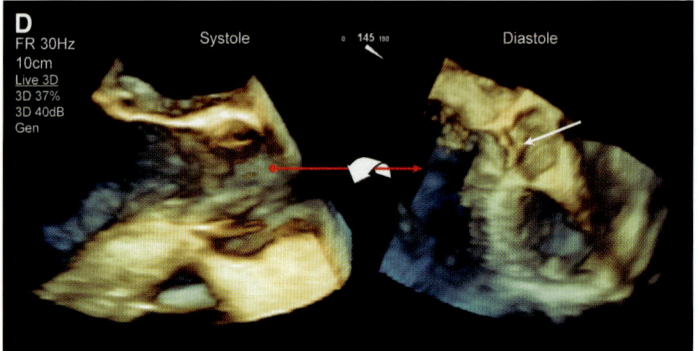

　3D Zoom モードは，より広い範囲を画像化できるため，大動脈弁が大きい，あるいは大動脈弁基部まで観察したい場合に適している．フレームレートは遅くなる．
1. 中部食道大動脈弁短軸像または長軸像で，直行する 2 画面両方に大動脈弁全体が入るようにする．
2. （E）x，y，z 軸を調節し，短軸像と長軸像ともに大動脈弁と大動脈基部全体が入るよう，ボリュームボックスを配置する．
3. 3D Zoom 像で始めに描出される像は，ゲインが高く（茶色の点が多く），トリミングされていない大動脈弁短軸像（F），あるいは，未回転の長軸像（H）である．
4. （G，I）ゲインを下げ，スムージング，ブライトネス，マグニフィケーションなどの機能を用いて視覚的に調整した画像である．（G）大動脈弁短軸像より，大動脈弁正面から観察した像が得られる．（I）長軸像から得られた画像から大動脈弁三尖を描出するためには，画像の回転が必要である．

大動脈弁：3D 評価

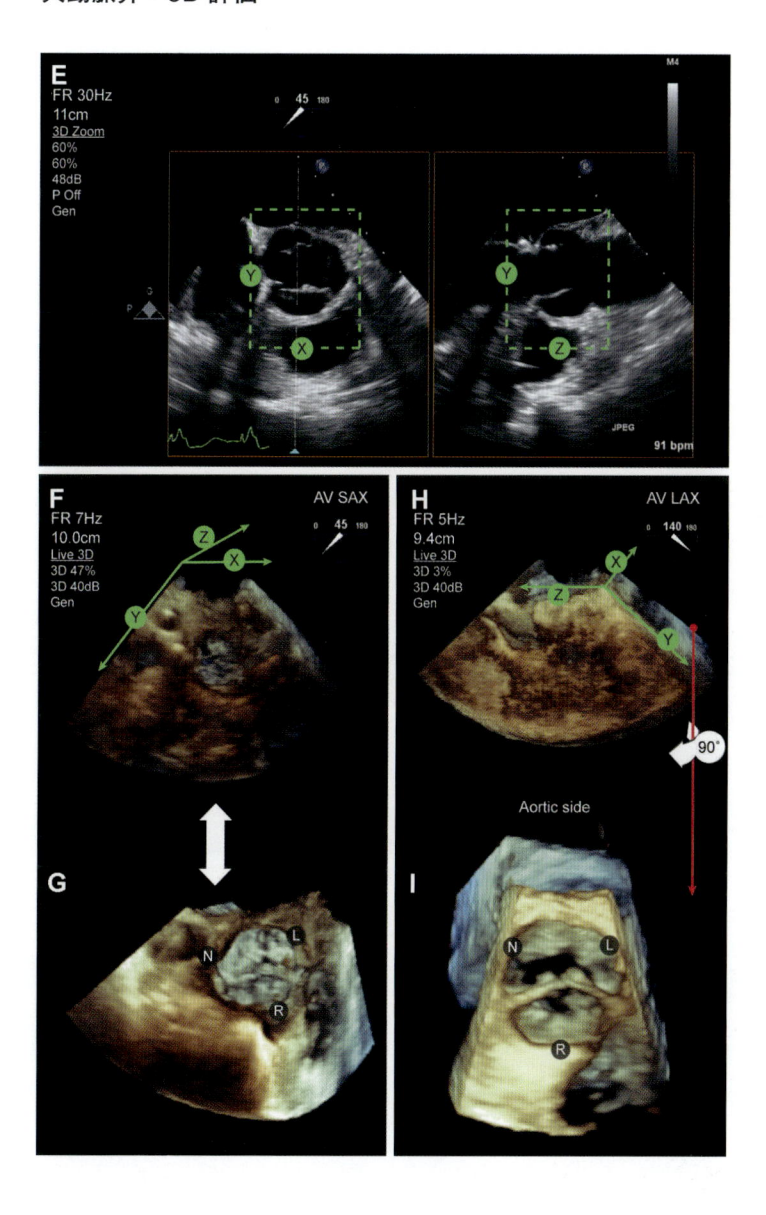

大動脈弁：3D 評価

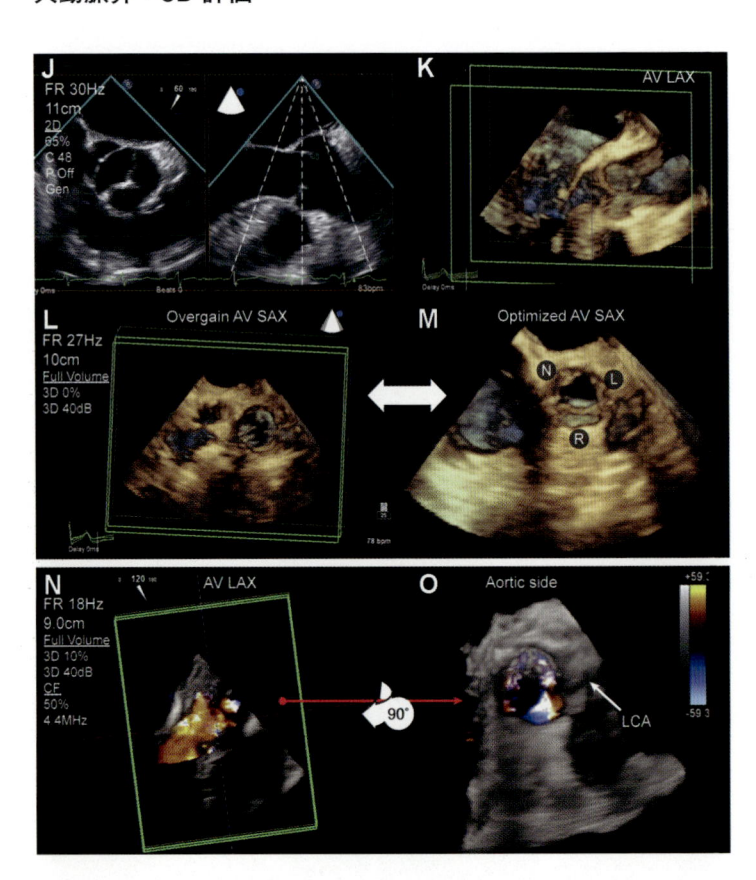

3D Full Volume（FV）は最大のデータ容量を保存できるため，大動脈弁・大動脈基部・左室流出路全体を描出するのに有用である．3D Zoom と比べて，フレームレートが大きく，高い時間分解能を有する分，空間分解能が低く，画像の細部までは判別しにくい．

1. 3D Full Volume 像を得るには，まず明瞭な 2D 中部食道大動脈弁短軸像と長軸像を描出する必要がある．
2. （J）2D のプレビュー画像の心電図トリガーでビート数を決定する（p12 参照）．
3. Full Volume 像では，まず始めに大動脈弁長軸像の 50% が切り取られたボックス（K）と，ゲインが過剰な大動脈弁短軸像（L）が得られる．
4. （M）ゲインを調節し，視覚的に最適化した 3D Zoom 大動脈弁短軸像．
5. Crop box の 6 つの平面，あるいは自由に操作可能な平面を用いて，画像を 3 つの軸に分けることができる．

3D Full Volume カラードプラ像はいかなる大動脈弁断面に対しても使用できる．（N）始めに得られる大動脈弁長軸の Full Volume カラードプラ像は，crop box が重なった 3D 画像である．（O）crop box を調節し，画像を回転させて大動脈弁を大動脈側から見たものである（矢印は左冠動脈）．

84

大動脈弁：3D 評価

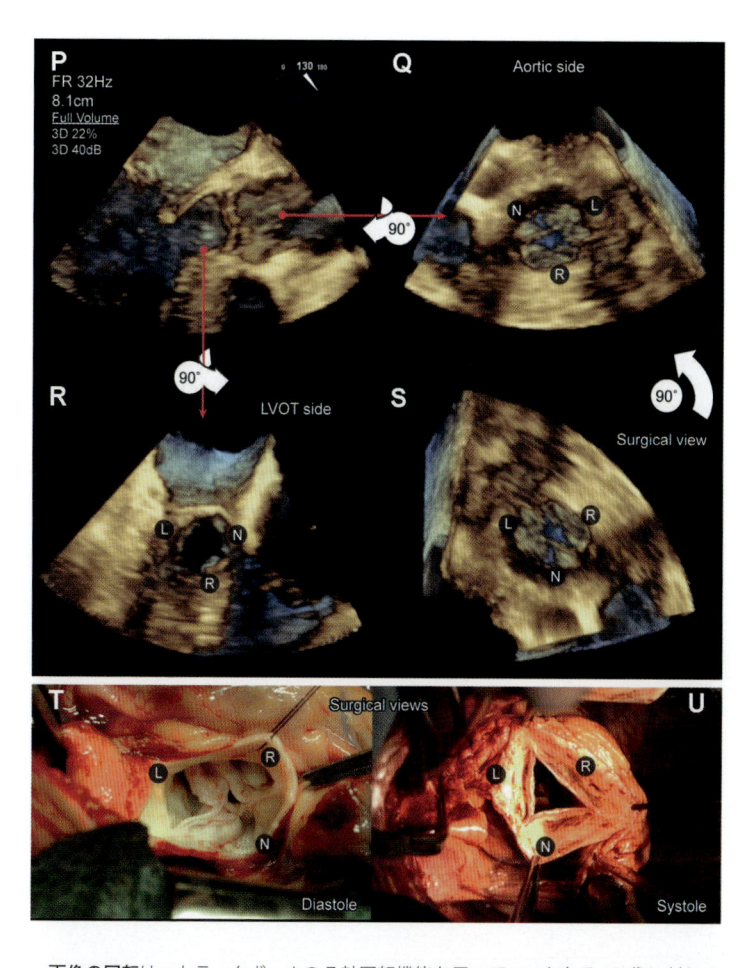

　画像の回転は，トラックボールの Z 軸回転機能を用いて，いかなる 3D 像に対しても行うことができる．（P）3D フルボリュームの大動脈弁長軸像を回転させ，大動脈弁の（Q）大動脈側からの view，（R）左室流出路からの view，（S）surgeon's view（外科医の視点）が得られる．

　大動脈弁尖の位置が変化していることに注意する．（Q）大動脈側からの view では，冠動脈の解剖や大動脈基部の病因が分かりやすい．（R）左室流出路からの view では，大動脈弁は僧帽前尖に覆われている．この画像は，中隔肥大や膜性構造物や僧帽弁前尖収縮期前方運動による左室流出路の弁下狭窄の診断に有用である．Surgeon's view（S）と，術中写真（Dr C. Feindel のご好意による）との比較．大動脈弁温存基部手術中の，大動脈切除後の（T）拡張期（弁葉が閉じた状態）と，（U）収縮期（弁葉が開いた状態）の正常大動脈基部所見．

大動脈弁：3D 評価

Siemens 社の eSie Valves®は，僧帽弁や大動脈弁の解析を行うことができる専用のソフトウェアである．これは，個々の患者の動的な 3D 大動脈弁モデルを構築できる唯一のソフトウェアである．（A）これには，4 つの作業工程がある：

(1) データの配列 → (2) ランドマークの構築 → (3) 表面の構築 → (4) 統合．

このソフトウェアは，画像抽出，配列，追跡などが半自動的に行われる．（B）操作者は，ラベルを用いたランドマークや表面の自動構築が正確であり，完全に行われたかを確認すればよい．（C）構築されたモデルから，ダイナミックなバリエーションの形態的な定量評価や測定ができる．（D）大動脈弁－僧帽弁にかけての複合的な解析と表示が同時にできることが特色である．（E）ヒンジから冠動脈口の距離を測定できることも特徴の一つである．

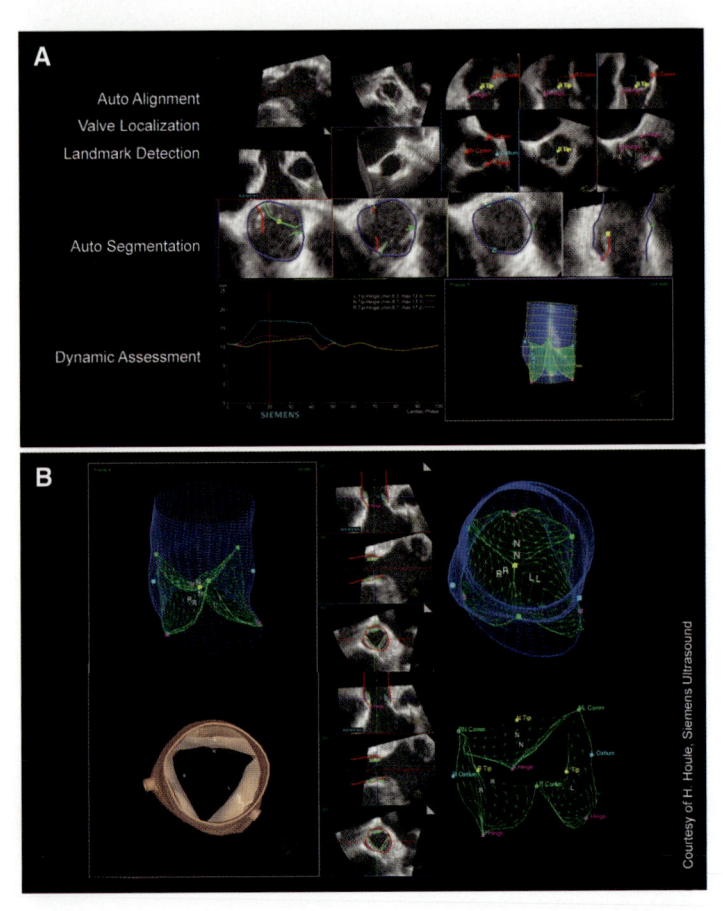

大動脈弁：3D 評価

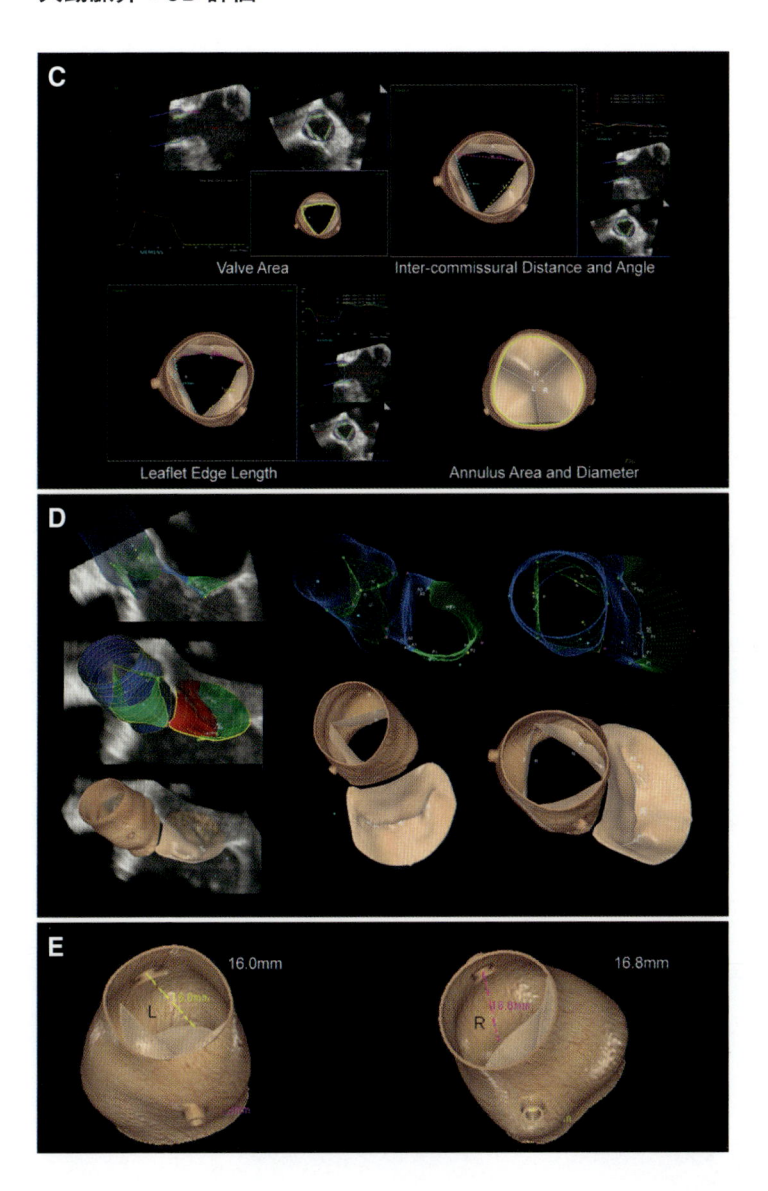

大動脈弁：大動脈弁狭窄

1. 病因：弁性，弁下部，弁上部
   - 弁性：退行性／石灰化，リウマチ性，先天性二尖弁
   - 弁下部：膜性，特発性肥厚性大動脈弁下狭窄症，僧帽弁前尖の収縮期前方運動
2. 2D／3D 像の特徴および計測項目
   - 弁の石灰沈着，病因（退行性，リウマチ性）
   - 弁尖の開放制限
   - 短軸像：弁尖数（三尖，二尖）
     プラニメトリーによる弁口面積計測（石灰化例では困難）
   - 長軸像：収縮期ドーミング（開放が 15 mm 未満，角度が 90°未満）
   - 大動脈の硬化：肥厚した弁尖，血行動態に影響はない．
3. カラードプラ
   - 2D カラー：狭窄部での乱流
   - 3D カラー：使用には制限がある．
4. 2D スペクトルドプラ
   - パルスドプラ：狭窄部位の同定
   - 連続波ドプラ：最高／平均の速度および圧較差計測（血流により変化する）
     - 過小評価する場合：左室機能低下，僧帽弁逆流，ドプラビームと血流方向が平行ではない，左右短絡
     - 過大評価する場合：心拍出量増大，大動脈弁逆流
     - 左室流出路の最高速度＞1.5 m/s，または大動脈弁通過最高血流速度 <3.0 m/s の場合，変法ベルヌーイの式から算出する．
       最大圧較差＝4〔（大動脈弁通過最高血流速度）^{2}－（左室流出路の最高速度）^{2}〕
   - 連続波ドプラ：左室流出路と大動脈弁の時間速度積分値を測定し，連続の式にて大動脈弁口面積を計算する．
5. 狭窄の重症度評価（下記参照）
6. 左室肥大，体格が小さい，基部後壁の低収縮，左室収縮能低下は大動脈弁狭窄を過小評価する．
7. その他の所見：大動脈の狭窄後拡張，機能性僧帽弁逆流，僧帽弁輪石灰化

	弁口面積 (cm^2)	弁口面積係数 (cm^2/m^2)	最高血流速度 (m/s)	最大圧較差 (mmHg)	平均圧較差 (mmHg) AHA	平均圧較差 (mmHg) ESC[*2]
正常	3.0-4.0		1.4-2.2	8-20		
軽度	＞1.5	＞0.85	2.6-2.9	20-40	＜20	＜30
中等度	1.0-1.5	0.6-0.85	3.0-4.0	40-70	20-40	30-50
高度	＜1.0	＜0.6	＞4.0	＞70	＞40	＞50

Adapted from : Baumgartner H, et al. J Am Soc Echocardiogr 2009 ; 22 : 1-23.

外科医に伝えるべきこと

人工心肺前
- リウマチ性，石灰化
- 弁輪径（ステントレス弁では，ST ジャンクションの 10% 以内が望ましい）
- 石灰化した僧帽弁前尖（可動性制限）または大動脈（低侵襲アクセスも困難）
- 大動脈弁口面積の測定（PPM：患者 - 人工弁ミスマッチ），圧較差
- 狭窄後基部拡張，冠動脈入口部の部位
- 左室肥大（求心性），中隔肥大（僧帽弁前尖の収縮期前方運動，左室流出路径）

人工心肺後
- 人工弁の安定性，弁葉の可動性
- 弁周囲逆流，弁口逆流
- 最大／平均圧較差
- 僧帽弁前尖の収縮期前方運動や心室中隔欠損（稀）による左室流出路狭窄の有無
- 心室機能（右室，左室），心腔内圧較差の残存（死亡率上昇）

大動脈弁：大動脈弁狭窄

　石灰化による大動脈弁狭窄症では，弁尖が肥厚し，可動性が不良である．（A）2D中部食道大動脈弁短軸像でのプラニメトリー計測，（B）Live 3D 中部食道大動脈弁短軸像，（C）2D中部食道大動脈弁長軸像，（C）2D大動脈弁長軸像（左），そのカラー像（右）で，大動脈弁上の乱流が認められる．（D）中部食道大動脈弁長軸像（左上）とその Full Volume 像を回転させることで，（E）大動脈側だけでなく，（F）左室流出路側からも観察が可能である．（G）石灰化による大動脈弁狭窄症の術中写真．

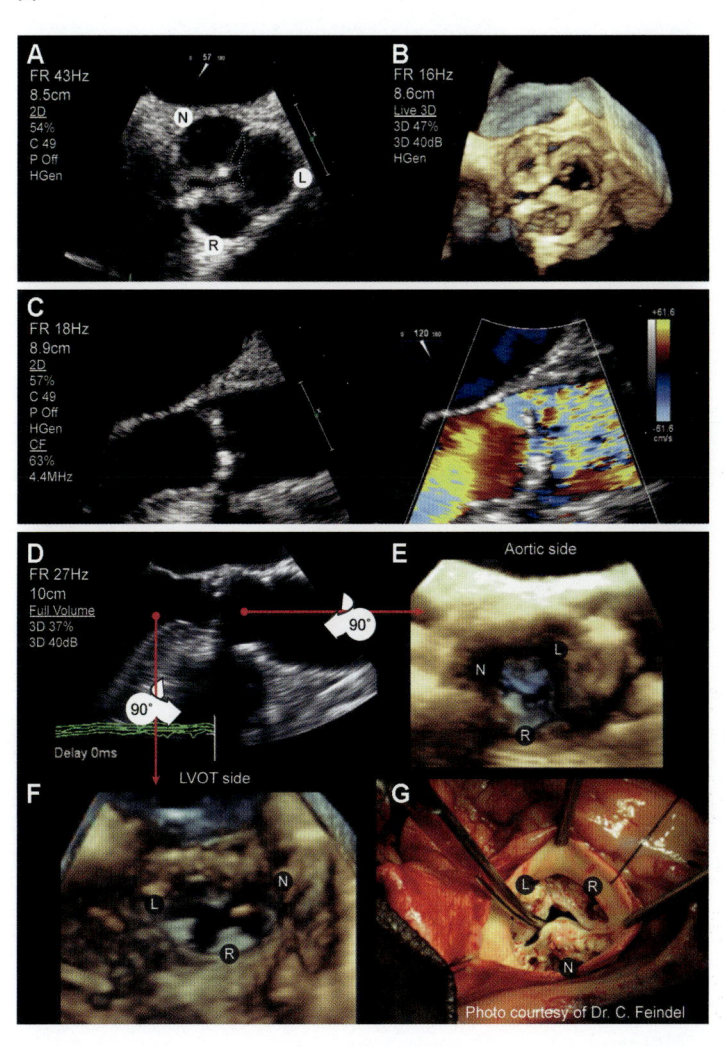

大動脈弁：大動脈弁狭窄の定量評価

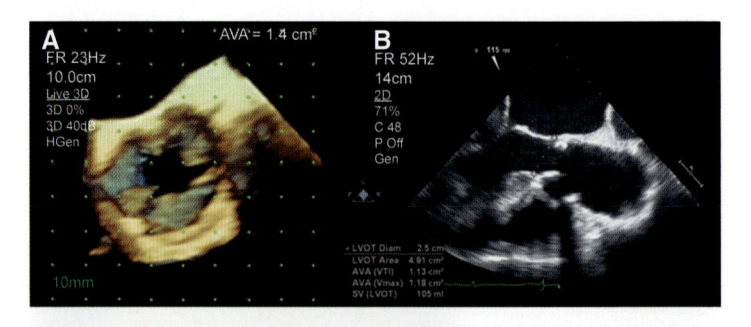

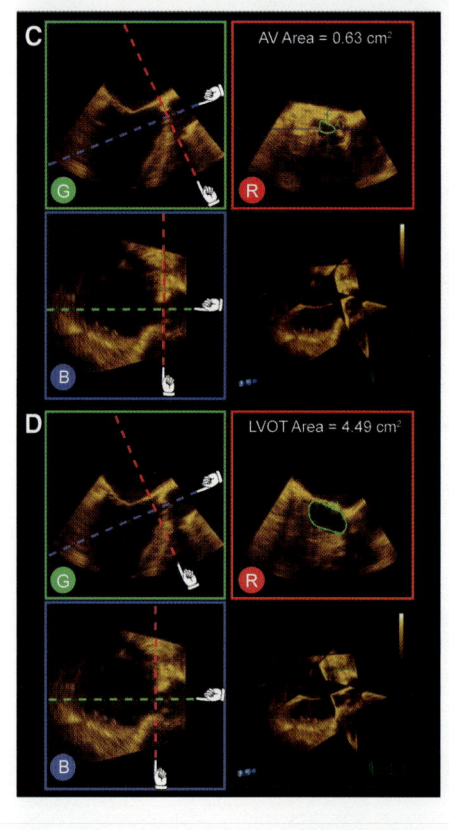

2Dと同様，3Dにおいても石灰化による大動脈弁狭窄症では弁尖の辺縁が分かりにくく，弁口の同定が難しいために，オンラインやオフラインでの大動脈弁口面積のプラニメトリー法による評価は困難である．（A）オンラインで3Dによる大動脈弁口面積評価を行う場合，10 mm間隔で配置された点により，大まかに推定可能である．（B）2D TEEで用いられる連続の式では，左室流出路を円形であると仮定するため，大動脈弁口面積はプラニメトリー法に近い値となる．（C，D）オフラインでのプラニメトリー法による（C）大動脈弁口面積計測や（D）左室流出路断面積計測は，3Dデータを3DQソフトウェア（Philips Medical System）に取り込むことで行われる．このLive 3D大動脈弁短軸像のデータでは，緑，青，赤枠の平面が構造物の中心を通るように配列し，それぞれのエリアがトレースされている．

3DQでは，幾何学的な前提を必要とせずに計測が行われる．また，このソフトから，左室流出路は円形でないことが分かる．したがって，大動脈弁口面積の連続の式による評価の正確性については懐疑的である．3DQAから左室1回拍出量，2Dスペクトルドプラから時間速度積分値を求めることで，修正した連続の式により大動脈弁口面積が計算できる．

大動脈弁：リウマチ性大動脈弁狭窄

リウマチ性弁疾患により弁尖の辺縁は肥厚し，交連部は癒合する．（A）2D 中部食道大動脈弁短軸像にて円形の弁口が観察される．（B）切除されたリウマチ性大動脈弁．中部食道大動脈弁長軸像の（C）2D 画像と（E）回転させた 3D Full Volume の画像から，肥厚した弁尖による収縮期の可動性低下が認められる．（D）2D カラードプラで，弁口を通過する乱流血流が示されている．

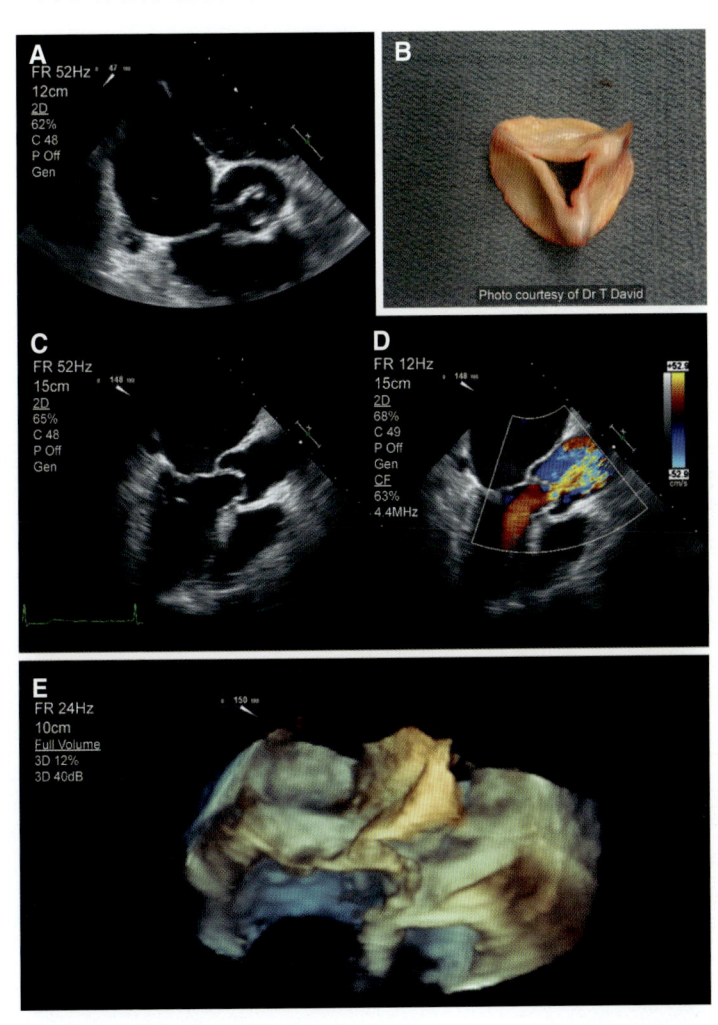

大動脈弁：大動脈弁逆流

1. 逆流の原因：
    - 弁性：逸脱，石灰化，二尖弁，リウマチ，感染性心内膜炎
    - 弁輪拡大＋基部拡大：マルファン症候群，大動脈瘤，高血圧，大動脈炎
    - 交連部の支持の欠如：外傷，解離，心室中隔欠損
2. 2D／3D像での確認項目：
    - 大動脈弁：弁尖，接合（短軸，長軸），拡張期の弁尖粗動または弁尖閉鎖の欠如，石灰化／癒合，二尖弁
    - 径の計測（収縮期）：左室流出路，大動脈弁輪，バルサルバ洞，STジャンクション，大動脈
3. 2Dカラードプラでの確認項目（3Dカラーは使用が制限される）：
    - カラー：左室流出路内の拡張期乱流ジェット
        ジェットの方向（長軸）：中心性または偏心性
        ジェットの発生部位（短軸）：中心または交連部
    - カラー：ジェット幅／左室流出路径（長軸）
        ジェット面積／左室流出路断面積（短軸）
        縮流部幅（vena contracta）
4. スペクトルドプラでの確認項目
    - 連続波ドプラ：波形の濃さ（信号の強さ），圧半減時間，減速勾配
    - 連続波ドプラ：左室流出路通過血流速度の上昇＞1.5 m/s
    - パルスドプラ／連続波ドプラ：大動脈弓／下行大動脈／腹部大動脈での拡張期逆流
    - 有効逆流弁口面積（ERO），逆流率（RF），逆流量（RV）の計算
5. 左室拡大と，様々に変化した左室機能が認められる．
6. 関連する所見（僧帽弁への間接的な影響）：僧帽弁の早期閉鎖，僧帽弁前尖の逆方向へのドーミング，僧帽弁前尖の粗動，前収縮期（拡張期）僧帽弁逆流，僧帽弁前尖のjet lesion
7. 次の所見が高度の逆流と定義されている．
    - 特異的所見：ジェット幅／左室流出路径＞65%，縮流部幅＞6 mm
    - 支持的所見：圧半減時間＜200 ms，腹部大動脈での汎拡張期逆流，左室サイズの増加
    - 定量的所見：逆流量＞60 cc，逆流率＞50%，有効逆流弁口面積（EROA）＞0.3 cm^2

方法	軽度	中等度	高度
ジェット幅／左室流出路径[a]（%）	＜25	25-64	≧65
ジェット断面積／左室流出路断面積[a]（%）	＜5	5-59	≧60
連続波ドプラ波形の濃さ（信号の強さ）	薄い	濃い	濃い
圧半減時間（PHT）（ms）	＞500	200-500	＜200
下行大動脈での逆流	早期に短時間	中間	汎拡張期
縮流部幅[a]（mm）	＜3	3-6	＞6
有効逆流弁口面積（EROA）（cm^2）	＜0.10	0.1-0.29	≧0.30
逆流量（cc）	＜30	30-59	≧60
逆流率（%）	20-30	30-49	≧50

[a] ナイキスト限界を50-60 cm/sとしている
Adapted from : Zoghbi W, et al. J Am Soc Echocardiogr 2003 ; 16 : 777-802.

外科医に伝えるべきこと
人工心肺前
- 基部と弁の病変，大動脈基部径
- 弁尖数，形態，接合（逸脱），石灰化した弁尖
- 大動脈弁逆流の部位，方向（中心性，交連部からの偏心性），重症度
- 肺動脈弁輪径
  （ロス手術では，大動脈弁輪径との差が10-15%以内であることが望ましい）
- ±肺動脈弁逆流，開窓の有無（ロス手術）

人工心肺後
- 弁輪線より上位（末梢側）での弁尖接合（長軸）
- 残存逆流の程度および部位

大動脈弁：大動脈弁逆流

カラードプラ
　ジェット方向や重症度（ジェット面積およびジェット幅の計測）を評価する．逆流ジェットの左室内への到達距離は，血行動態や超音波装置の設定に影響を受けるため，重症度評価の信頼性は低い．ナイキスト限界は 50–60 cm/s に設定する．
（A）中部食道大動脈弁長軸像での，左室流出路径に対する逆流ジェット幅の計測
（B）中部食道大動脈弁短軸像での，大動脈弁尖直下における左室流出路面積に対する逆流ジェット面積の計測

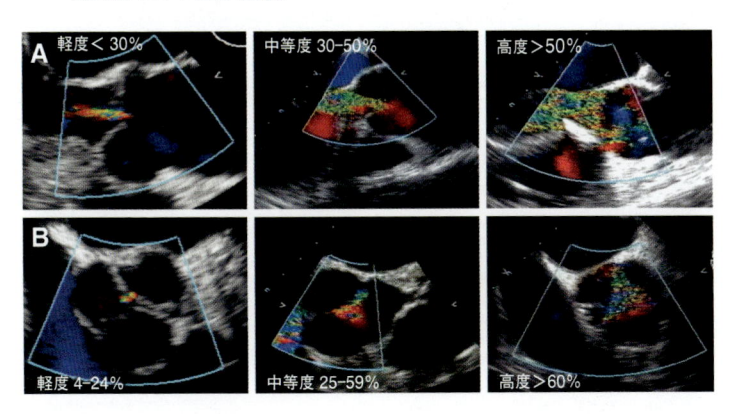

| A 軽度＜30% | 中等度 30–50% | 高度＞50% |
| B 軽度 4–24% | 中等度 25–59% | 高度＞60% |

スペクトラルドプラ解析
（A）連続波ドプラ：経胃長軸像または深部経胃像にて，流入血流波形に対する逆流血流波形の濃さ（信号の強さ），減速勾配を評価する．最大圧較差＞40 mmHg（最高血流速度＞300 cm/s）であれば，ビームと血流の方向が最適であると考えられる．
（B）パルスドプラ：大動脈弓近位部（次図参照）や下行大動脈の汎拡張期逆流は，高度の大動脈弁逆流に対する特異度は高いものの，感度は低い．逆流血流が認められる下行大動脈の部位が遠位であるほど，大動脈弁逆流の重症度は高くなる．

連続波ドプラ波形が薄い	連続波ドプラ波形の濃さが中等度	連続波ドプラ波形が濃い
軽度の逆流–平らな波形	中等度の逆流–角度が大きくなる	高度の逆流–急峻な勾配
減速勾配＜2 m/s	減速勾配 2–3.5 m/s	減速勾配＞3 m/s
圧半減時間＞500 ms	圧半減時間 200–500 ms	圧半減時間＜200 ms

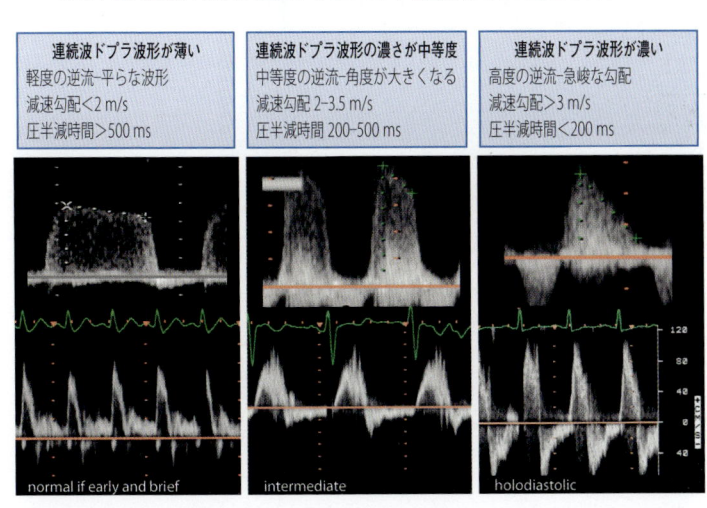

normal if early and brief | intermediate | holodiastolic

大動脈弁：大動脈弁逆流

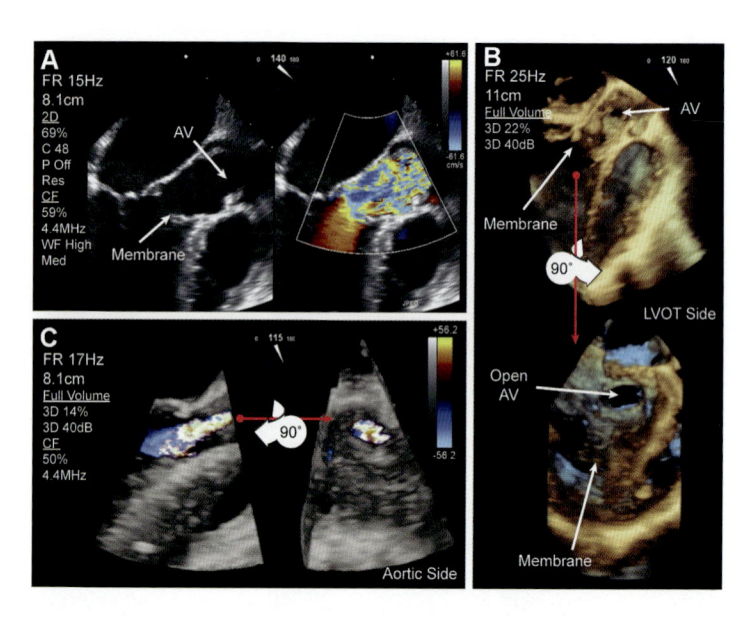

この患者では，大動脈弁下部に膜様構造物があり，弁尖接合不良のために中心性の大動脈弁逆流が存在する．弁下部の膜様構造物が，（A）2D 中部食道大動脈弁長軸像（左）・カラー像（右），および（B）左室流出路側に回転した 3D Full Volume 像にて描出されている．（C）中部食道大動脈弁長軸像（左）および，それを大動脈側に回転した像（右）の 3D カラードプラで，中心性大動脈弁逆流が示されている．

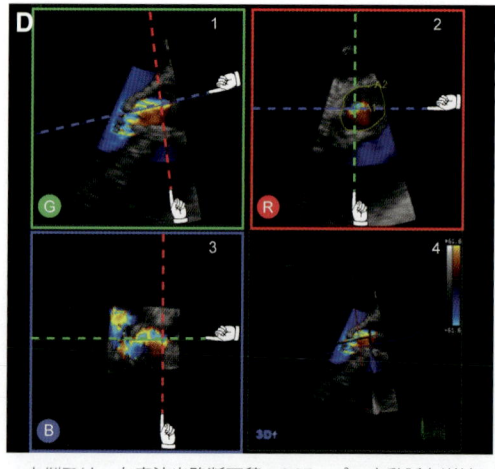

（D）3D カラードプラデータを QLab（3DQ, Philips Medical Systems）に取り込むことで，左室流出路断面積と大動脈弁逆流の縮流部面積を正確に測定できる．（D1-3）赤，青，緑枠の平面が大動脈弁逆流ジェットの中心を通るように設定する．

（D2）赤枠の平面（短軸像）で左室流出路断面積と大動脈弁逆流の縮流部面積をトレースする．正円形でない場合が多い．

本例では，左室流出路断面積：2.27 cm^2，大動脈弁逆流の縮流部面積：0.29 cm^2 である．

大動脈弁：大動脈一尖弁

　大動脈一尖弁の頻度は，0.02%程度である．大動脈弁形成期に2つの交連部が発達せず，中心性または偏心性の弁口となる．

　大動脈一尖弁には**2つのタイプ**が存在する．交連部が1つ認められるものと交連部が全く存在しないものであるが，それらは弁口レベルで弁口が大動脈壁と接するか否かの違いである（交連部が1つのタイプの方が多い）．

（A）交連部が1つのタイプ
　単一の弁尖が大動脈壁に接着し，弁口を作るように包み込んでいる．

（B）交連部が存在しないタイプ
　中心に弁口があり，raphe（縫線）が3つ存在する．

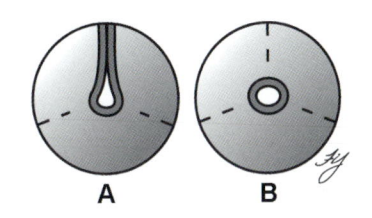

　大動脈一尖弁は3つの弁尖の発達不良であり，交連部が存在しない，あるいは弁口が大動脈壁に接する所見が認められる．拡張期にraphe（縫線）が"メルセデスベンツサイン"を形成し，正常な三尖と間違われることがある．しかし，収縮期に弁口が正常な三角形にはならず，"tear drop"様の外観となることで判別できる．

　一尖弁は複合性大動脈疾患（狭窄かつ逆流）になることは少なく，高度の石灰化から大動脈弁狭窄となる場合が多い．二尖弁に比べて頻度は低いものの，大動脈の拡大の合併も報告されている．

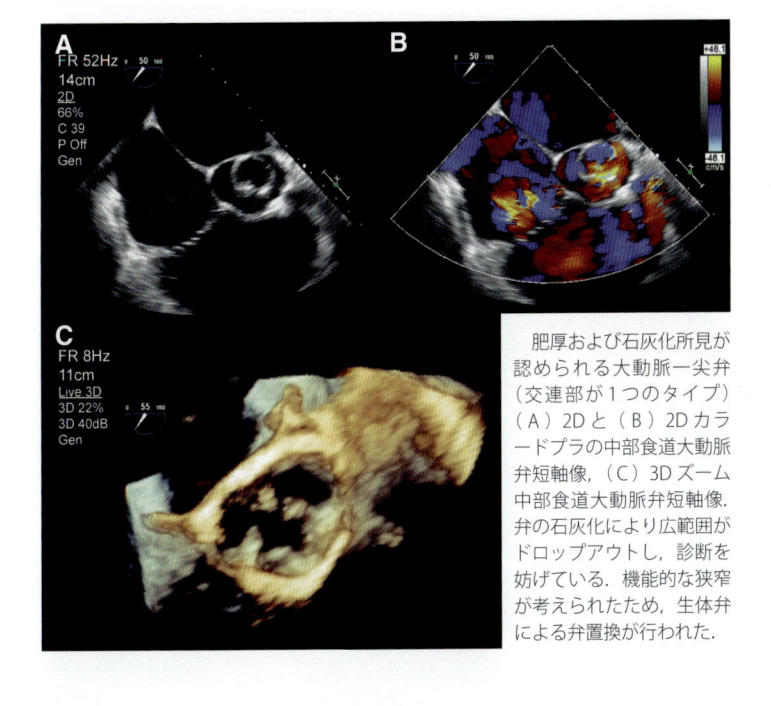

肥厚および石灰化所見が認められる大動脈一尖弁（交連部が1つのタイプ）（A）2Dと（B）2Dカラードプラの中部食道大動脈弁短軸像，（C）3Dズーム中部食道大動脈弁短軸像．弁の石灰化により広範囲がドロップアウトし，診断を妨げている．機能的な狭窄が考えられたため，生体弁による弁置換が行われた．

95

大動脈弁：大動脈二尖弁

大動脈二尖弁
二尖：
  先天性：弁尖の大きさは等しい場合とそうでない場合がある.
    （通常は前尖＞後尖）
  後天性：交連部が癒合し，弁尖の大きさが不均等となる.
  交連部の部位の同定（例えば 4＋10 時方向），前尖−後尖および右尖−左尖の確定
  縫線（raphe）は交連開放部に対して 90°の位置に存在する.
肥厚した大動脈弁尖（軽度であることが多い）
収縮期に楕円形に開放する（短軸像）.
収縮期の弁尖のドーミング（長軸像）
拡張期の偏心性の閉鎖線（長軸像）
弁尖の逸脱による拡張期のドーミング（長軸像）
通常，バルサルバ洞は 3 つである.
左室肥大を認める.
冠動脈入口部の確認（通常は 180°対面である）
  Type1：2 本の冠動脈が大動脈弁口よって分けられ
    ない（同側にある）.
  Type2：大動脈弁口によって冠動脈が分けられる
    （対側にある）. 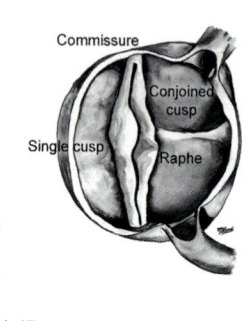
関連する病態：大動脈弁逆流，動脈管開存，心室中隔欠損
  大動脈疾患：拡張，瘤および解離
  大動脈縮窄は二尖弁の 15-20% に見られ，大動脈縮窄の 80-85% に二尖弁が認められる.

大動脈二尖弁の長軸像
　正常の大動脈弁は，バルサルバ洞の中央部で開口する．大動脈二尖弁における弁尖の開口は偏心性であることが多く，不完全であるため，（A）Live 3D や（B）2D 中部食道大動脈弁長軸像で収縮期にドーム状に観察される．弁尖体部の逸脱のため，（C）Live 3D や（D）2D 中部食道大動脈弁長軸像で，拡張期の接合線は偏心性に見える（拡張期のドーミング）．

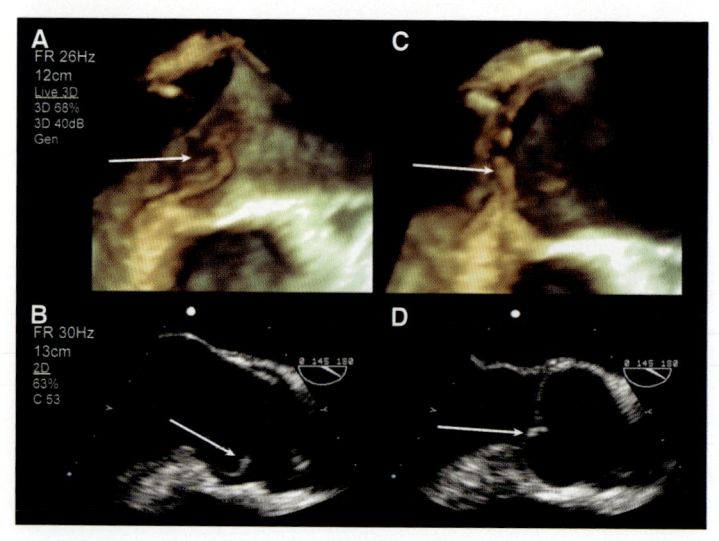

大動脈弁：大動脈二尖弁

大動脈二尖弁の短軸像

大動脈弁の弁尖数の決定は，収縮期の中部食道大動脈弁短軸像で行うのが最適である．（A）正常な三尖を有する大動脈弁は，三角形に開口する．（B）大動脈二尖弁での弁口は卵円形または"魚の口"様の外観となる．二尖弁のraphe（縫線）は拡張期に"メルセデスベンツサイン"を形成し（D），正常の大動脈弁のように見える（C）．

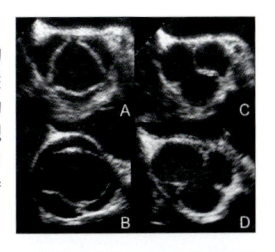

TEEの中部食道大動脈弁短軸像で，（A）2Dおよび2Dカラーフロー像，（B）3D Zoom像の大動脈二尖弁が描出されている．

次の所見に注目する：1時と7時方向に存在する交連部，肥厚した弁尖，開口制限，大動脈弁狭窄に伴う血流加速．2D像だけでなく3D像でも，音響陰影に伴うドロップアウトが認められる．（C）Live 3D中部食道大動脈弁長軸像で，大動脈基部の拡大と上行大動脈瘤を合併する所見が観察できる．

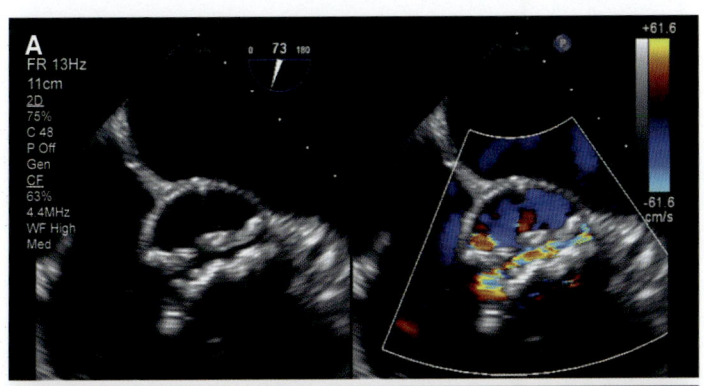

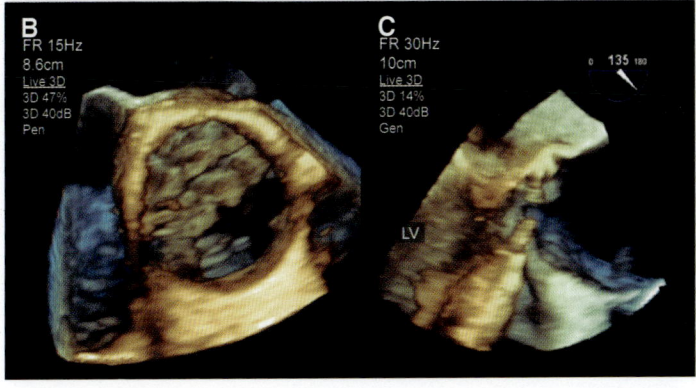

大動脈弁：バルサルバ洞動脈瘤

（A）無冠尖のバルサルバ洞動脈瘤が，2D中部食道大動脈弁短軸像とそのカラーフロー像で描出されている．収縮期に吹き流し（windsock）様に変形して広がるのが特徴である．（B）3Dフルボリューム中部食道像で，（C）で示されている外科医の視点からの吹き流し（windsock）が描出されている．（D）吹き流し（windsock）（矢印）の開口部が，回転させたFull Volume中部食道像で描出されている．（E）3Dカラードプラで，血流が吹き流し（windsock）部と右房（矢印）に流れ込む様子が描出されている．

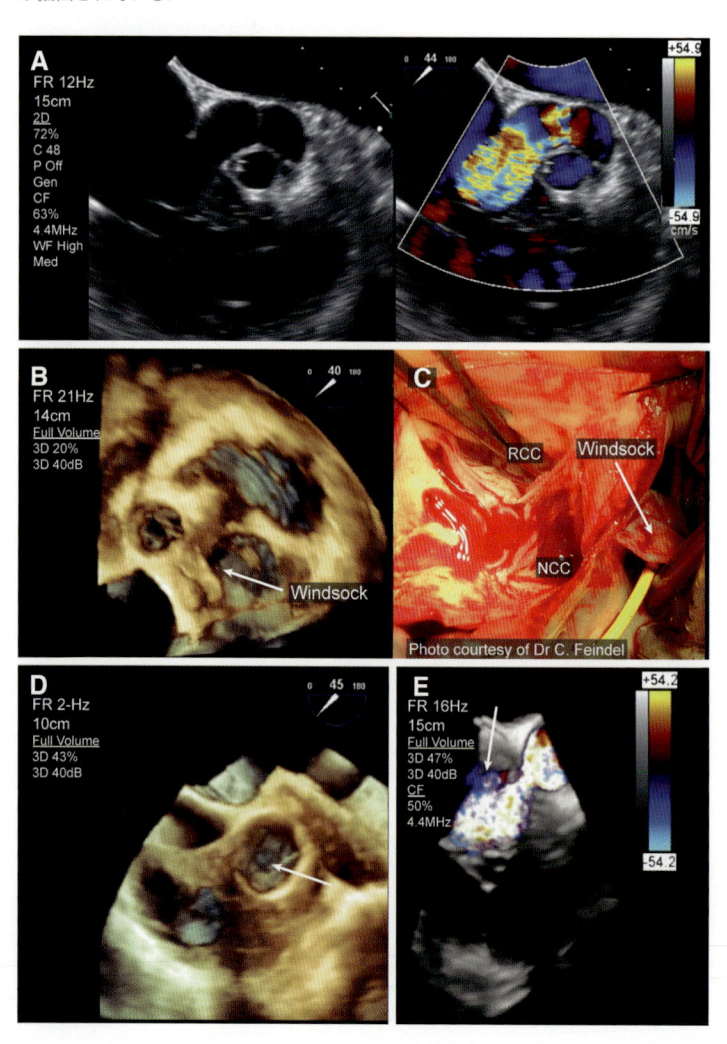

大動脈弁：バルサルバ洞動脈瘤

　右冠尖のバルサルバ洞動脈瘤の吹き流し（windsock）様の変形が，（A）2D xPlaneモードの中部食道大動脈弁長軸像と短軸像で描出されている．（B）3D Full Volume中部食道像大動脈弁長軸像と，その大動脈側への回転像で，吹き流し（windsock）の開口部（矢印）がよく観察できる．3D Full Volume モードにおいて，やや回転させた（C）中部食道右室流出路像と（D）心基部像であるが，同様に開口部が観察できる．（E）吹き流し（windsock）の右室へ穿破している所見が，2D xPlane モードの中部食道大動脈弁長軸像と短軸像（カラードプラ）で描出されている．

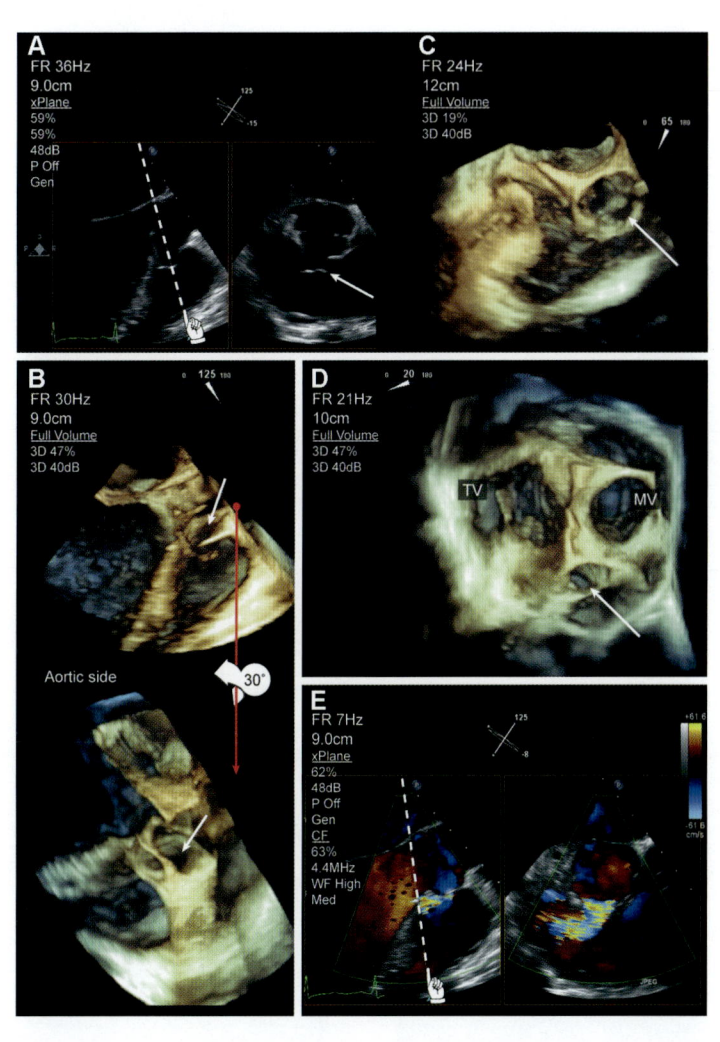

三尖弁：解　剖

三尖弁の解剖
- 弁輪：線維性の弁輪に各弁葉が付着する．弁輪部は僧帽弁より下方，心尖部寄りに付着する（中部食道四腔断面像）．
  - 最大径（収縮末期径 28±5 mm）
  - 三尖弁口面積 7-9 cm²
- 三尖弁葉：（各弁葉で大きさが異なる）
  中隔尖＞前尖＞後尖
- 3 つの交連部：前内側，前後，後内側
- 腱索：収縮期に弁葉を支持し，乳頭筋に付着する．僧帽弁とは異なり，中隔壁方向を向く．
- 3 つの乳頭筋：前乳頭筋，後乳頭筋，±中隔

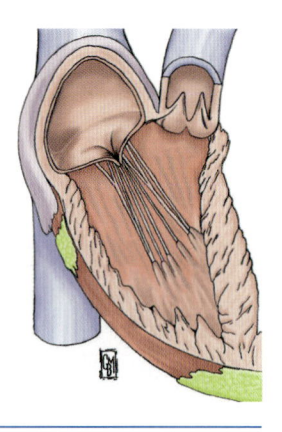

三尖弁の 2D TEE 画像

冠状静脈洞像（0°）
（後尖：画面左側，中隔尖：画面右側）
プローブを四腔断面像から胃食道接合部まで前進させる．
三尖弁と，冠状静脈洞からの流入血流が観察できる．

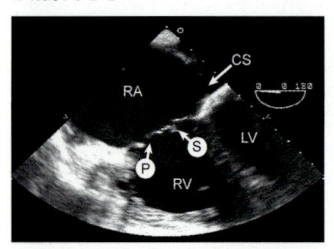

中部食道四腔断面像（0°）
（前尖または後尖：画面左側，中隔尖：画面右側）
弁輪径（28±5 mm）
三尖弁逆流方向の確認及び逆流ジェット面積のトレースができる．

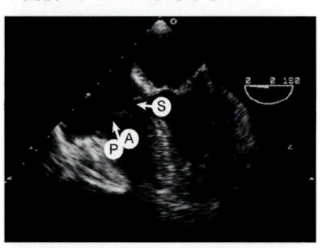

修正上下大静脈像（110°-140°）
（後尖：画面左側，前尖：画面右側）
90°の上下大静脈像から角度を増加させることで得られる断面像．
尖弁が中央に表示されるため，ドプラビームと血流の方向が平行となり，ドプラ評価に最適である．

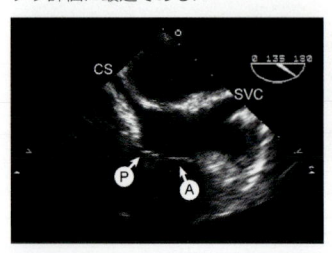

中部食道右室流入流出路像（60°-75°）
（後尖：画面左側，前尖または中隔尖：画面右側）
三尖弁逆流ジェットが描出されることが多く，ドプラ評価に最適である．

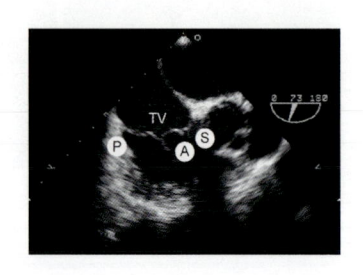

三尖弁：解　剖

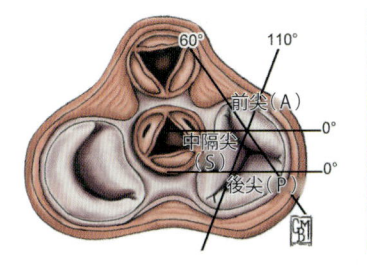

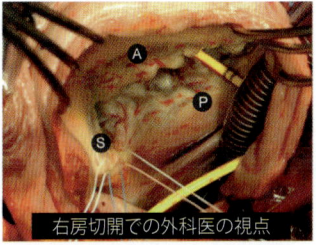

三尖弁は前方に位置し弁尖が薄いため，3D TEE で描出するのは困難である．したがって，正常な三尖弁は，通常ドロップアウトにより観察できない．前方に存在する心内構造物の描出には，2D または 3D TTE の方が優れている．3D データを用いたオフラインのプラニメトリー法により，三尖弁口面積の定量評価を行うことができる．

xPlane：（A）中部食道右室流出路像のカラーフロー像と（B）2D 経胃像で，三尖弁に対して互いに直行する二断面が，左右のパネルに同時に描出されている．中部食道像や経胃像でカーソルラインを移動させることにより，三尖弁を全周性に回転させて，各弁尖を正確に同定できる．

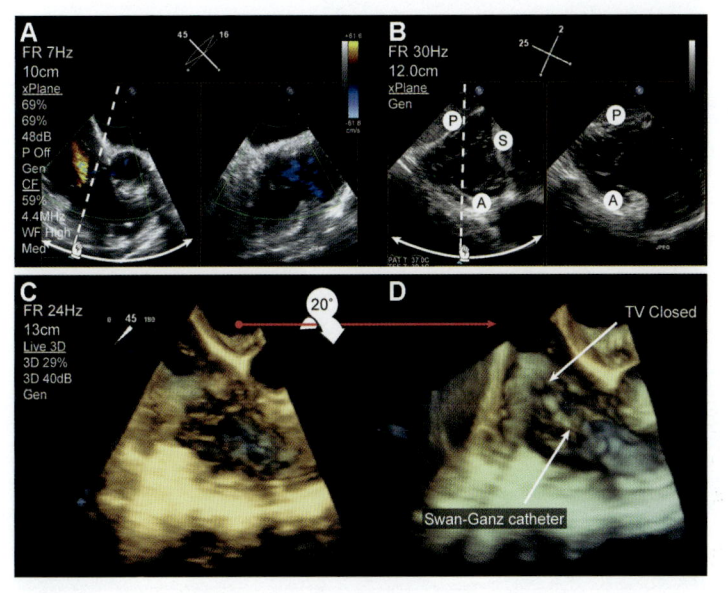

標準的な 2D 像から構築される **Live 3D 像**より，リアルタイム情報が得られる．正常な三尖弁は，弁尖が薄く，プローブから離れているために描出が困難である．（C）Live 3D 中部食道右室流出路像で三尖弁を最適に描出するためには，ゲインを上げ，画像を回転させ三尖弁を画面中央に位置させる．（D）また，プローブを後屈させることにより，三尖弁のより多くの部分が描出される．

三尖弁：3D 評価

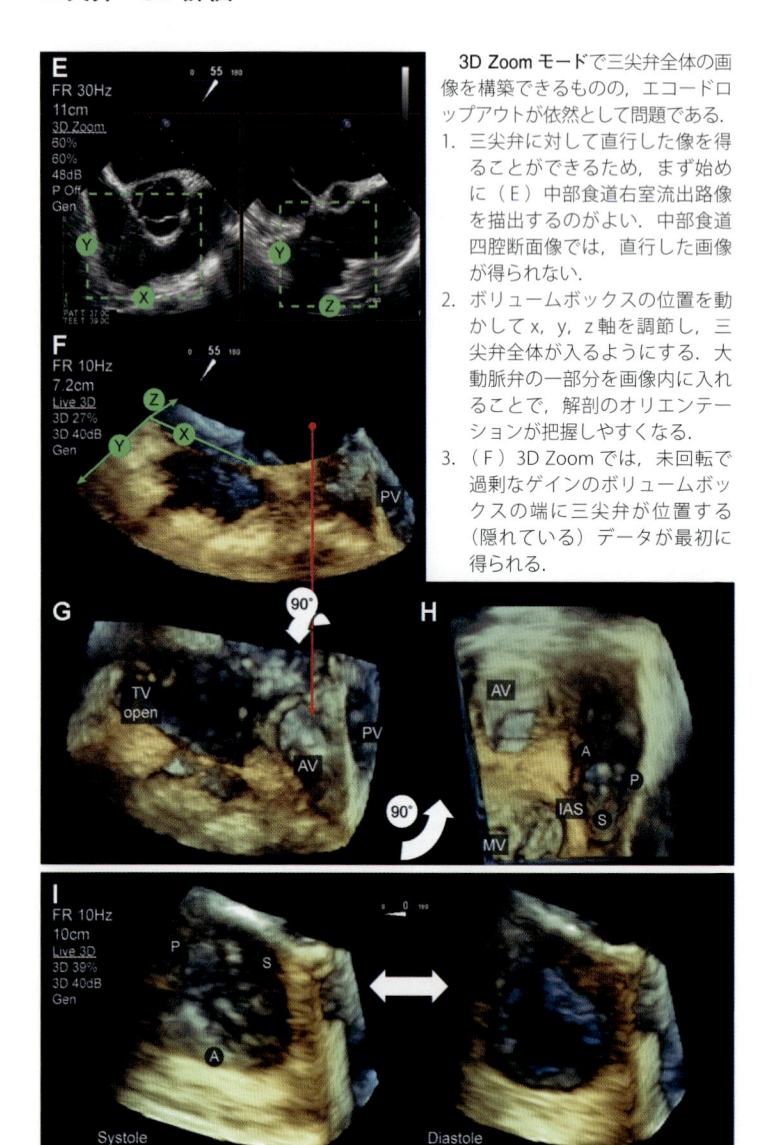

3D Zoom モードで三尖弁全体の画像を構築できるものの，エコードロップアウトが依然として問題である.

1. 三尖弁に対して直行した像を得ることができるため，まず始めに（E）中部食道右室流出路像を描出するのがよい．中部食道四腔断面像では，直行した画像が得られない．
2. ボリュームボックスの位置を動かしてx，y，z軸を調節し，三尖弁全体が入るようにする．大動脈弁の一部分を画像内に入れることで，解剖のオリエンテーションが把握しやすくなる．
3. （F）3D Zoom では，未回転で過剰なゲインのボリュームボックスの端に三尖弁が位置する（隠れている）データが最初に得られる．
4. （G）ゲインを調節し，下方向に回転させ，（H）右房側からの surgeon's view とする．前尖（A），後尖（P），中隔尖（S）が，心房中隔と大動脈弁に接して見える．
（I）Cropping により，正常な三尖弁が 3D Zoom 像にて示されている．

三尖弁：3D 評価

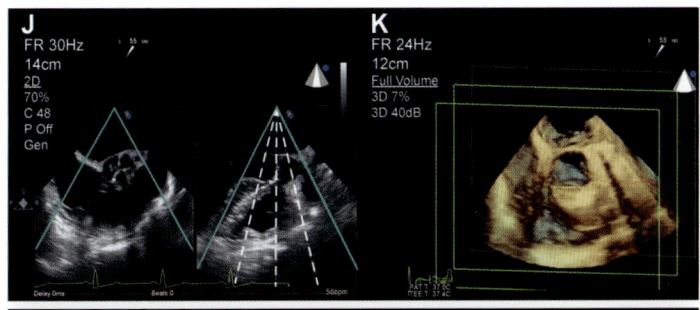

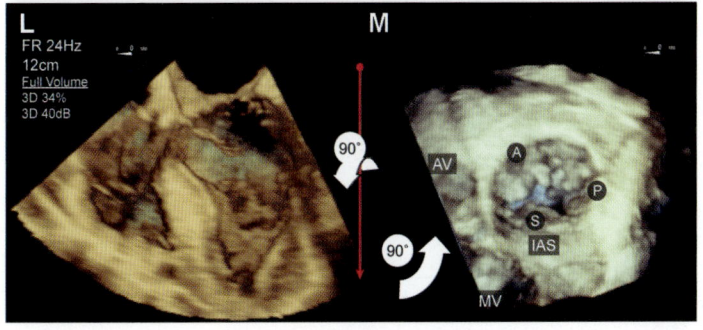

　3D Full Volume によりピラミッド型のボリュームボックスが大きくなり，周囲の弁や心室などの構造物をより多く取り込めるようになる．フレームレートが高くなると，時間分解能が向上する．三尖弁を中心とした像での空間分解能は，他の 3D モードに比べて高く，細部まで判別しやすい．

1. 3D Full Volume 像の取得は，2D 中部食道四腔断面像や右室流出路像で最適な画像を得ることから開始される．
2. （J）心電図トリガーを用いた，連続した 4 心拍による 3D Full Volume モードのプレビュー画面（右室流出路像）．
3. （K）最初に得られる Full Volume 像は，過剰なゲイン（茶色の斑点）でクロップボックスの 50% が切り取られた像である．
4. ゲインを低下させ，スムージング，マグニフィケーション，輝度を調節して画像を最適化する．
5. クロップボックスの機能として，3 つの軸に沿った 6 つの平面や自由に操作可能な平面を使用し，画像を切り取ることができる．

　トラックボールや Z 軸の**回転機能**を用いることで，いかなる 3D モードに対しても画像の回転を行うことができる．（L）3D Full Volume 中部食道像四腔断面像をクロップし，画質を調節して三尖弁の細部が分かるようにする．（M）3D データを Z 軸方向に回転（90°）し，右房側からの surgeon's view にする．ここでは僧帽弁が画面の下側に，大動脈弁が 9 時の方向に描出されている．この画像中の三尖弁，p101 の surgeon's view および未回転の 3D Zoom 像（p102 の H, I）を比較するとよい．

103

三尖弁：三尖弁逆流

1. 病因：
    - 90% 以上の患者で生理的逆流が見られる.
    - 弁輪拡大によるもの：肺動脈圧の上昇により，拡大する.
        (僧帽弁狭窄，僧帽弁逆流，アイゼンメンジャー症候群，肺性心など)
    - 弁性：逸脱，リウマチ，カルチノイド，粘液腫様変性，感染性心内膜炎
        - カルチノイド：肥厚・短縮し，可動性のない弁葉
        - リウマチ：肥厚した弁葉，三尖弁逆流＞三尖弁狭窄
    - エプスタイン奇形：三尖弁葉（中隔尖）の付着位置が心尖部方向に移動
    - カテーテル，ペーシングカテーテル
2. 2D／3D 像での特徴および診断項目：
    - 弁葉：肥厚，石灰化，逸脱，接合不良，翻転
    - 弁輪：拡大＞34 mm 収縮末期で計測する（正常＜28 mm）.
3. 2D のドプラ所見（3D カラーは使用に制限がある）：
    - カラー：通常，心房中隔方向の乱流（モザイク）逆流血流である.
        高度の右室機能不全では，層流（赤）逆流血流となる.
    - カラー：面積，縮流部幅（近位部のジェット幅），PISA 半径
    - 連続波ドプラ：収縮期にプローブに向かう血流が認められる.
        最大速度と三尖弁逆流の重症度は関係しない.
    - パルスドプラ：肝静脈血流の収縮期逆流は感度 80％ である.
    - パルスドプラ：三尖弁流入血流 E 波最高速度＞1 m/s となる.
4. 関連する所見：
    - 右房，右室拡大
    - 心室中隔の奇異性運動（容量負荷による）
      心房中隔の左房側への突出（D 型）
    - 下大静脈の拡大（＞2 cm）および肝静脈の拡大（＞1 cm）
5. 逆流の重症度：
    - カラー面積：中心性ジェットのみ（偏心性ジェットは評価に適さない）.
    - 肝静脈血流の収縮期逆流：慢性三尖弁逆流で右房拡大が存在する場合では見られない可能性がある.
    - 呼吸性変動のない，下大静脈径の拡大（＞2 cm）
      急性三尖弁逆流では下大静脈径は正常である.
    - 連続波ドプラ波形の濃さ（信号の強さ）と輪郭：早期にピークを有する濃い三角形では重症である.

三尖弁逆流の重症度

	軽度	中等度	高度
右室／右房／下大静脈の大きさ	正常	正常または拡大	拡大
逆流ジェット面積（cm^2）[a, c]	＜5	5-10	＞10
縮流部幅（cm）[a]	明確な定義なし	明確な定義はないが，＜0.7 とされている	＞0.7
PISA（cm）[b]	≦0.5	0.6-0.9	＞0.9
連続波ドプラ波形の濃さ	薄い，放物線	濃い，様々な形	濃い，三角形
肝静脈血流	S 波優位	S 波減高	S 波の逆転

ナイキスト限界：[a] (50-60 cm/s) および [b] (28 cm/s). [c] 偏心性ジェットでは評価に適さない. S 波＝収縮期波（順行性血流の波）

Adapted from：Zoghbi W, et al. J Am Soc Echocardiogr 2003；16：777-802.

外科医に伝えるべきこと
- 弁葉の形態：粘液腫様，逸脱，感染性心内膜炎
- 収縮期の弁輪径（28±5 mm）
- 三尖弁逆流ジェットの数，方向，重症度（逆流ジェット面積／右房面積）

人工心肺後：
- 弁輪径
- 三尖弁逆流の重症度
- 経三尖弁流入血流（狭窄の有無）

三尖弁：三尖弁の穿孔と逸脱

（A）2D中部食道四腔断面像のカラードプラで，エコー源性の構造物が三尖弁を横切り，心房中隔方向に向かう高度の三尖弁逆流が認められる．（B）術中所見である．術前に挿入されていたペースメーカーワイヤー（矢印）が三尖弁の前尖を穿通し，三尖弁逆流の原因となっていた．（C）Live 3D中部食道四腔断面像を下方回転した像で，ワイヤー（矢印）が前尖を穿通している所見が描出されている．

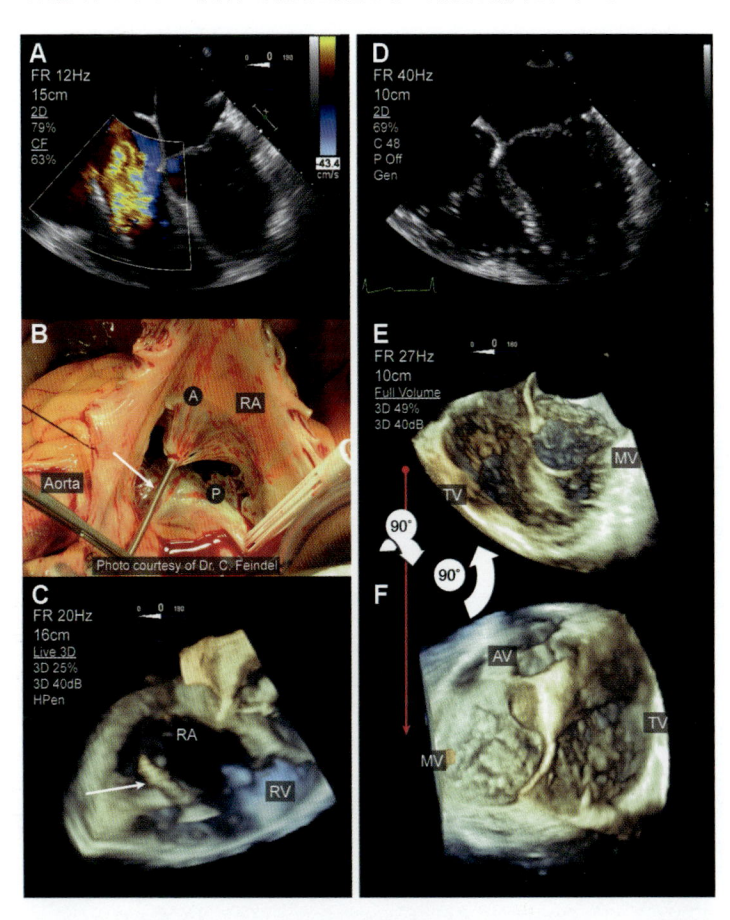

（D–F）この患者には，高度の三尖弁逆流と複数のセグメントの逸脱による僧帽弁逆流があり，僧帽弁置換と三尖弁形成が施行された．（D）2D中部食道四腔断面像にて，肥厚して毛羽ために立った外観の三尖弁と僧帽弁が示されている．これらの所見が，（E）3D Full Volumeの回転せずにクロッピングした画像と，（F）Z軸方向に回転して心基部を描出して大動脈弁が画面上方に表示された画像にて強調されている．

三尖弁：三尖弁狭窄

1. 病因：
   - 弁性：リウマチ（＋僧帽弁），カルチノイド（＋肺動脈弁）
   - 物理的閉塞：腫瘍，疣贅，血栓，心外圧迫
2. 2D／3D 像の特徴：
   - 弁葉：肥厚
   - 弁葉の可動性の低下，弁葉先端の tethering（拡張期のドーミング）
3. 2D のカラードプラ所見（3D カラードプラは使用が制限される）：
   - 2D カラー：拡張期の乱流血流
     三尖弁逆流を合併する場合がある（収縮期血流）
   - 連続波ドプラ：経三尖弁流入血流拡張早期波（E 波）最大速度＞1.0 m/s
     （心拍数 70–80 回 / 分で計測）
     平均圧較差
     - 軽度＜2 mmHg
     - 中等度 2–5 mmHg
     - 高度＞5 mmHg
     連続波ドプラの圧半減時間より三尖弁口面積（TVA）を算出できる．
4. 関連所見：右房拡大，下大静脈拡張（＞2.3 cm）
5. 狭窄の重症度（以下は高度の基準である）-ASE ガイドライン
   - 三尖弁口面積＜1.0 cm^2
   - 最高血流速度＞1.5 m/s，平均圧較差＞5 mmHg，時間速度積分値＞60 cm
   - 通常の圧半減時間法による弁口面積の推定は適切でない．
     （TVA＝190/PHT を用いる），連続の式，近位部等流速表面法

Source：Baumgartner H, et al. J Am Soc Echocardiogr 2009；22：1-23.

高いエコー輝度と異常な肥厚を認め，石灰化のない三尖弁の，収縮期（A）2D 中部食道右室流出路像と，（B）3D Zoom の surgeon's view である．（C）リングを用いて修復した後の術中写真．（D）三尖弁形成術後患者の中部食道四腔断面像で，PISA を有し，拡張期乱流を伴う順行性血流が描出されている．

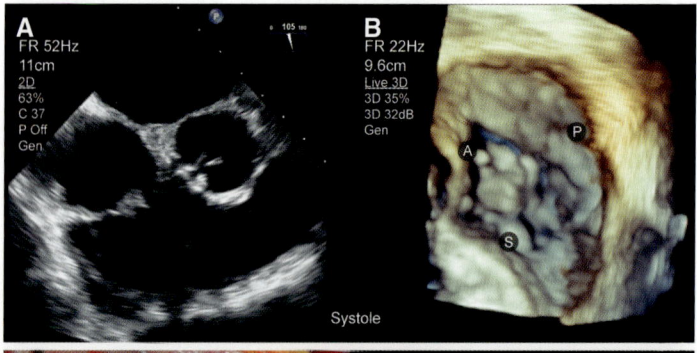

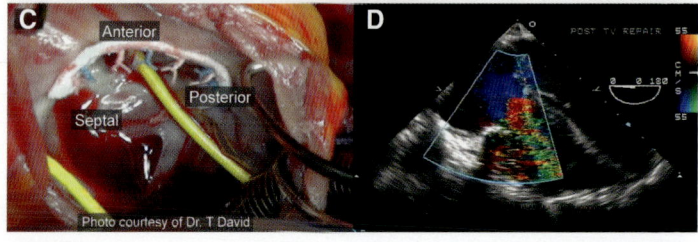

三尖弁：リウマチ性三尖弁疾患

　リウマチ性弁疾患は弁葉の肥厚と弁尖先端の癒合を引き起こす．本症例は，リウマチ性の三尖弁・僧帽弁・大動脈弁疾患を有する患者である．（A，B）三尖弁を中心に拡大した 2D 中部食道四腔断面像で，典型的な所見である（A）拡張期ドーミングと（B）収縮期の反対側へのドーミングが描出されている．（C）中部食道における走査角 45°および 135°の 2D ズーム像で，右房拡大と内部のモヤモヤエコーが観察される．（D）2D 中部食道四腔断面像のカラードプラで，狭窄した三尖弁・僧帽弁を通過する乱流血流が描出されている．（E）切除された三尖弁の標本．（F）3D Full Volume 中部食道像四腔断面像を回転させた像．表面が平滑であり，肥厚した輝度の高い三尖弁・僧帽弁を心房側から観察したものである．拡張期の弁口面積が減少している所見が認められる．（G）僧帽弁位機械弁と三尖弁位生体弁が拡張期に開く様子が，3D Full Volume 中部食道像四腔断面を回転させた像（心房側から見た像）で描出されている．

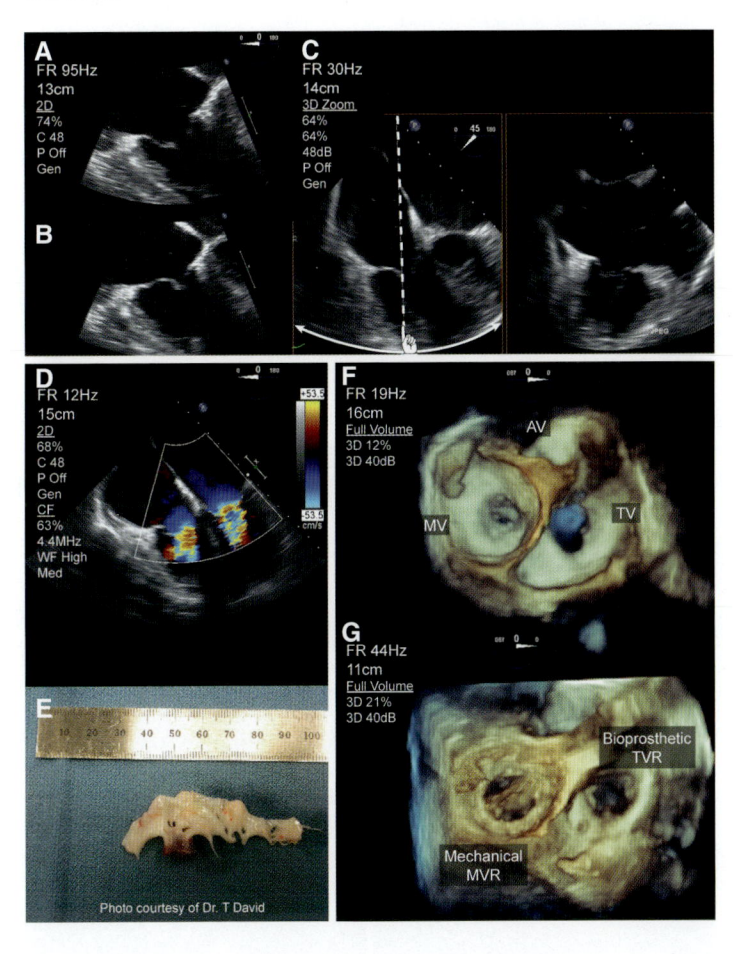

肺動脈弁：解　剖

肺動脈弁の解剖
- 前方に位置する心内構造物
- TEE では描出するのが困難である．
- 弁：3 つの半月様の弁尖が存在する：右尖（R），左尖（L），前尖（A）
- 肺動脈：やや拡大した形の洞を有する．
- 大動脈弁と肺動脈弁は互いに 90°直交する．したがって，中部食道右室流出路像では大動脈弁短軸像（肺動脈弁の長軸像），中部食道大動脈弁長軸像では肺動脈弁短軸像が描出される．肺動脈弁は前方に位置するために描出が困難である．

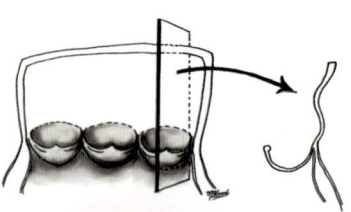

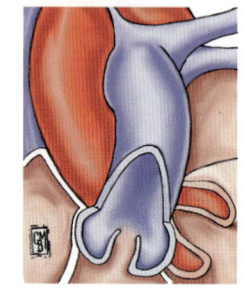

肺動脈弁：拡張期　肺動脈弁：収縮期

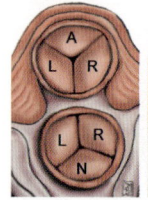

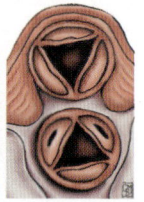

大動脈弁：拡張期　大動脈弁：収縮期

肺動脈弁の TEE 画像

中部食道右室流入流出路像（45°-60°）
弁尖を描出するのは困難であるため，ズームを用いて観察する．
肺動脈弁の弁輪径計測を行う（正常 21±3 mm）．

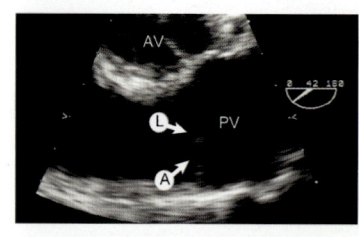

中部食道上行大動脈短軸像（0°）
肺動脈血流のドプラ評価に適している．
主肺動脈の正常径：20±5 mm

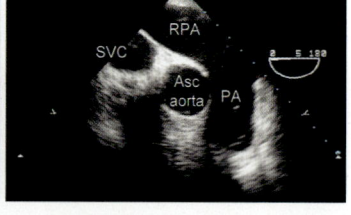

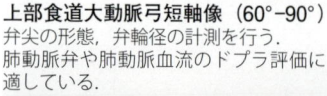

上部食道大動脈弓短軸像（60°-90°）
弁尖の形態，弁輪径の計測を行う．
肺動脈弁や肺動脈血流のドプラ評価に適している．

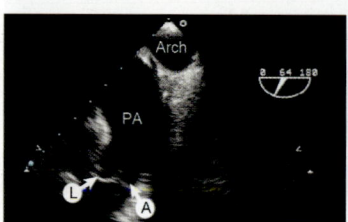

修正経胃右室像（30°-60°）
ドプラ評価に適している．
正常の肺動脈弁通過最高血流速度は 0.5-1.0 m/s である．

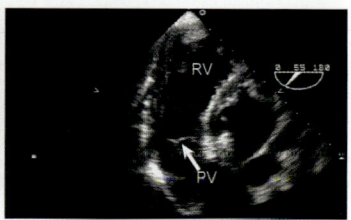

108

肺動脈弁：2D／3D 評価

　肺動脈弁尖が薄く，超音波ビームから離れているため，3D TEE による肺動脈弁の描出は一般的に難しい．肺動脈弁は胸壁から近い位置に存在するため，経胸壁心エコーや経心外膜心エコーの方が描出に適している．

　xPlane のラインカーソルの位置を 2D 像とカラードプラ像で調節することで肺動脈弁や主肺動脈の周囲を回転させることができる．その操作は同時に 2 画面表示される．xPlane の上部食道大動脈弓部の（A）断層像と（B）カラードプラ像で，軽微な肺動脈弁逆流が描出されている．中部食道上行大動脈の（C）断層像と（D）カラードプラ像である．

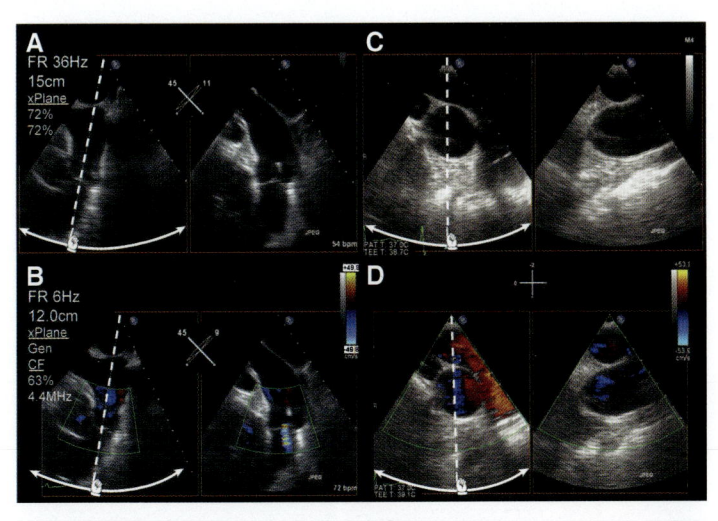

　Live 3D 像はいかなる方向からでも画像を構築し，そのリアルタイム情報を描出することができる．Live 3D 中部食道（E）右室流出路像や（F）上行大動脈短軸像を最適化するためには，ゲインを調節し，肺動脈弁を画面の中心に持ってくる必要がある．肺動脈弁は，Live 3D 像では部分的にしか描出されない．

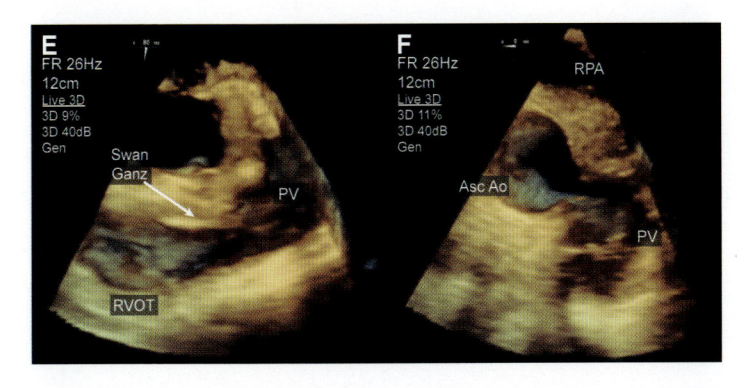

肺動脈弁：3D 評価

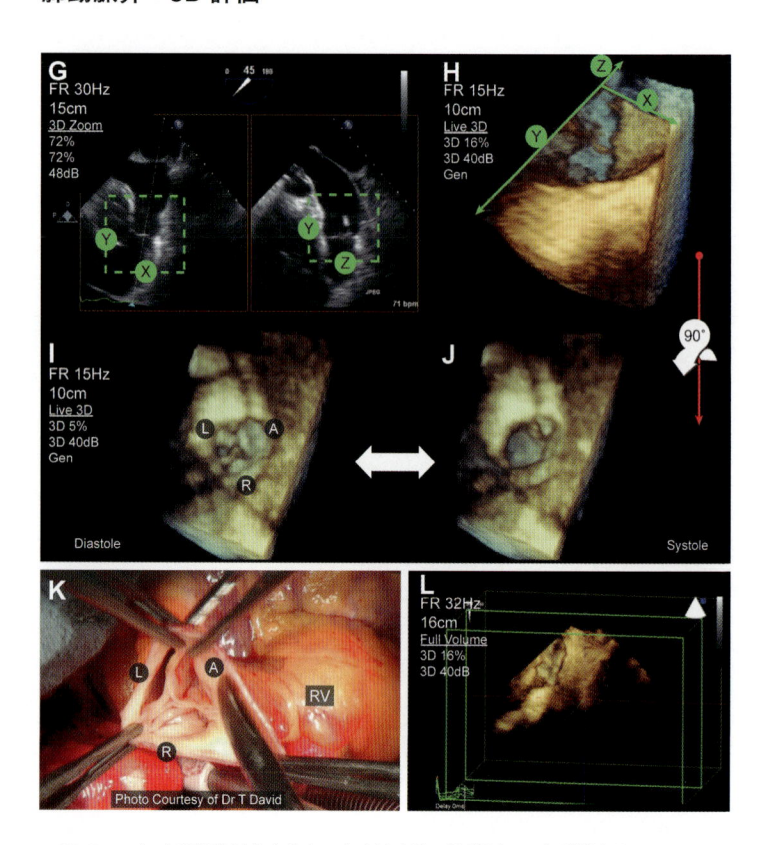

3D Zoom により肺動脈弁全体と，右室流出路・肺動脈の一部が描出される．
1. 上部食道大動脈弓短軸像で，肺動脈弁がプローブの近くに描出されるようにする．
2. （G）ボリュームボックスを配置，および x, y, z 軸を調節し，肺動脈弁全体が入るようにする．
3. （H）始めに，未回転で過剰なゲインの肺動脈弁の側面像が得られる．
4. （I，J）surgeon's（K）の如く，主肺動脈の上に肺動脈弁が描出されるように回転させる．ゲインを下げ，スムージング・輝度・マグニフィケーションなどの機能を用いて画像を最適化する．

3D Full Volume モードは最大量のデータを取得しているため，空間分解能が向上せず，正常な肺動脈弁の詳細を描出するのは困難である．
1. 3D Full Volume 像を得るには，良好な画質の 2D 上部食道大動脈弓短軸像，あるいは中部食道右室流出路像を描出する．
2. プレビュー画面で心電図トリガーが正しく行われているかをチェックする．
3. （L）過剰なゲイン（茶色の斑点）の 50％ が切り取られたボックスが表示される．
4. ゲインを下げ，画像を最適化する．クロップボックスの機能として，3 つの軸に沿った 6 つの平面や，自由に操作可能な平面を使用し，画像を切り取ることができる．

肺動脈弁：逆流と狭窄

肺動脈弁逆流
1. 病因：
   - 80％の患者で生理的逆流が見られる．
   - 弁性：粘液腫様，先天性，マルファン症候群，感染性心内膜炎，人工弁
   - 肺動脈および右室流出路の拡大，肺動脈圧の上昇
   - カルチノイド
2. 2D／3Dの特徴および計測項目：
   - 肺動脈弁は前方に位置するため，弁尖の描出は困難である．
   - 肺動脈弁輪径または肺動脈の拡大
3. 2Dのドプラ所見（3Dカラードプラは使用が制限される）：
   - カラー：右室流出路内の拡張期乱流血流が認められる．
     （もしくは青の層流血流）．持続時間が短い場合がある．
   - パルスドプラ／連続波ドプラ：拡張期にベースラインから遠ざかる血流波形の濃さ，退縮勾配
   - パルスドプラ肺動脈弁通過血流：大動脈弁通過血流と比較した場合に収縮期波の増高が認められる．
4. 関連所見：右室拡大，心室中隔の後方移動
5. 逆流の重症度は定量評価困難である．
   - 軽度の肺動脈弁逆流は一般的な所見である．
     Swan-Ganzカテーテルは軽度の肺動脈弁逆流を起こす．
   - カラー／スペクトルドプラでの主肺動脈内の汎拡張期逆流所見

Source：Zoghbi W, et al. J Am Soc Echocardiogr 2003；16：777-802.

肺動脈弁狭窄
1. 病因：
   - 正常の肺動脈弁口面積は $2 \ cm^2/m^2$
   - 弁性：リウマチ，カルチノイド，人工弁
   - 先天性
   - 漏斗部狭窄（右室肥大）
2. 2D／3Dの特徴：
   - 弁：肥厚，石灰化，可動性不良，収縮期のドーミング
   - 右室流出路狭窄（漏斗部型肺動脈弁狭窄症）
   - 右室肥大＞5 mm（圧負荷），右室拡大
   - 肺動脈の狭窄後拡張（＞20 mm）
3. 2Dのドプラ所見（3Dカラードプラは使用が制限される）：
   - カラー：狭窄部の収縮期乱流血流
     肺動脈弁逆流を合併する場合がある．
   - 狭窄レベルでのパルスドプラ計測（弁性狭窄，弁下狭窄）
   - 連続波ドプラでの血流速度および最大圧較差の計測
     （肺動脈弁逆流の合併では，圧較差を過大評価する）
     - 軽度：＜3 m/s，＜36 mmHg
     - 中等度：3-4 m/s，36-64 mmHg
     - 高度：＞4 m/s，＞64 mmHg
   - 肺動脈弁狭窄では，肺動脈収縮期圧が右室収縮期圧と等しくならない．
     - 肺動脈収縮期圧
       ＝右室収縮期圧（三尖弁逆流と右房圧から算出される）－肺動脈弁圧較差
4. 狭窄の重症度（高度の基準― ASEガイドライン）
   - 最高血流速度＞4 m/s
   - 最大圧較差＞64 mmHg
   - 連続の式による弁口面積（＜0.5 cm^2）

Source：Baumgartner H, et al. J Am Soc Echocardiogr 2009；22：1-23.

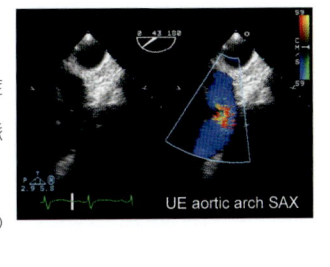

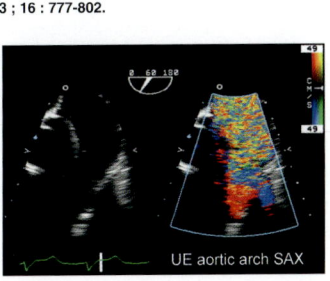

4

人工心臓弁

人工弁
　概　要……………………………………114, 115
　機械弁……………………………………116, 117
　機械弁の離開……………………………　118
　人工弁血栓症……………………………　119
　生体弁……………………………………120, 121
経カテーテル弁
　自己弁の評価……………………………　122
　Edwards Sapien Valve…………………　123
　人工弁の適切な位置……………………　124
　人工弁留置後の評価……………………　125
　合併症……………………………………126, 127
　CoreValve………………………………128, 129

人工弁：概　要

人工弁の種類	
組織弁（生体弁）	**機械弁**
ステント付きブタ大動脈：Hancock，CE，Mosaic	ケージ型ボール弁：Starr-Edwards
ステント付きウシ心膜弁：Ionescu-Shily，CE	傾斜ディスク弁：Bjork-Shiley，Medtronic-Hall
ステントレス異種大動脈弁：SPV，フリースタイル	二葉弁：St. Jude，CarboMedics
同種弁：同種大動脈弁，同種僧帽弁	人工弁付き導管：St. Jude，Medtronic-Hall

人工弁の正常所見

同種大動脈弁	自己弁に近い順行性血流が得られる． 大動脈弁輪／基部が元来，肥厚している（音響陰影は認めない）． 生理的弁逆流はない．あっても軽微である．
生体弁	自己弁に近い順行性血流が得られる． 音響陰影を伴う3つの支柱が存在する． 軽度の生理的弁逆流が存在する．
ケージ型ボール弁	順行性血流は弁の外縁を通過する． 音響陰影を避けるため，長軸像での描出が望ましい "ボール"周囲の生理的弁逆流はない．あっても軽微である．
傾斜ディスク弁	順行性血流は2つの弁口（大／小）を通過する． ディスクは単一で，音響陰影を伴う． 2本あるいは3本の生理的逆流ジェット：大きい中心性逆流＋その外縁の小さい逆流
二葉弁	順行性血流は3本である（3つの弁口を通過する）． 音響陰影を伴う二葉弁の開放が見られる． 生理的逆流ジェットは3本である：1本の中心性逆流とその外縁の2本の逆流

人工弁の圧較差（PG）

弁のタイプ	僧帽弁位			大動脈弁位[a]		
	V max (m/s)	P max (mmHg)	P mean (mmHg)	V max (m/s)	P max (mmHg)	P mean (mmHg)
Starr-Edwards 弁	1.9±0.4	14±5	5±2	3.2±0.6	38±11	23±8
St. Jude[a] 弁	1.6±0.3	10±3	4±1	2.4±0.3	25±5	12±6
Bjork-Shiley 弁	1.6±0.3	10±2	5±2	2.5±0.6	23±8	14±5
CE 弁	1.8±0.2	12±3	6±2	2.5±0.5	23±8	14±5
Hancock 弁	1.5±0.3	9±3	4±2	2.4±0.4	23±7	11±2
ステントレス弁	なし	なし	なし	2.2	19	3±1

- [a]経弁圧較差は人工弁サイズによって変化する．
  （大動脈弁位）：19mm（20mmHg），23mm（12mmHg）
- 大動脈弁位 St. Jude 人工弁の圧較差は圧力回復現象により過大評価される．
- 弁のサイズとは，弁の外径を意味する（内径ではない）．
- 人工弁‐患者不適合：正常な人工弁機能にも関わらず，高い経弁圧較差を伴う．

外科医に伝えるべきこと

人工心肺後：
- 人工弁の動揺の有無
- 弁葉の可動性（断層像もしくはカラードプラ）
- 生理的弁逆流（washing jet など）
- 弁周囲逆流（カラードプラ）
- 最大および平均経弁圧較差
- 有効弁口面積（大動脈弁位）
- 左室流出路狭窄（僧帽弁位人工弁の支柱による）
  僧帽弁前尖の収縮期前方運動（大動脈弁位人工弁が小さい場合）

人工弁：概　要

機械弁		
弁の種類	順行性血流	エコー所見
Starr-Edwards（2007年製造中止） Photo courtesy of Edwards Lifesciences Irvine, California		**ケージ型ボール弁** ● ボールは弁口よりも大きい． ● 弁の外縁を通過する順行性の乱流血流． ● 弁高が高い． ● 小さい弁口のため，経弁圧較差が大きい． ● 血栓塞栓症の危険性が高い． ● 生理的弁逆流は軽微である． ● washing jetはない．
Medtronic-Hall（下図），Bjork-Shiley（製造中止） Photo courtesy of Medtronic		**傾斜ディスク弁** ● ディスクは単一で，偏心性の支柱およびヒンジをもつ． ● 開放角は60°−70°である． ● ディスクの広い方の面にかかる，後方からの圧力でディスクが閉鎖する． ● 大きさの異なる弁口（大/小）を通過する2本の順行性血流を有する． ● 1本の大きな中心性ジェットと閉鎖したディスクと縫合輪の周囲から起始する2本の小さなジェットより構成される3本のwashing jetを有する．
St. Jude（下図），Carbomedics Photo courtesy of St Jude Medical		**二葉弁** ● 二葉の対称性のディスク，2つのヒンジおよび低い弁高の人工弁である． ● ピボット様運動をする二葉弁が80°の角度まで開放する． ● 順行性血流は3つの弁口を通過する． ● 弁閉塞に必要な圧力がより少なく，経弁圧較差が最も低い． ● 3本の生理的逆流（washing jet）をもつ：1本の中心性ジェットおよび2本の側方ジェット． ● 生理的逆流による逆流率が最も高い（10%）．
St. Jude（下図），Medtronic-Hall Photo courtesy of St Jude Medical		**人工弁付き導管** ● ダクロン導管に機械弁を縫着してあるのが一般的である． ● 単一の人工弁（人工物）として縫合される． ● 弁周囲逆流はなく，リークは全て心臓の外側に出現する． ● washing jetは弁の種類によって異なる．

人工弁：機械弁

（A）機械二葉弁は対称的な二葉弁であり，ピボット運動をする2つのヒンジに付着している．（B）3つの弁口を通過する順行性血流の圧力により，弁葉が80°に開放され，逆行性圧力により閉鎖される．（C）TEE で描出した僧帽弁位人工弁．（D）Live 3D 像．（E）4つのヒンジポイントから発生する washing jet（生理的逆流ジェット）が血流の停滞を防いでいる．その 3D カラードプラ像である．このタイプの機械弁は一般的に弁が開放しやすく，また，交連部下に存在する腱索のディスクへの巻き込みを最小限するために，anti-anatomical（自己僧帽弁交連部に直交）に縫い付けられている．3D Zoom モードで描出した（F）拡張期および（G）収縮期の St. Jude 人工弁による僧帽弁置換後の surgeon's orientation である．

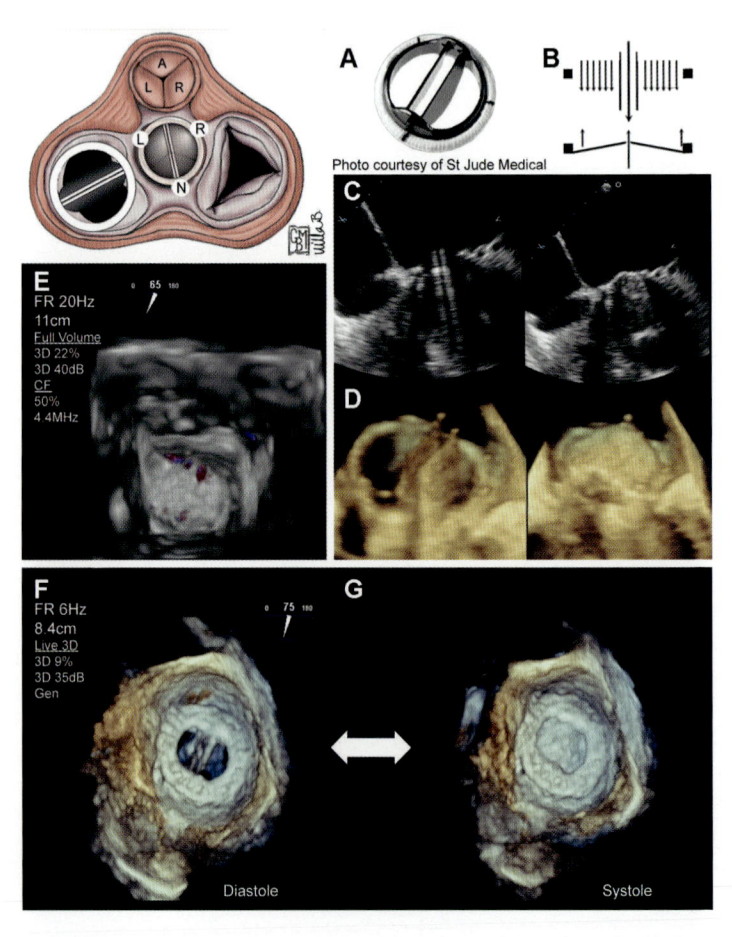

人工弁：機械弁

　大動脈弁位に縫い付けられた機械二葉弁である．（A）弁置換中の術野所見；矢印は左冠動脈入口部に挿入された心筋保護カニューレである．（B）2Dカラードプラ深部経胃長軸像では，機械弁の音響陰影を最も受けにくい状態で弁周囲逆流の評価ができる．（D）xPlaneモードの中部食道大動脈弁短軸および長軸像で，弁葉の可動性評価が可能である．（C）大動脈弁位人工弁の中部食道大動脈弁長軸像の3D Full Volumeデータを surgical orientation に回転したものである（Aと比較）．（E）Full Volumeデータを180°回転して左室流出路側から見た像にすることが可能である．

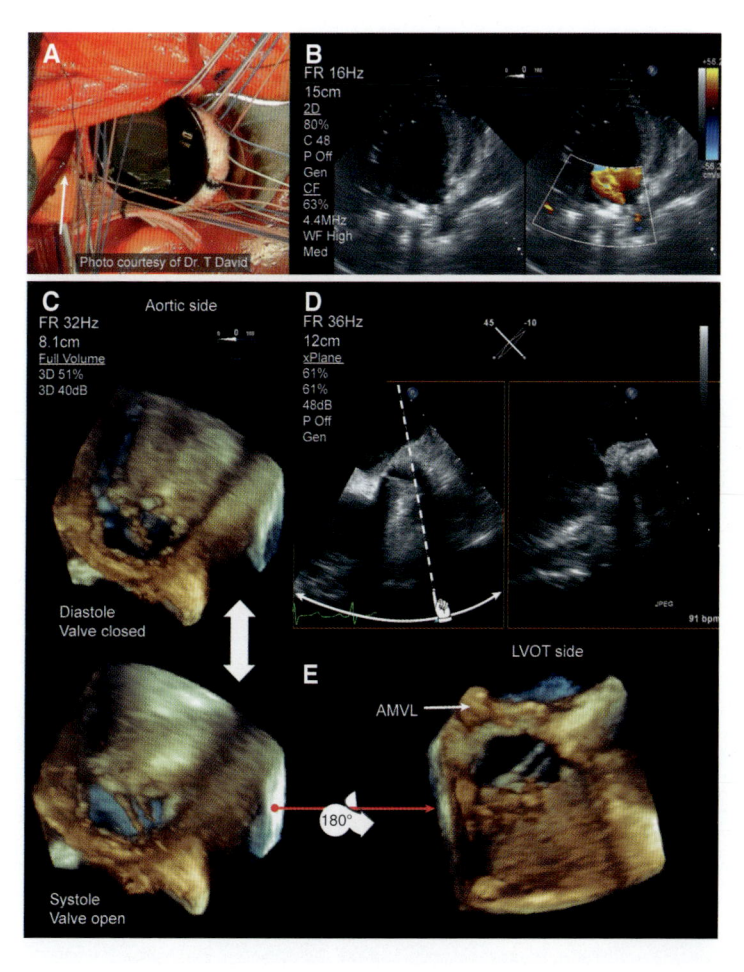

人工弁：機械弁の離開

　傾斜ディスク弁（Bjork-Shiley）による僧帽弁置換術後の高度弁周囲逆流に対する経皮的閉鎖術である．（A）surgeon's orientation の 3D Zoom 像で弁の詳細な構造が観察でき，後方の大きな裂孔が描出されている（矢印）．（B）カテーテルが映し出されている．（C）Amplatzer®が展開された像である（矢印）．（D）3D カラードプラのデータを QLab（Philips Medical Systems）に取り込み，裂孔径の計測を行っている．3D カラードプラを用いた（E）術前と（F）術後の弁周囲逆流の比較．逆流が術後に縮小した．

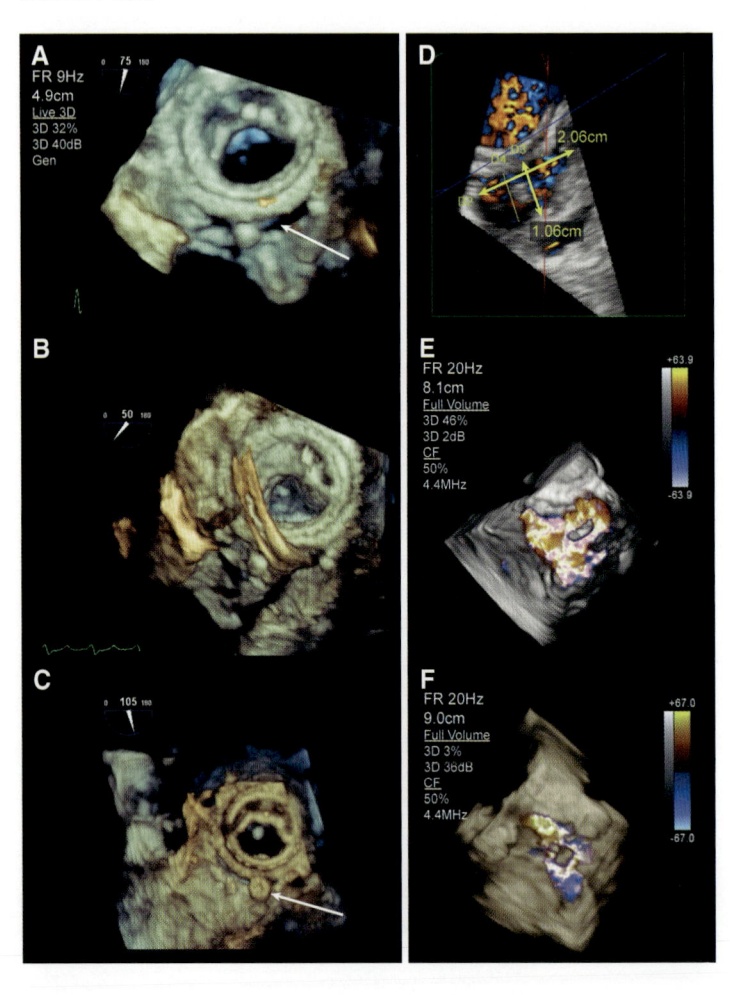

人工弁：人工弁血栓症

　左旋性大血管転位のため，機械弁による三尖弁置換術を行った患者．術後人工弁血栓症に対する再手術時の画像である．スタックした弁葉（矢印）の（A）2D 中部食道像，（B）2D カラードプラ像および（C）3D Zoom 像の surgical orientation である．スタックした弁葉が，（E）3D Full Volume 像と（D）3D カラードプラ像で確認できる．

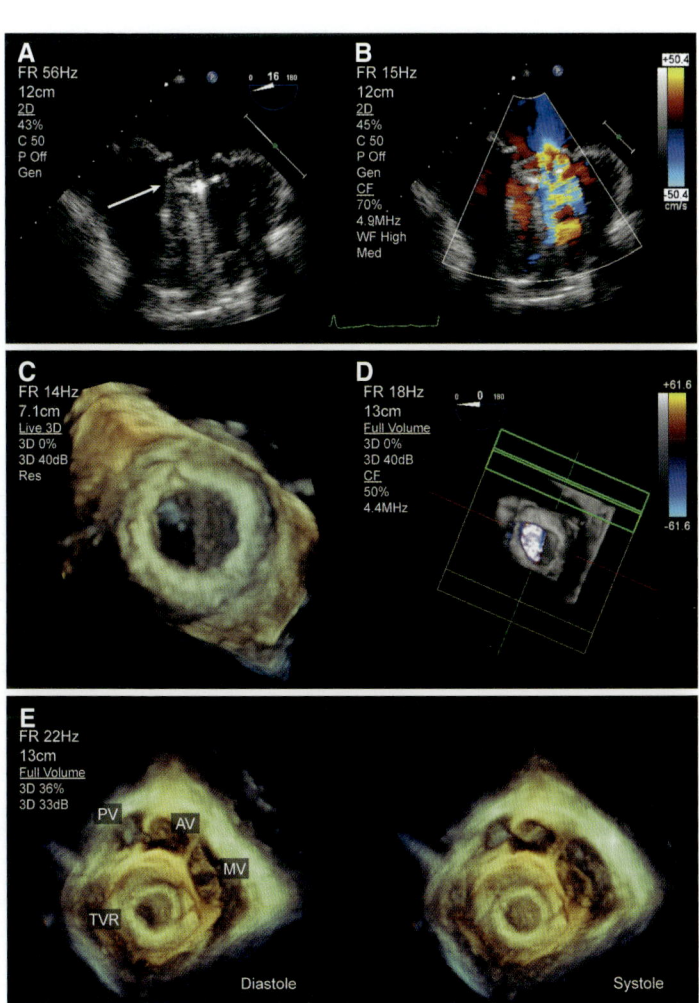

119

人工弁：生体弁

　ステント付き生体弁は（A）ウシ心膜弁または（B）ブタ同種弁を用いた三枚の弁葉が3本のステントに支えられた構造となっている．本症例は生体弁による僧帽弁置換術後の画像である．（C）2D画像，（D）左房側および（E）左室側からの3D Zoom像．弁周囲逆流の3D像（D，Eの矢印）および（G）2Dカラードプラ像である．（F）2つのAmplatzer®デバイスを使用し，経皮的に逆流を閉鎖した．

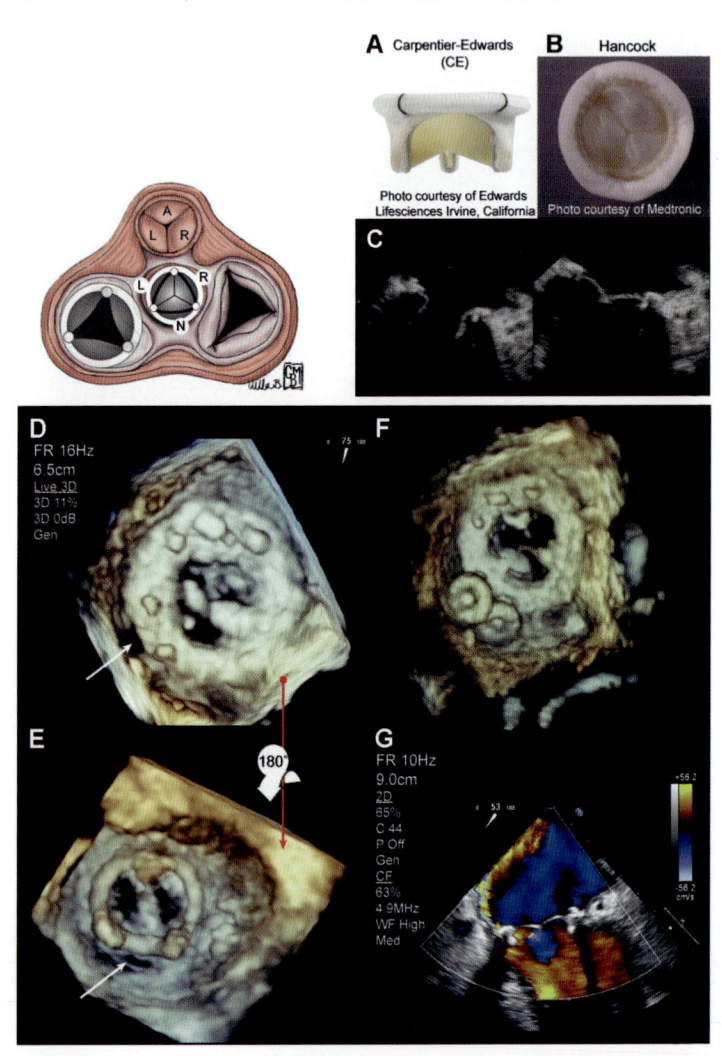

人工弁：生体弁

（A）ステント付き大動脈弁逢着後の術野所見．矢印は，左右冠動脈口に挿入された心筋保護カニューレである．一般的に深部経胃長軸像で経弁圧較差を計測し，（B）カラー像を用いて拡張期の弁周囲逆流を検出する．（D）xPlane モードの中部食道大動脈弁短軸像および長軸像を用いることで，弁の構造と弁葉可動性を同時に評価できる．（C）3D Zoom 中部食道大動脈弁長軸像を surgical orientation に回転したものである（A との比較）．3D カラードプラ中部食道像および経胃像から弁周囲逆流を検出できる．（E）3D カラードプラ中部食道大動脈弁長軸像を surgical orientation に回転させたもの．中心性大動脈弁逆流を伴う大動脈位生体弁が認められる．

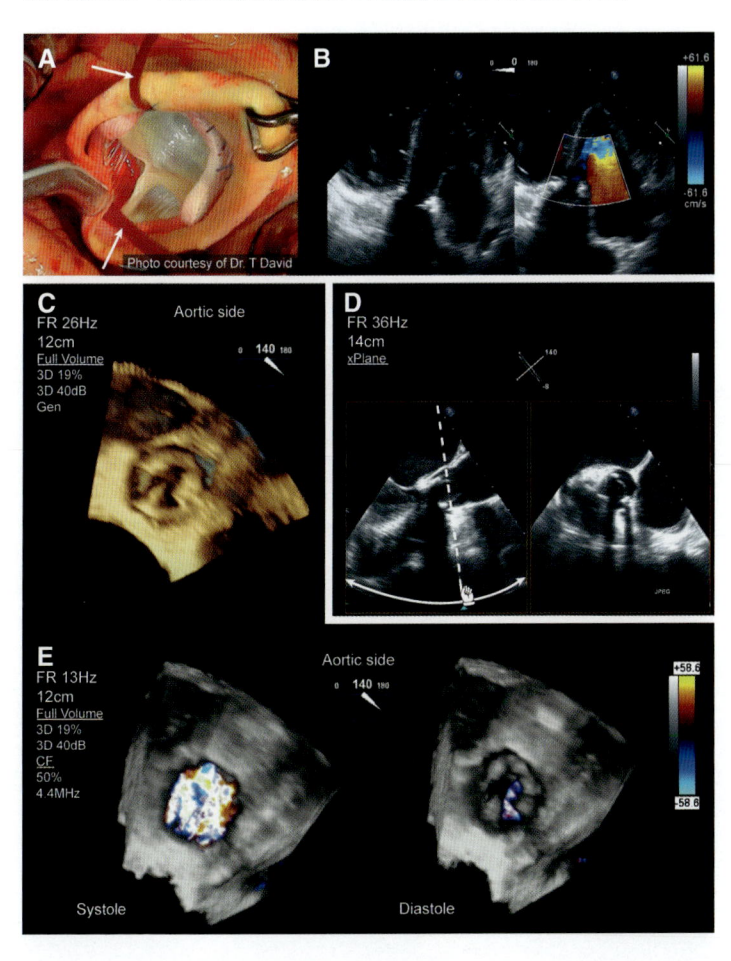

経カテーテル弁：自己弁の評価

自己大動脈弁の評価：
- 石灰化の位置
  - （A）3D Zoom 像（左室流出路側）
  - （B）2D xPlane 中部食道大動脈弁長軸像および短軸像
  - （C）3D Zoom 像（大動脈側）
- 弁葉の可動性
  - （A，B，C）中部食道大動脈弁長軸・短軸像
- 弁輪の計測
  - （D）中部食道大動脈弁長軸像
  - （E）深部経胃長軸像
- カラードプラ診断
  - （F）xPlane 中部食道大動脈弁長軸・短軸像

Source：Moss RR, et al. JACC Imag 2008；1：15-24.
Zamarano JL, et al. J Am Soc Echocardiogr 2011；24：937-65.

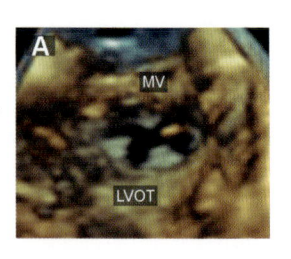

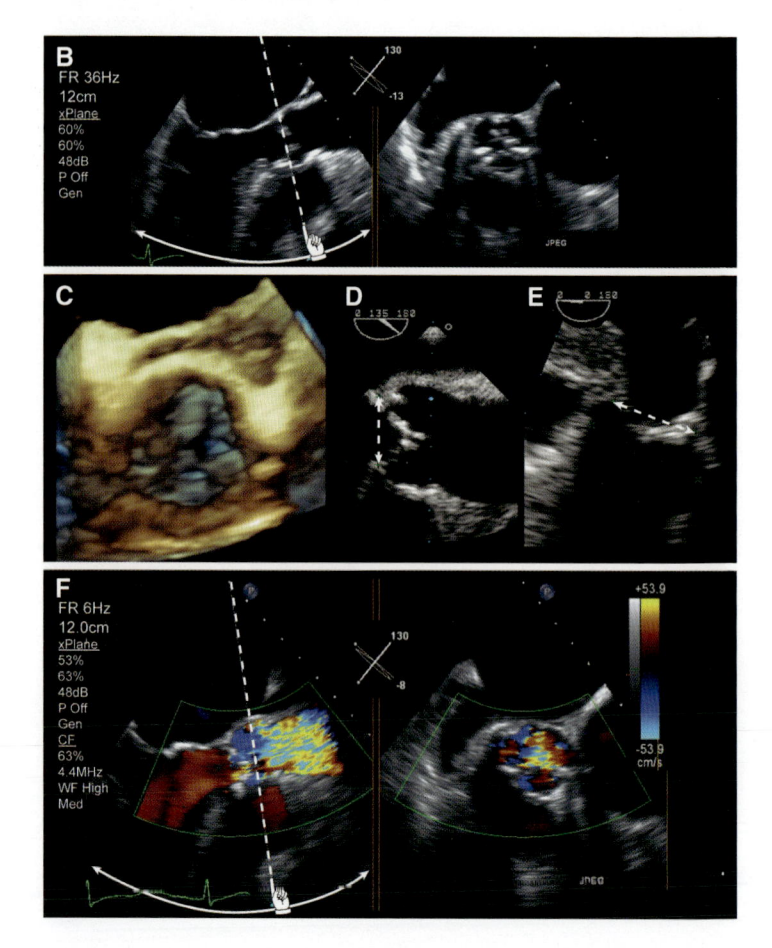

経カテーテル弁：Edwards Sapien Valve

弁輪径	人工弁のサイズ
18–22 mm	23 mm
21–25 mm	26 mm
24–28 mm	29 mm

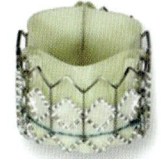

Edwards Sapien THV

Photo of Transcatheter Heart Valve（THV）courtesy
Edwards Lifesciences
Irvine, California

　経カテーテル弁の留置は，人工弁がマウントされたバルーンカテーテルを，大腿動脈から挿入する逆行性アプローチ，あるいは左室心尖部から挿入する順行性アプローチにより行われる．最初に自己大動脈弁をバルーンにより拡張する．（A）左室流出路からのLive 3D中部食道大動脈弁長軸像で，狭窄した大動脈弁を通過するカテーテルワイヤー（矢印）と，拡張したバルーンが観察される．（B）X線透視やTEE（左室流出路からのLive 3D中部食道大動脈弁長軸像など）を使用して，人工弁がマウントされたカテーテルを自己大動脈弁に留置する．人工弁による塞栓症を防ぐため，高頻度心室ペーシングを行いながら，バルーンを膨張させ，人工弁を展開する．

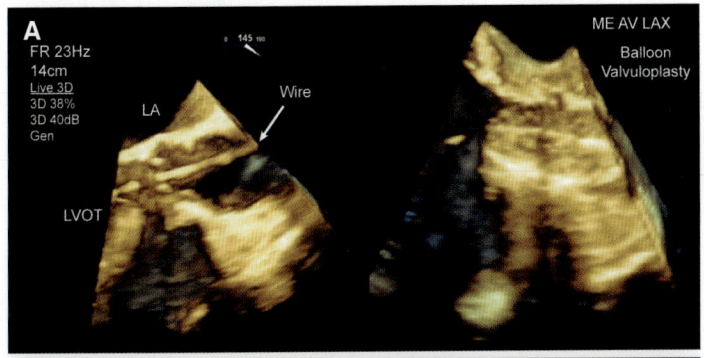

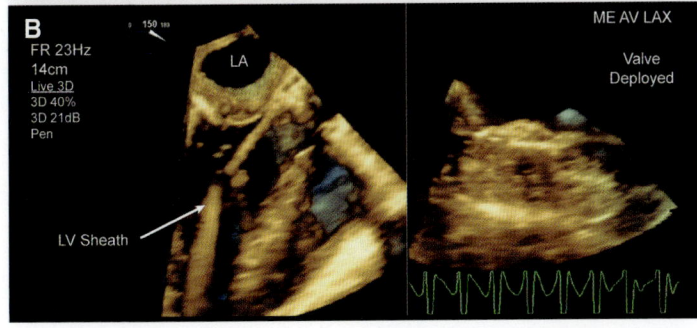

経カテーテル弁：人工弁の適切な位置

　展開前の Edwards Sapien 経カテーテル人工心臓弁（THV）の位置取りが重要である．（A）大腿動脈もしくは心尖部アプローチのいずれかで人工弁を展開する場合，人工弁付きカテーテルが 2–3 mm 前方に移動することを考慮に入れることで適切な位置に導くことができる．（B）適切な位置に留置するには，自己大動脈弁輪のやや下方に人工弁の中心部を合わせる必要がある（赤矢印）．本例では心尖部アプローチでの中部食道大動脈弁長軸像が示されている．（C）TEE と X 線透視を併用し留置が行われている．THV が不適切な位置に留置された例を挙げる（中部食道大動脈弁長軸像）．（D）心室側に，（E）大動脈側に，留置位置がずれている．

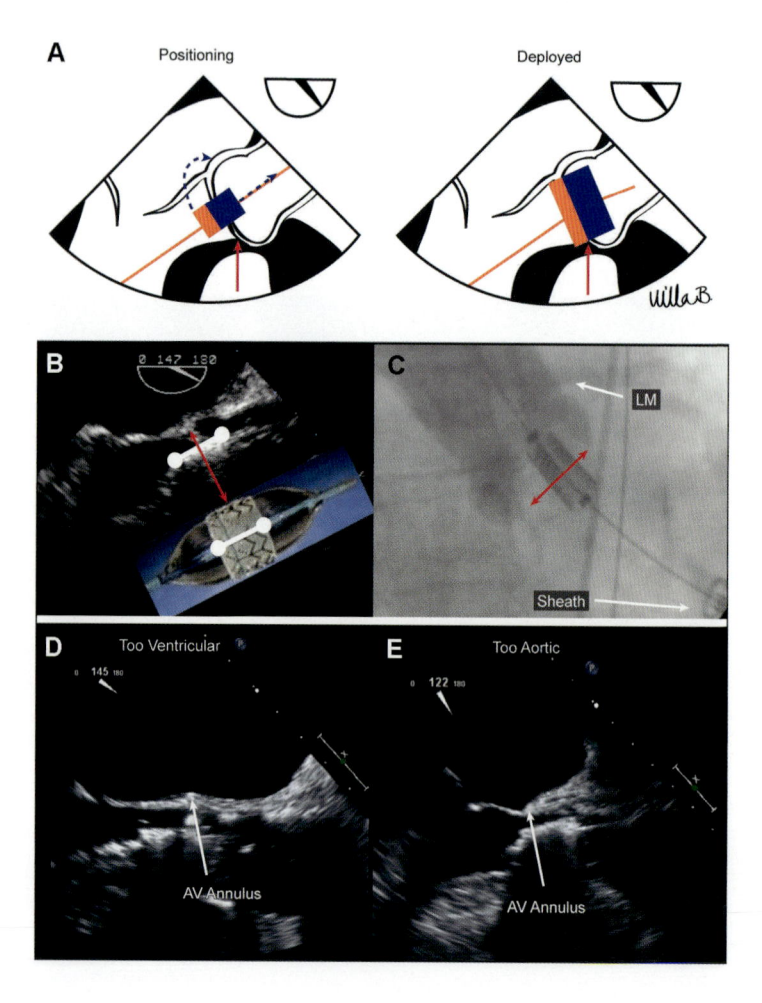

経カテーテル弁：人工弁留置後の評価

　人工弁留置後にはX線透視などの様々な方法を使用し，人工弁の位置や動作に加え，左室機能や冠動脈血流の評価が行われる．（A）中部食道大動脈弁短軸像と，（B）中部食道大動脈弁長軸像で拡張期に弁が閉鎖している所見が認められる．（C）拡張期および収縮期の上行大動脈側からの3D Zoom像，（D）左室流出路側からの3D Zoom像，（E）X線透視下でも人工弁の機能や位置を評価できる．

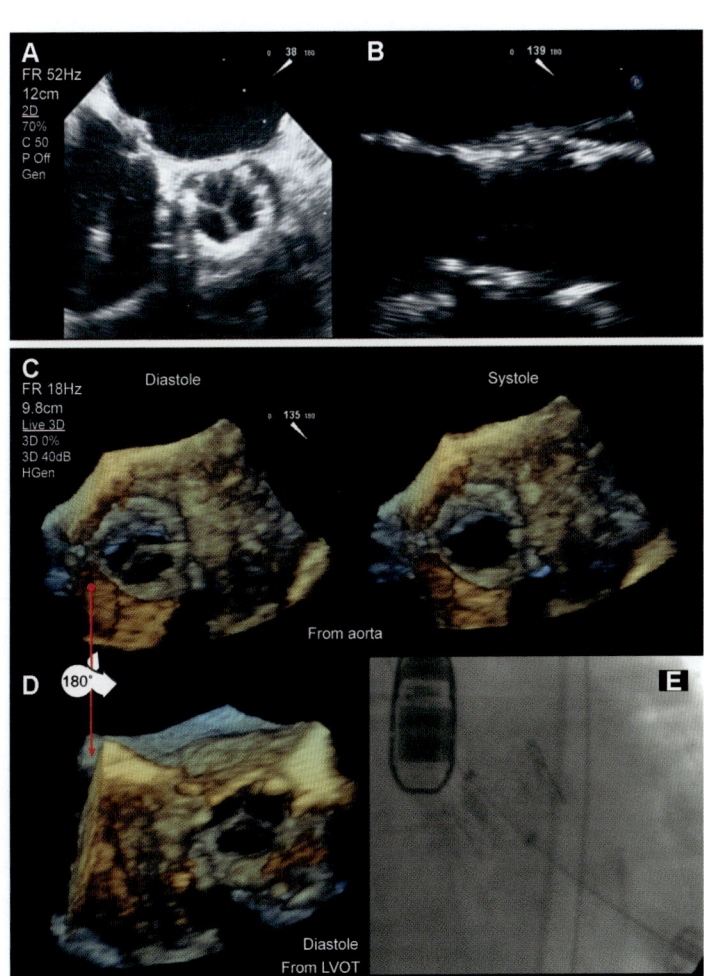

経カテーテル弁：合併症

　THV 留置に関する一般的な合併症として，（A）術中のカテーテル通過部位異常（中部食道大動脈弁長軸像で大動脈弁ではなく僧帽弁を通過している）（矢印）や，（B）弁周囲逆流等が挙げられる．弁周囲逆流の一例を様々なカラードプラ断面で示す（矢印）．（B）中部食道大動脈弁長軸像，（C）深部経胃長軸像（拡大した像），（D）中部食道大動脈弁短軸像，（E）3D 深部経胃長軸像と，（F）深部経胃長軸像を左室流出路側からの view に回転した像．本症例は，カラードプラ所見上は軽度の弁周囲逆流であるが，高度の弁周囲逆流の場合は，追加でバルーンの拡張が必要となる．

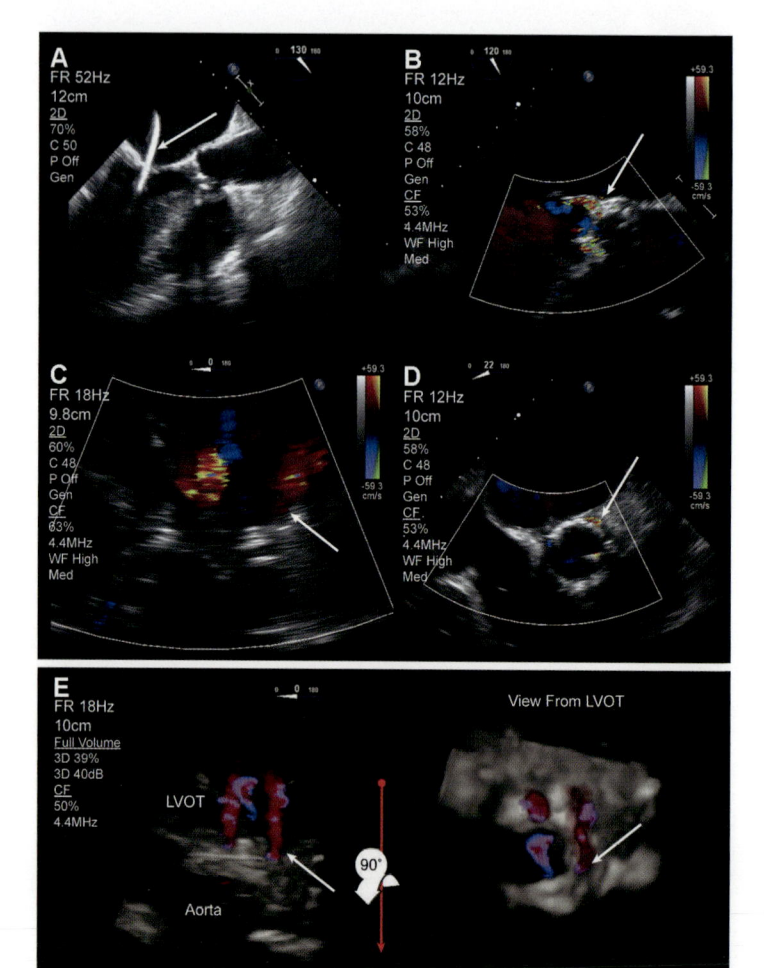

経カテーテル弁：合併症

稀であるが重篤な周術期合併症を示す：
- 人工弁展開中に発生した大動脈弓中部の人工弁塞栓．（A）X線透視所見，（B）2D TEE 上部食道大動脈弓長軸像．
- カテーテル挿入中の心室穿孔による心嚢液貯留と心タンポナーデ．（C）2D TEE 経胃中部短軸像．
- バルーン弁形成術後の石灰化病変による急性左主冠動脈（LM）閉塞（矢印）．（D）血管造影検査で確定診断に至った．
- 心尖部アプローチによる術後早期左室心尖部仮性瘤（矢印）．2D TEE（E）中部食道四腔断面像および（F）カラードプラ中部食道四腔断面像．

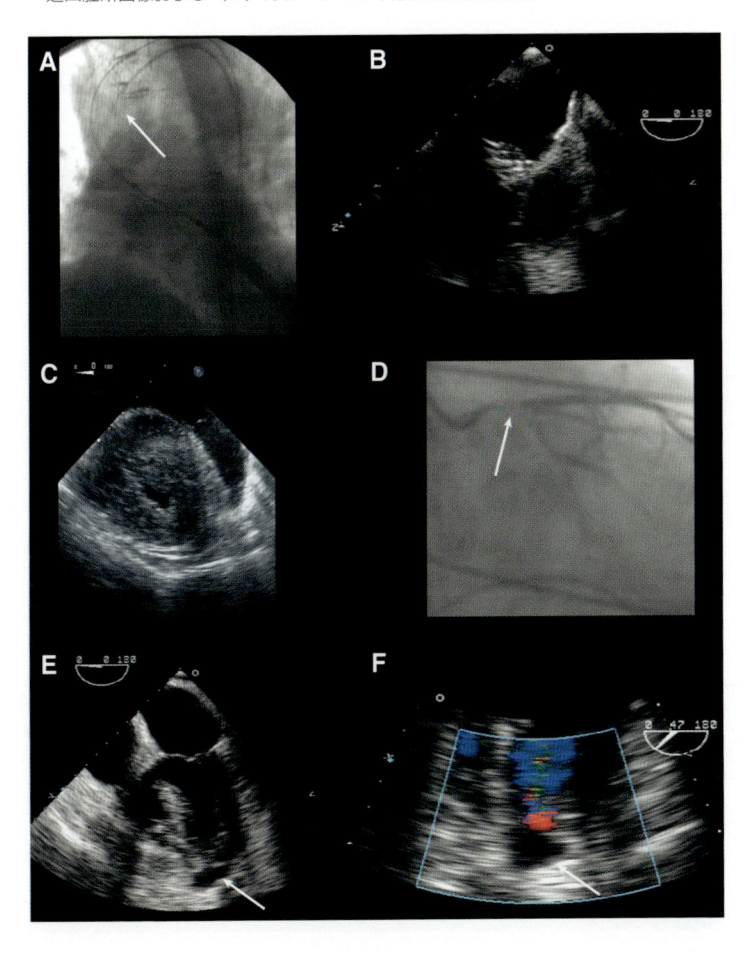

経カテーテル弁：CoreValve

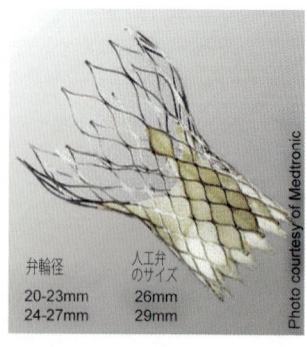

　Medtronic社製のCoreValveは，自己拡張型のニチノール製ステントの内部に生体弁が収められている．カテーテルを引くことで内部に収められたCoreValveが自ら拡張する．（A）開心術がハイリスクであると判断された有症候性の高度大動脈弁狭窄症患者に対して，大腿動脈アプローチによる留置が行われた症例を呈示する．術前のTEEでは，大動脈弁輪径の計測や，大動脈弁以外の自己弁および心室機能の評価が行われる．（B）バルーン弁形成術後の所見．高度の血流閉塞を引き起こすことなく，冠動脈入口部を超えて，ステントが展開されている．（C）（D）X線透視下のみでステント留置位置の決定と展開が行われた．

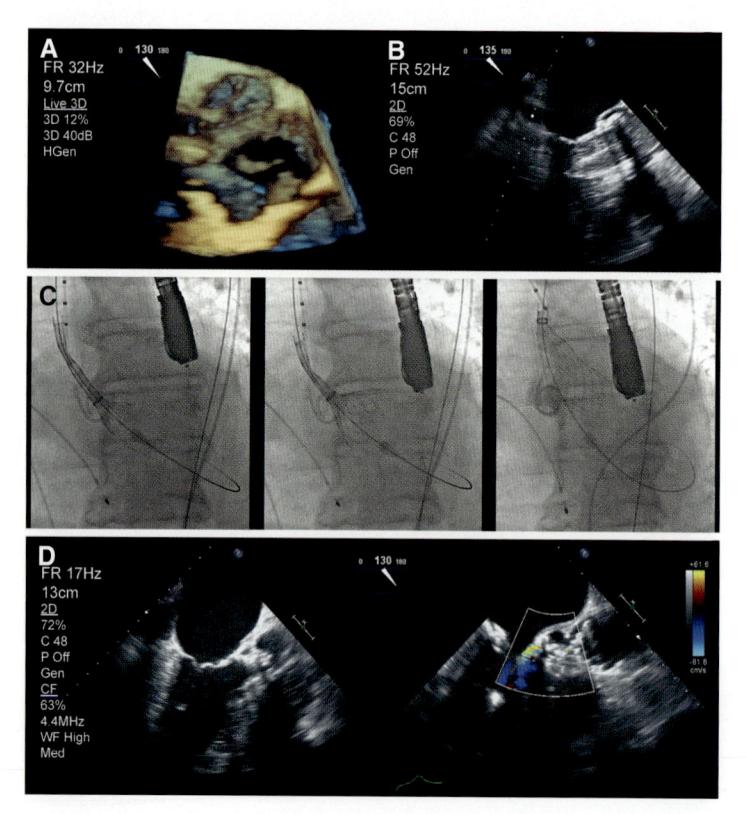

弁輪径	人工弁のサイズ
20-23mm	26mm
24-27mm	29mm

Photo courtesy of Medtronic

経カテーテル弁：CoreValve

　左室，僧帽弁，大動脈弁位人工弁の評価と弁周囲逆流の除外が，人工弁展開後のTEE評価における重要な点である．（A）3D Zoomを用いることで，大動脈弁の正面像を得ることができる．X線透視（B）とxPlaneモード，（C）2D像および（D）カラー像を使用することで，展開した人工弁の評価を迅速に行うことができる．（E）カラードプラ中部食道長軸像および（F）カラードプラ深部経胃像は，一般的に弁周囲逆流の評価に使用される．本症例では，修正経胃像で後方から発生する軽度の弁周囲逆流（矢印）がはっきりと観察できる．弁周囲逆流の位置の特定には，3Dカラードプラがさらに有用である可能性が高い．

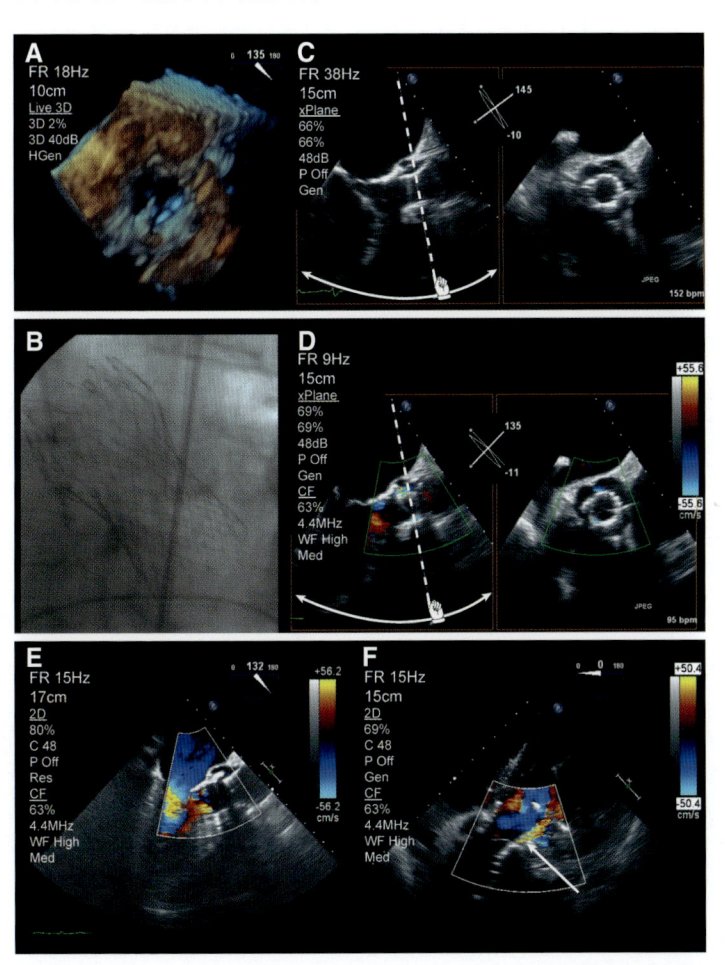

5 左室と右室の3D画像

左 室
- 計 測 ·· 132
- 2D画像による評価 ·· 133
- xPlaneモード ·· 134
- 左室3D Full Volumeモード ································ 135
- 3Dガイド下二断面法 ··· 136
- i-Slice ··· 137
- 左室モデル ·· 138
- 左室機能（global function）の3D分析 ················ 139
- 分画モデル ·· 140
- 分画分析 ··141, 142
- 局所壁運動 ·· 143
- 同期不全 ··144, 145
- ストレイン ···146, 147

右 室
- 計 測 ·· 148
- 右室機能 ·· 149
- 三尖弁輪速度 ··· 150
- 右室ストレイン ··· 151
- xPlaneモード ·· 152
- i-Slice ··· 153
- 右室モデル ··154, 155

左　室：計　測

左室サイズ (拡張期)	基準値	軽度異常	中等度異常	高度異常
左室拡張期径 (LVDd), cm	M 4.2-5.9 F 3.9-5.3	M 6.0-6.3 F 5.4-5.7	M 6.4-6.8 F 5.8-6.1	M≧6.9 F≧6.2
左室拡張期容積, ml	M 67-155 F 56-104	M 156-178 F 105-117	M 179-201 F 118-130	M≧201 F≧131
内径短縮率 (FS), %	M 25-43 F 27-45	M 20-24 F 22-26	M 15-19 F 11-12	M≦14 F≦16
駆出率 (EF), %	≧55	45-54	30-44	<30
左室心筋重量係数, g/m²	M 49-115 F 43-95	M 116-131 F 96-108	M 132-148 F 109-121	≧149 >122
相対壁厚, cm	M 0.24-0.42 F 0.22-0.42	M 0.43-0.46 F 0.43-0.47	M 0.47-0.51 F 0.48-0.52	≧0.52 ≧0.53

Adapted from : Lang, et al. J Amer Soc Echocardio 2005 ; 18 : 1440-63.

左室心筋重量＝$0.8 \times \{1.04[(LVID+PWT+SWT)^3-(LVID)^3]\}+0.6g$
左室心筋重量係数＝LV mass／BSA
相対壁厚＝$(2 \times PWT)/LVID$

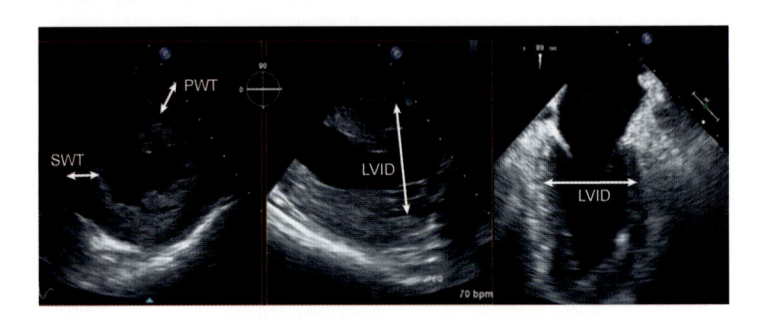

左室1回拍出量のドプラによる計測
1回拍出量 (SV) ＝ $\pi (D/2)^2 \times VTI$

- LVOTの断面積 (2D中部食道大動脈弁長軸像で直径 [D] を計測する)
- LVOTレベルでのフローの速度時間積分値 (VTI) (2D経胃長軸像で計測)
  - LVの幾何学的形体を仮定しなくてよい．
  - 正常値：55±10 (36-82) cc/m²

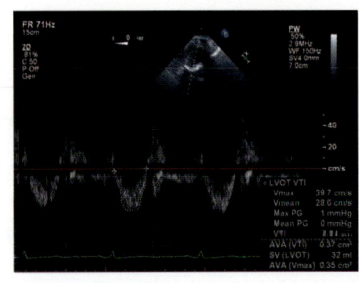

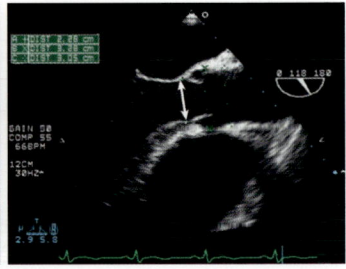

左　室：2D 画像による評価

　LV の収縮機能の定量的評価方法には 1 回拍出量（SV）および駆出率（EF）の計測があり，M-モード（FS），2D（FAC，Simpson 法）あるいはドプラ法が使用されている．通常，TEE を用いた正確な容積計測は困難であり，LV の形体が対称で壁運動異常がないことを前提として計算されている．前負荷や後負荷は収縮機能の指標に影響する可能性がある．心内膜面境界の同定が難しい場合や，LV の foreshortening など，技術的な限界がある．3D TEE の登場により，2D TEE の限界のいくつかは克服できるようになった（p136, 139 参照）．

内径短縮率（FS）
経胃中部短軸像で直線的計測を行い求められる．
M-モードを用いて拡張末期径（LVIDd）と収縮末期径（LVIDs）を計測する．
FS は中部または基部のみでの評価であり，全体的な左室機能を反映しにくい．
LV が長軸／短軸比 2：1 の楕円体であると仮定している．

$FS (\%) = (LVID_d - LVID_s) / LVID_d \times 100\%$

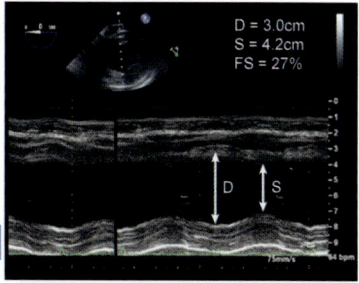

正常値　FS＞30％

面積変化率（FAC）
経胃中部短軸像で面積計測を行い求められる．
プラニメトリー法を用いて心内膜面境界をトレースし，（乳頭筋を除く）LV 拡張末期面積（LVEDA）と LV 収縮末期面積（LVESA）を算出する．壁運動異常がなく，左室全体の機能が正常であると仮定している．

$FAC(\%) = (LVEDA - LVESA) / LVEDA \times 100\%$

正常値　FAC45-80％

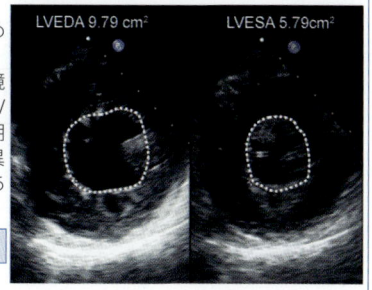

Modified Simpson 法
ディスク法
容積計測
中部食道四腔断面像と中部食道二腔断面像で，収縮末期と拡張末期に心内膜面境界をトレースすることで求められる．トレースは一方の僧帽弁輪部から開始し，もう一方の僧帽弁輪部で終了する．そして，トレースされた左室内腔は 20 枚の円盤に分割される．各円盤の容積を自動的に計算し，足し合わすことで，拡張末期容積（EDV）と収縮末期容積（ESV）が得られる．

$1 回拍出量（SV）= EDV - ESV$

$駆出率（EF\%）= SV / EDV$

正常値 1 回拍出量 SV＝55±10（36-82）cc/m^2

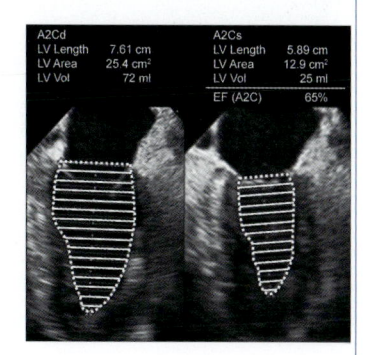

左　室：xPlane モード

　xPlane モードは，同時に 2 つの 2D 画像を表示するモードである（p5 参照）．左の画面が基本となる TEE 断面で，右の画面が 90°の角度（初期設定）で基本断面と交差する（点線）もう 1 つの断面である．このモードの利点は複数の左室壁分画（ASE の 17 分画モデル）を 1 つの画面で評価できることである．（A）中部食道四腔断面像と中部食道二腔断面像で 4 つの左室壁（13 分画）を同時に描出できる．右の画面は，真の左室心尖部を通るように断面を傾ける（−5°）ことができる．（B）経胃中部短軸像と経胃二腔断面像を併用した場合には，10 分画の評価が可能となる．すべての分画の壁運動は，内方運動と壁厚増大で評価する．

壁運動スコア		壁運動	% 半径変化	壁厚増大	
1	正常	内方	＞30%	＋＋＋	30–50%
2	軽度壁運動低下	内方	10–30%	＋＋	30–50%
3	高度壁運動低下	内方	＜10%	＋	＜30%
4	壁運動消失	なし	なし	0	＜10%
5	奇異性壁運動	外方	なし	0	なし
壁運動スコアインデックス（WMSI）＝壁運動スコアの合計／見えた壁分画数					
正常 WMSI ＝ 1，WMSI＞1.7 であれば 20%以上の灌流欠損を示唆する．					

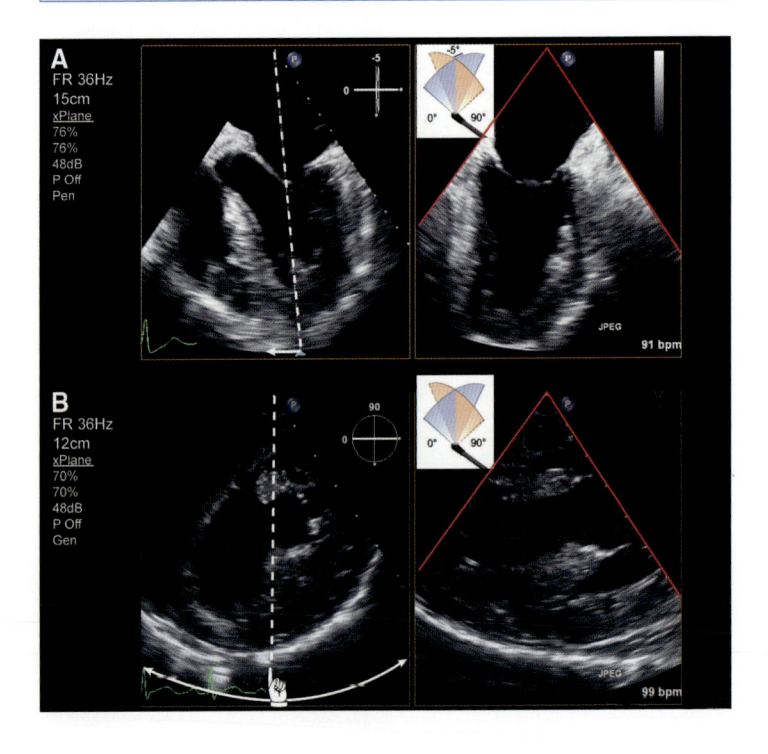

左　室：左室 3D Full Volume モード

　3D での左室定量評価では，左室運動を解析に適切なフレームレートで取得された左室腔全体を含む Full Volume データを必要とする．（A）Full Volume データの取得は，適切な 2D の中部食道四腔断面像と中部食道二腔断面像の二断面像を描出することから始まる．データ取得時には心拍数（4 心拍か 7 心拍か）と，左室全体を含む走査線密度の選択をする（p12 参照）．スティッチアーチファクトを防ぐため，Full Volume データ取得の間は，プローブや患者の動きを最小限とし，心電図のノイズ混入を避ける．（B，C）僧帽弁を左房側から見た view とするためには，Full Volume の 3D データ全体を下向きに回転し，スティッチアーチファクトの有無をチェックする（p21 参照）．スティッチアーチファクトが存在した場合には，データ取得を始めから行う．（D）左室全体の Full Volume 3D データの 50% 程度が取得できれば，左室内腔の観察を行うことができる．50% 以上の取得で左室機能の評価が可能となる．また，左室機能の定量評価をするためには，Full Volume の 3D データを解析ソフトウェアに取り込む必要がある．

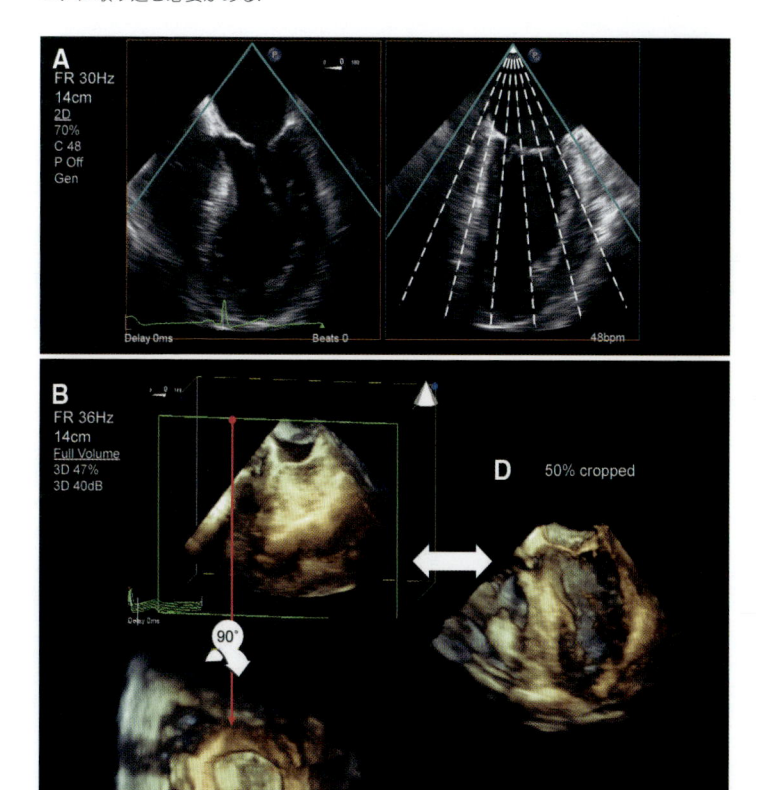

左　室：3D ガイド下二断面法

　左室 Full Volume データを解析するためにはデータをソフトウェアに取り込む必要がある（3DQ QLab, Philips Medical Systems）．リアルタイム 3D IEE を使用した場合，3D ガイド下二断面法，または直接容積解析法のどちらかの方法で左室容積を計測することができる．
（A）Full Volume データが多断面再構築画像として表示されている（**緑枠**の断面，**赤枠**の断面，**青枠**の断面の 3 つの断面が認められる）．（B）左室の 3D データを 3D ガイド下二断面法で計測するには，赤枠と緑枠の断面像に左室が真の心尖部を通る長軸で観察される像とする．そのような場合，左室の foreshortening は最小限となり，理想的な（C）中部食道四腔断面像と，（D）中部食道二腔断面像が得られる．最終的に拡張期と収縮期に心内膜面と心外膜面をトレースし，計測が自動で行われる．1 回拍出量，駆出率，拡張末期容積，収縮末期容積，左室心筋重量が算出される．

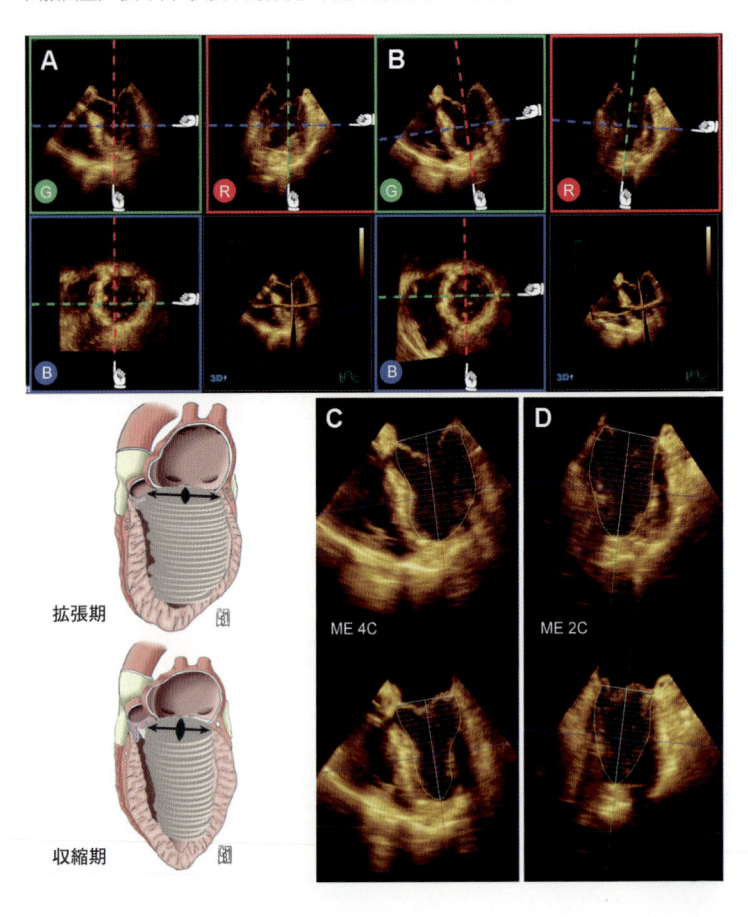

拡張期

収縮期

ME 4C

ME 2C

左　室：i-Slice

i-Slice では，心尖部から心基部までの様々な左室レベルで foreshortening のない動的な矢状断面（SAX）を描出することができ，同時に 4 つ，9 つあるいは 16 の画面で心内膜運動を評価可能である．つまり，全左室壁分画の質的，量的な評価を同時に行うことができる．左室の foreshortening を避け，正確に i-Slice の断面を左室長軸に沿って描出させるためには，多断面再構築画像の（**緑**枠，**赤**枠，**青**枠断面各々の）注意深い位置調節が必要である．

1. 始めに，赤枠と緑枠の多断面再構築画像を真の心尖部（手のアイコン）が描出された左室腔中部像とする．
2. 次に，青枠の多断面再構築画像を，緑枠および赤枠の画面中のそれぞれの色のライン（赤枠－赤ライン，緑枠－緑ライン）に垂直になるように調節する．適切な調整では，左室短軸像が青枠の画面に描出される．

1 断面中の 2D 画像の分割線密度を増やすことで，任意のタイミングで 4，9，16 画面のいずれかに変更することができる．次図の最初の断面は左室基部，最終の断面は心尖部側の像である．

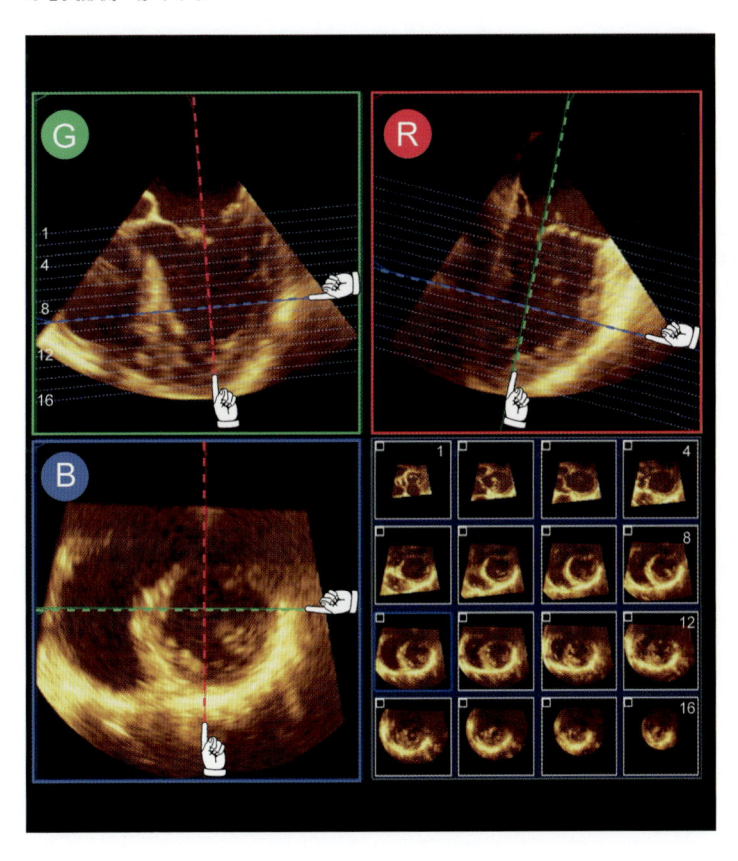

左　室：左室モデル

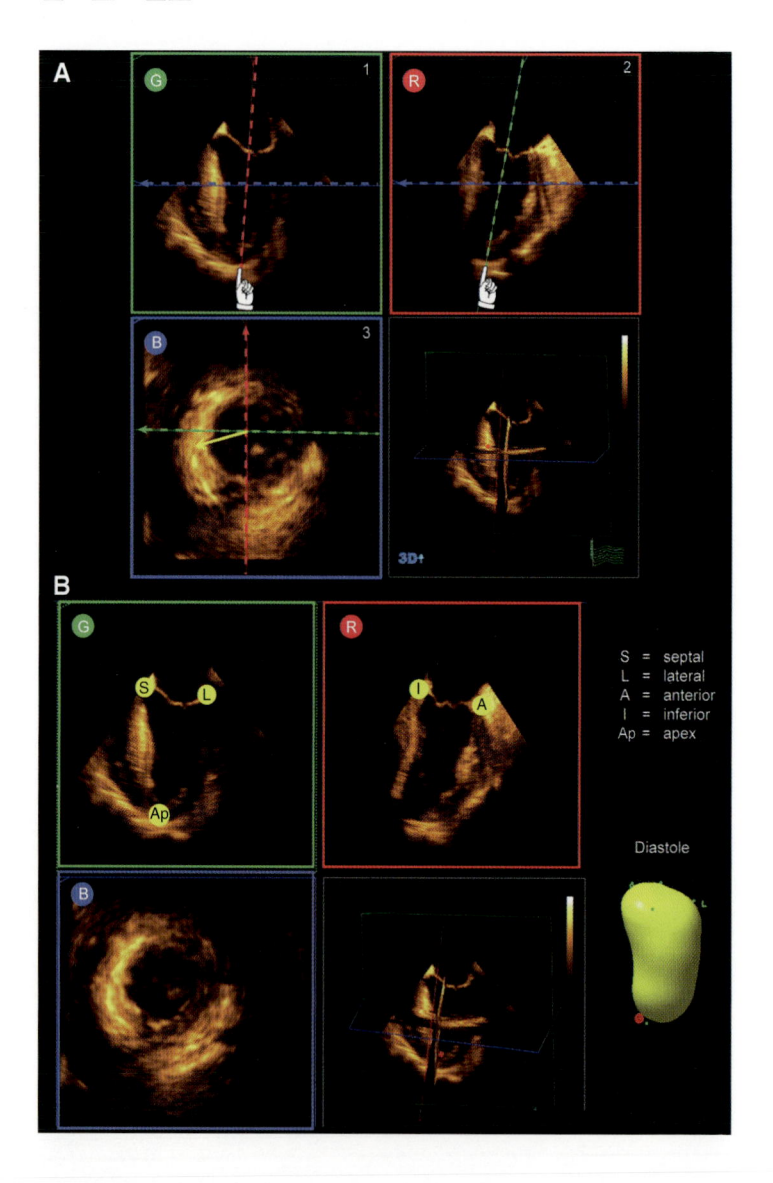

S = septal
L = lateral
A = anterior
I = inferior
Ap = apex

Diastole

左　室：左室機能（global function）の 3D 分析

3D Full Volume は分析用ソフトウェア（3DQA, QLab, Philips Medical Systems）に取り込まれ，次の手順を踏むことで動的な左室心内膜モデルが構築される：
1. 拡張末期のフレーム（A1）を同定する．
2. 二腔断面像と四腔断面像（A1，A2）で，多断面再構築画像の軸（赤と緑のライン）が左室心尖部を通るように調整する．
3. 青枠の画面内で，黄色の矢印（A3）が心室中隔中央を指すように調整する．
4. リファレンスポイントを左室壁（四腔断面像 S＋L，二腔断面像 I＋A）と心尖部（Ap）に置く．
5. 同様の手順を収縮末期のフレームでも行う．

（A）構築された 3D 心内膜モデルは，心周期の各フレームの時間経過に対する左室容積のグラフと共に表示される．（B）拡張末期容積（EDV）や収縮末期容積（ESV）だけでなく，1 回拍出量（SV）と駆出率（EF）も自動的に計算され，表示される．最大左室容積（青）と最小左室容積（赤）を点で示した．直接容積解析法と 3D ガイド下二断面法（p136 参照）で計測された ESV・EDV は同じとはならず，3D ガイド下二断面法で左室容積をやや過大評価する傾向がある．しかし，現段階では左室容積の評価方法として，3D ガイド下二断面法を ASE は推奨している．

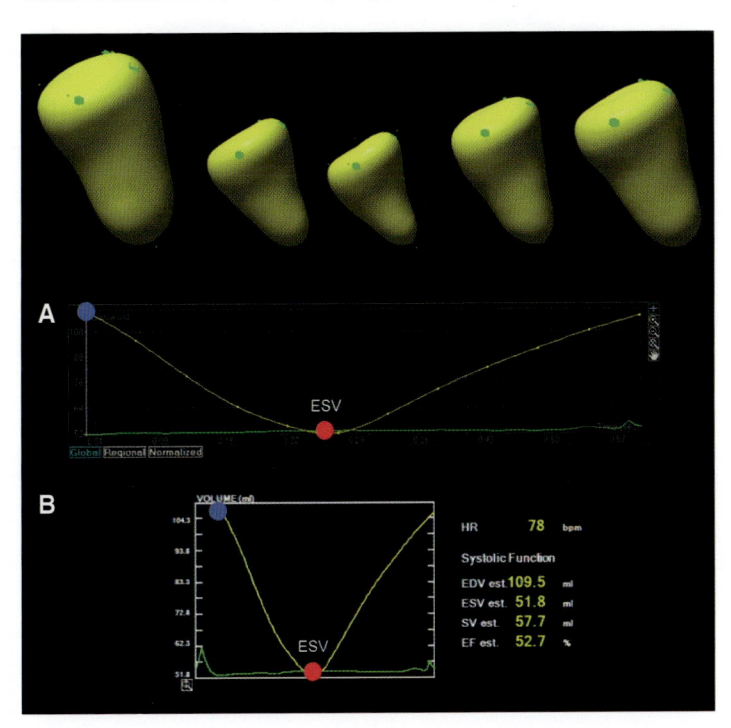

139

左室：分画モデル

AHA　左室17分画モデル		
心基部	中部	心尖部
1. 心基部前壁	7. 中部前壁	13. 心尖部前壁
2. 心基部前壁中隔	8. 中部前壁中隔	14. 心尖部中隔
3. 心基部下壁中隔	9. 中部下壁中隔	15. 心尖部下壁
4. 心基部下壁	10. 中部下壁	16. 心尖部側壁
5. 心基部下側壁	11. 中部下側壁	17. 心尖
6. 心基部前側壁	12. 中部前側壁	

左室の17分画モデルは，全ての心臓画像診断に対して左室の分画解剖を表現するために，2002年にAHAによって統一指針として作られた．これは左室の局所壁運動を表現するのに用いられ，内腔をもたない真の心尖分画を含む．

Source: Cerqueira M, et al. Circulation 2002；105：539-42.

左室分画は経胃短軸像と中部食道像とで全て描出可能である．

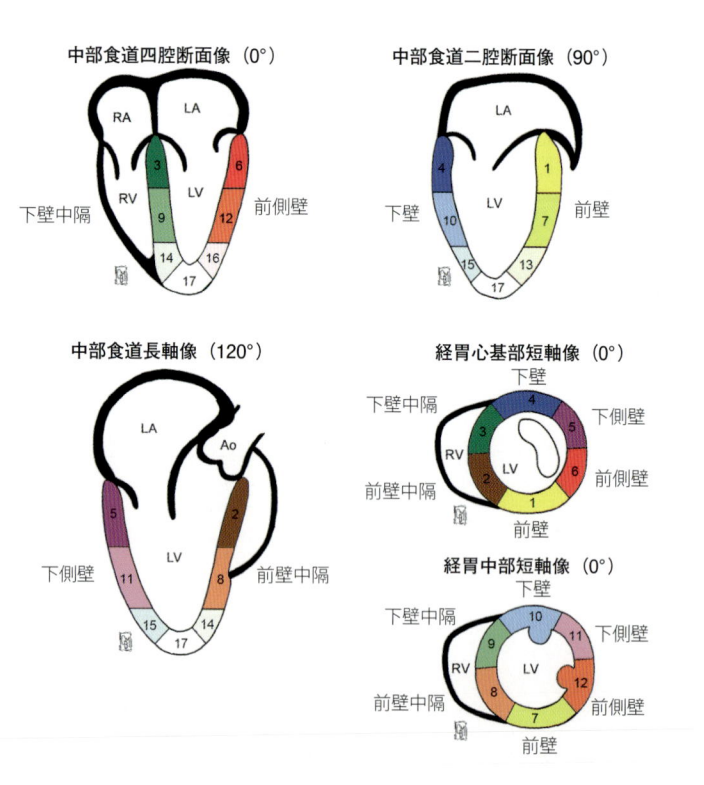

中部食道四腔断面像（0°）

中部食道二腔断面像（90°）

中部食道長軸像（120°）

経胃心基部短軸像（0°）

経胃中部短軸像（0°）

140

左　室：分画分析

　構築された動的な左室モデルは（A）自動的に17個のセグメント（分画）に分けられる．また，それらのセグメントはTTEで描出される（B）AHA左室17分画モデルに対応している．3D TEEの左室局所壁運動の評価は，各セグメントの収縮の結果として起こる，左室内容積の経時的変化に基づいて行われる．2D TEEでの左室局所壁運動の評価で使用されるようなセグメント毎の心筋壁厚増大や内方移動の計測は3D診断には用いられない．各セグメントでの心室容積変化は，（C）その絶対量，あるいは（D）拡張末期容積に対する割合のいずれかで表示される．また，絶対量の合計は1回拍出量となる．それらの値が0である場合，壁運動が消失していることを意味する．赤の三角形は，各セグメントの最小収縮期容積（TMSV）を指し，その分布から心周期に対する全セグメントの同調性の視覚的評価ができる．

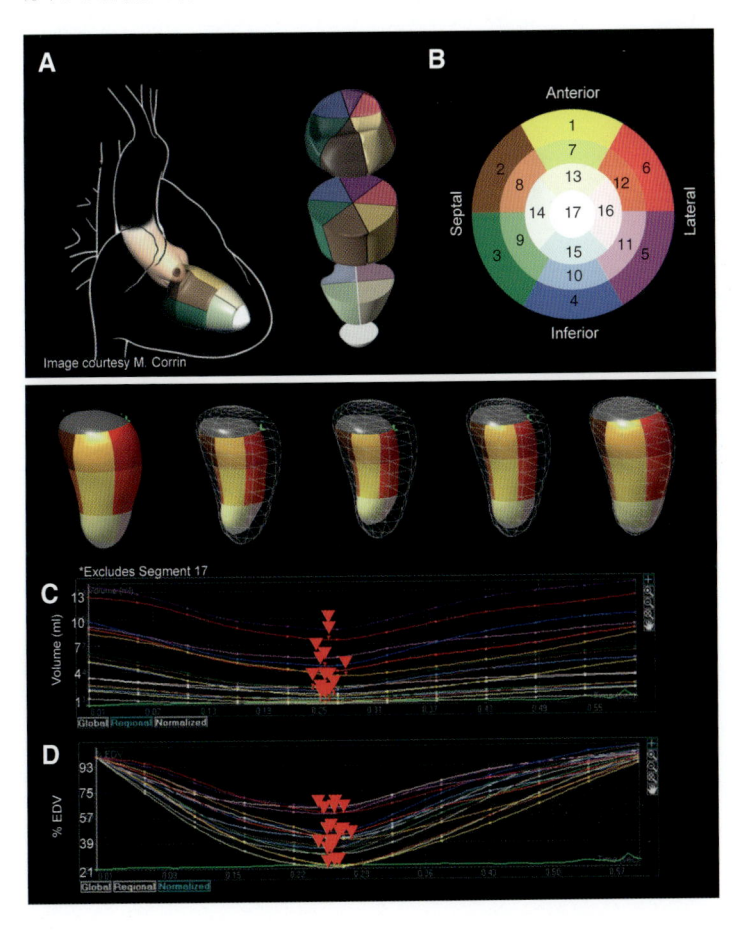

141

左　室：分画分析

（A）セグメント分析中のいかなるタイミングでも，カーソル（手のアイコン）を1つのトレース曲線上で動かすことができる．そして，そのトレース曲線に対応する3Dモデルおよびbull's eye（17セグメントモデル）中のセグメントが強調される．

TTEにおけるASE 17分画左室モデルを表示したbull's eyeがパラメトリック画像と共に，（B）全セグメントの心周期との同調性および（C）内方運動の分析結果が表示されている．（B）正常な収縮のタイミング - 緑色，早いタイミングでの収縮 - 青色，遅れたタイミングでの収縮 - 赤色，（C）正常な内方運動 - 青色，内方運動が認められない（akinesis） - 黒色，外方運動が認められる（dyskinesis） - 赤色．

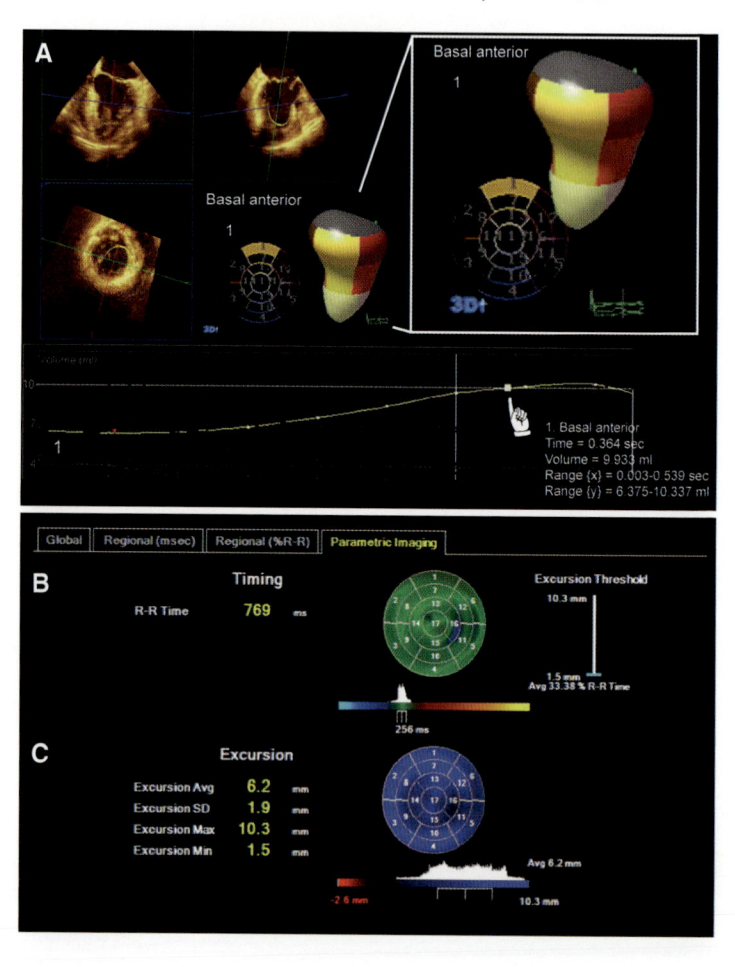

左　室：局所壁運動

　左室壁運動異常は，収縮末期と拡張末期の3Dモデルを重ね合わせることで，瞬時に判断することができる．Bull's eyeを用いることで局所壁運動領域を再確認することができ，全左室セグメントの内方運動の計測値（平均値，最小値，最大値，標準偏差）を知ることができる．（A）僧帽弁形成術を受ける患者の正常左室機能，（B）Bentall術後の前壁心筋梗塞（矢印）による前壁中隔のakinesis，（C）大動脈弁狭窄症に対して大動脈弁置換術が予定されている患者の心尖部左室瘤と心基部前側壁のakinesis（矢印）．

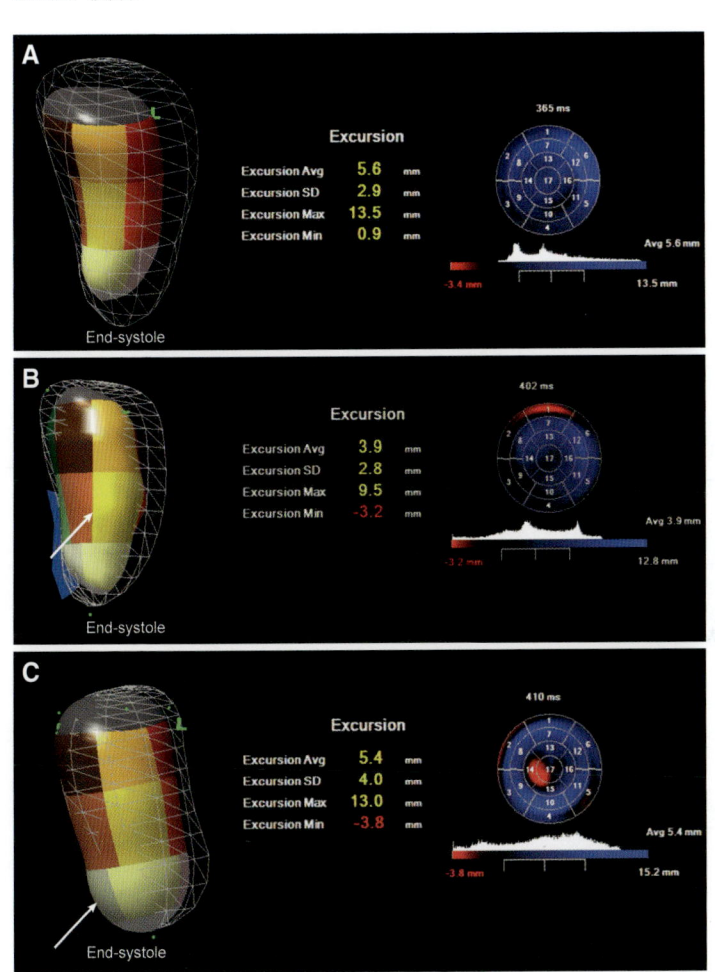

左　室：同期不全

　正常な心臓において，心室の活動電位は房室結節，ヒス束，左脚と右脚，そしてプルキンエ系へと広がる．脚ブロックや，心室内あるいは心室間の同期不全をもたらす収縮能不全によって，正常な心臓の収縮活動が障害される．組織ドプラ法（TDI）は同期不全を評価する方法として一般的なものであり，各左室セグメントの最大収縮期速度が用いられる．中部食道四腔断面像，中部食道二腔断面像，中部食道長軸像での各左室セグメントのQRS開始から最大収縮までのタイミングをオフラインで解析する．

（A）前壁中隔（緑）と下側壁（黄色）の正常な心室内同期時間（50 ms）が示されている．次に，心室内同期不全を示唆する所見を挙げる：
- 中隔と側壁の間で60 ms以上の違いがある．
- いずれかの2セグメント間で最大60 ms以上の差がある．
- 16セグメント間で標準偏差が32 ms以上ある．

（B）心室間同期不全は，大動脈駆出時間（AET：QRSの開始から大動脈弁より血液の駆出が開始されるまでの時間）と（C）肺動脈駆出時間（PET：QRSの開始から肺動脈弁より血液の駆出が開始されるまでの時間）の差で評価される．正常のタイミング差は40 ms以内である．

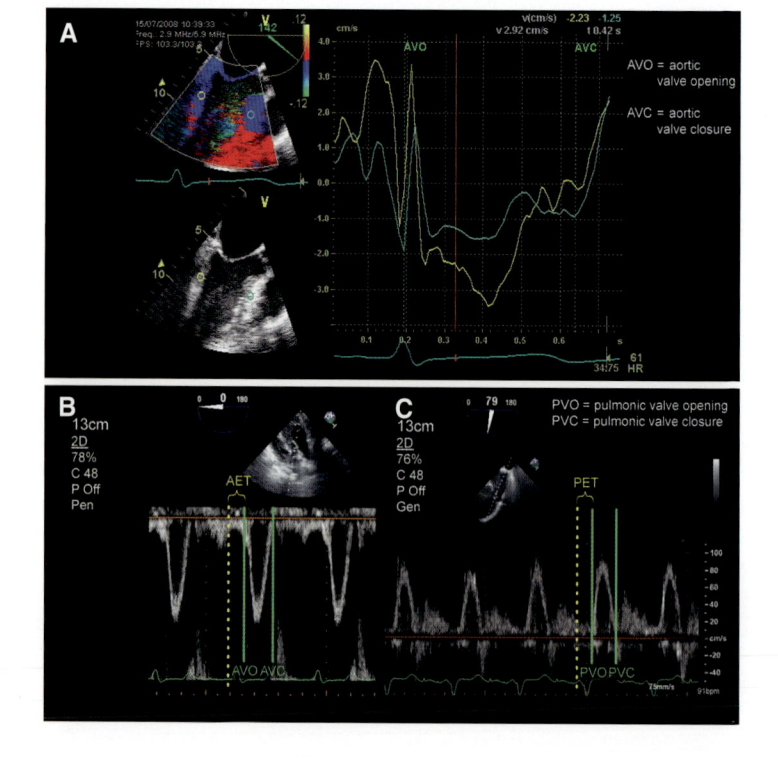

左　室：同期不全

　心室内同期不全の評価は，3D 心エコー図でも行うことができる．収縮期同期不全指数（systolic dysynchrony index：SDI）は，各セグメントの最小収縮期体積に到達するまでの時間（TMSV）の心周期（%R-R）に対する割合を算出し，標準偏差として表したものである．正常の平均収縮期同期不全指数（SDI）（16 セグメントモデル）は 3.5%±1.8% である．心尖部（第 17 セグメント）は bull's eye に表示されているが，算出から除外する．

　（A）壁運動異常のない中隔の収縮遅延を例に挙げる．これらの図は 3D 左室モデルのセグメント分析を基に作成され，複数の結果が表示される．（A1）セグメント分析を基に作成された TMSV の msec 表示（A2）TMSV の% R-R 表示（B，C）A1，A2 の bull's eye 図（D）セグメント毎の容積の時間に対する変化を表示した図である．A1・A2 は 16 セグメント（心尖を除く），12 セグメント（基部＋中部），6 セグメント（基部）での標準偏差（SD）または平均差（Diff）が算出される．2 つの bull's eye 図では，ASE の各 17 セグメントにおける（C）収縮のタイミングと（B）内方運動が示される．正常の収縮のタイミング - 緑色，早いタイミングでの収縮 - 青色，遅れたタイミングでの収縮 - 赤色で表される．（D）左室同期不全の存在下では，各くさびの最小収縮期体積（三角形）に到達する時間が一定とならない．

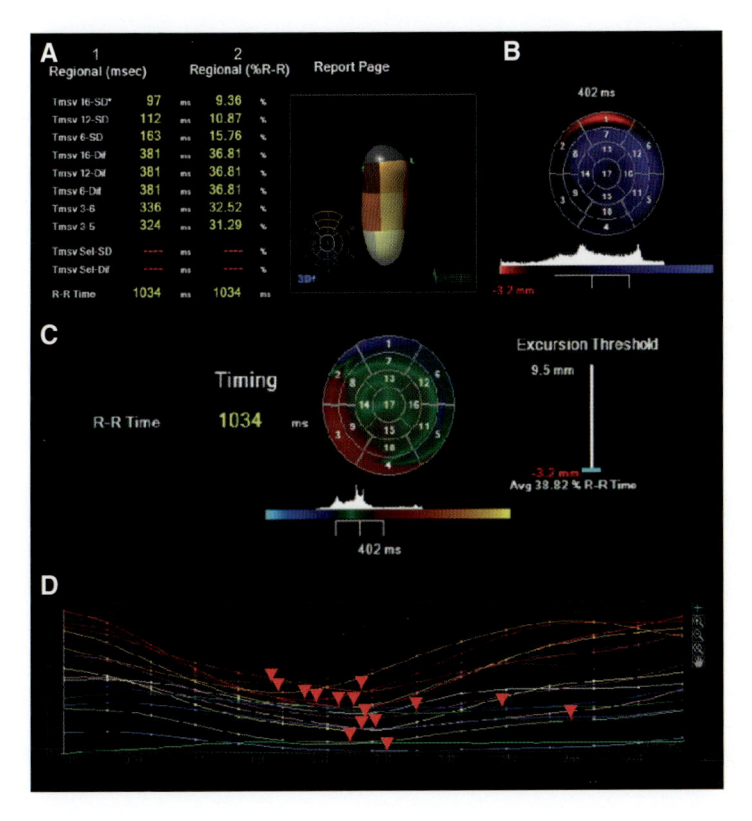

左　室：ストレイン

　心筋ストレインは心筋の歪みのことであり，心筋の収縮機能を定量化するのに使われている．ストレインはパーセントまたは径の変化率として算出される．ストレイン計測値はラグランジュストレインと呼ばれる．

$$Strain (e) = (L - L_0) / L$$

　計測されるストレインには3つの種類がある：circumferential ストレイン，radial ストレイン（経胃短軸像），longitudinal ストレイン（中部食道四腔断面像，三腔断面像，二腔断面像）．

　慣例で，心筋が伸長および厚みを増す場合は正の値，短縮および厚みが減じる場合は負の値で表示する．ストレイン値は2D組織ドプラ像（TDI）やスペックルトラッキング像を用い，オフラインで解析することができる．スペックルトラッキング像の主な利点として，角度や心臓の並進運動に影響を受けない点が挙げられる．(A) 中部食道四腔断面像の左室側壁組織ドプラ curved M モード像．左室側壁にサンプルポイントが置かれ，画面右側に組織速度の時間経過が表示される．(B) 経胃短軸像でのradial ストレイン計測．

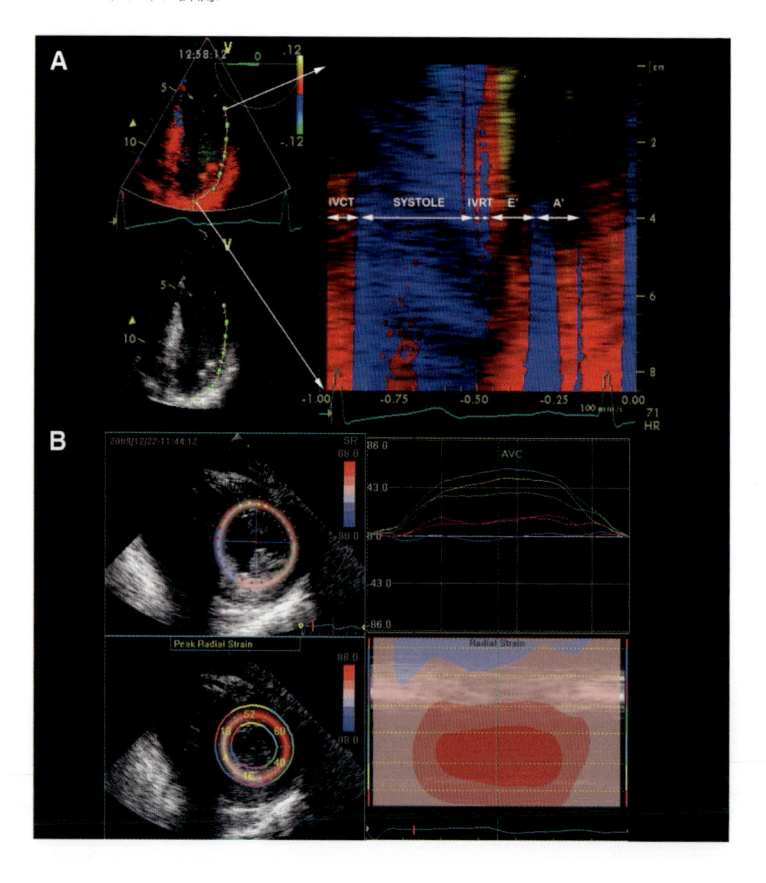

左　室：ストレイン

　スペックルトラッキング像を用いた左室 longitudinal ストレイン計測 -（A）TEE 中部食道四腔断面像，（B）二腔断面像．
　正常なストレインパターンでは，各色分けされたセグメント間のばらつきがほとんど認められない．
（A）akinetic である前側壁基部 -（1）（赤）および hypokinetic である中部 -（−4）（青）の longitudinal ストレインの減少．
（B）hypokinetic である心基部前壁の longitudinal ストレインの減少（−3）（赤）．

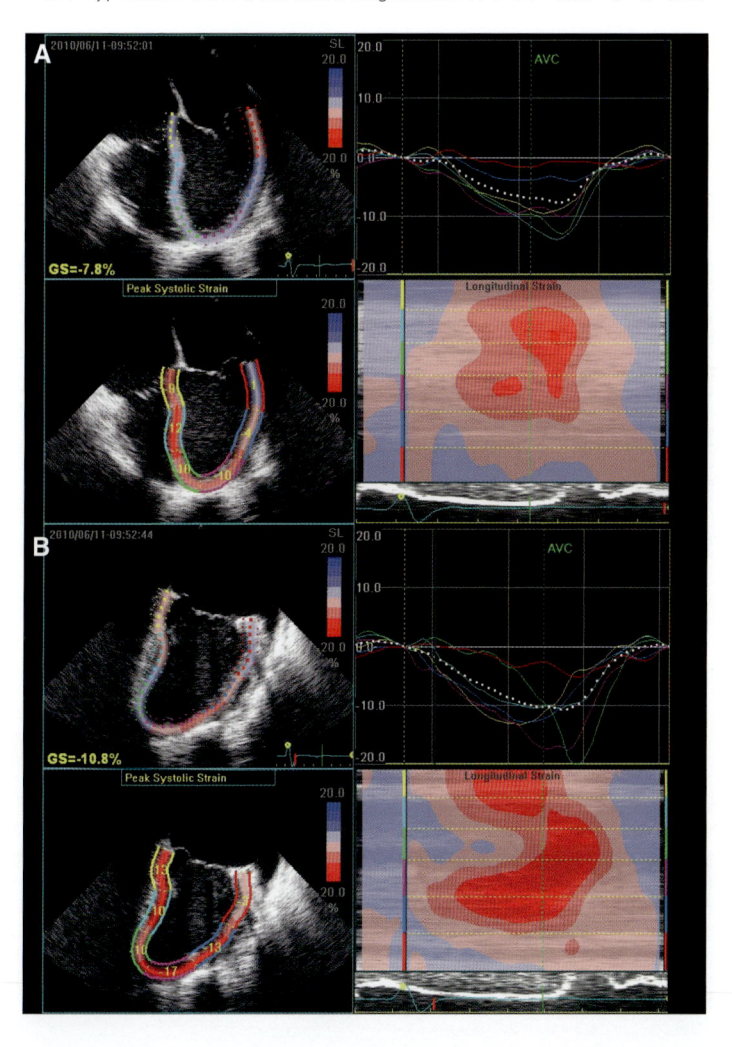

右　室：計　測

RVサイズ（拡張期）	基準値	軽度異常	中等度異常	高度異常
RV計測値（図A）				
RV基部径（RVD1），cm	2.0–2.8	2.9–3.3	3.4–3.8	≧3.9
RV中部径（RVD2），cm	2.7–3.3	3.4–3.7	3.8–4.1	≧4.2
長径（基部-心尖）（RVD3），cm	7.1–7.9	8.0–8.5	8.6–9.1	≧9.2
RV拡張期面積，cm^2	11–28	29–32	33–37	≧38
RV収縮期面積，cm^2	7.5–16	17–19	20–22	≧23
RV面積変化率（FAC），%	32–60	25–31	18–24	≦17
RVOT径（図B）				
大動脈弁下（RVOT1），cm	2.5–2.9	3.0–3.2	3.3–3.5	≧3.6
肺動脈弁下（RVOT2），cm	1.7–2.3	2.4–2.7	2.8–3.1	≧3.2

Adapted from : Lang, et al. J Amer Soc Echocardiogr 2005 ; 18 : 1440-63.

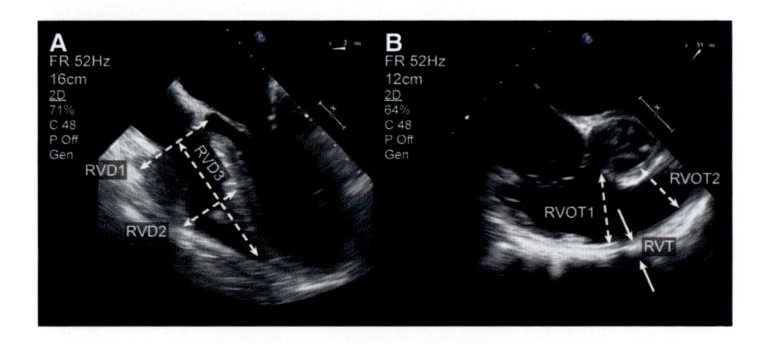

右室壁厚（RVT）正常値＜5 mm
　右室肥大（RVH）＞7 mm，圧負荷で起こる
正常RV面積＜0.6×LV面積
正常RV長径＜0.6×LV長径

　右室機能の定性的評価は，次のviewにおける右室自由壁運動から判断する：Live 3D（A）中部食道四腔断面像，（B）経胃右室短軸像，（C）経胃右室流入路像およびFull Volume，（D）右室流出路像．

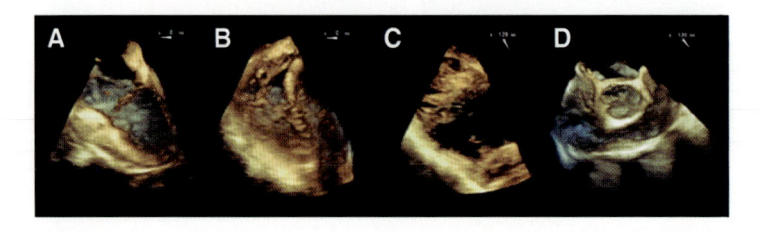

右　室：右室機能

心膜疾患での中隔運動
収縮性心膜炎では心室中隔の壁運動が制限される．
関連する所見：
- 両心室サイズの呼吸による交互性変化．
- 経三尖弁（TV）流入血流と経僧帽弁（MV）流入血流の呼吸性変動の増大．
  - 正常自発呼吸下：TV＜15％，MV＜10％
  - 収縮性心膜炎：TV＞40％，MV＞25％
  - 心タンポナーデ：TV＞85％，吸気時の MV＞40％ の低下

心室中隔は通常心周期全体を亘って右室側へと凸である．
- 右室疾患は，心周期の様々な時期に左室側を圧排する，異常（奇異性）運動を伴う心室中隔の扁平化（D-shape）を引き起こす．
- 偏心度指数（Eccentricity Index：EI）を使って評価する．
  - 正常値＝1（拡張末期 -EDD，収縮末期 -ESD ともに）
  - 右室容量負荷 EI＞1（EDD＞1，ESD＝1）
  - 右室圧負荷 EI＞1，（EDD，ESD＞1）

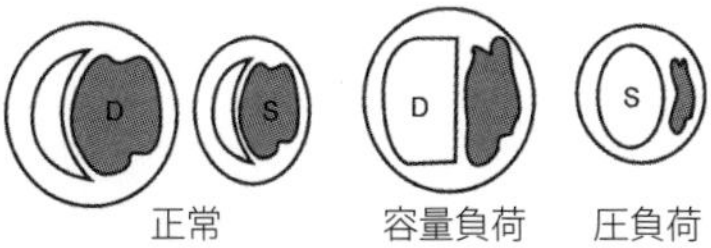

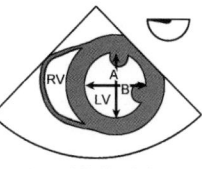

正常　　　容量負荷　　圧負荷　　　偏心度指数（EI）＝A/B

右室駆出率（RVEF）
RVEF＝（右室拡張末期容積－右室収縮末期容積）／右室拡張末期容積
- 負荷によって計測値が変化する．
- 予後に関連がある．
- Simpson 法や area length 法で計測する．
- 正常値は 45-68％ である．

右室面積変化率（RVFAC）
- RVFAC＝（右室拡張末期面積－右室収縮末期面積）／右室拡張末期面積
- 収縮期と拡張期の右室面積をトレースして算出される．
- 局所壁運動異常がなければ RVEF と相関することが知られている．
- 正常：32-60％，軽度異常：25-31％，中等度異常：18-24％，高度異常：＜17％

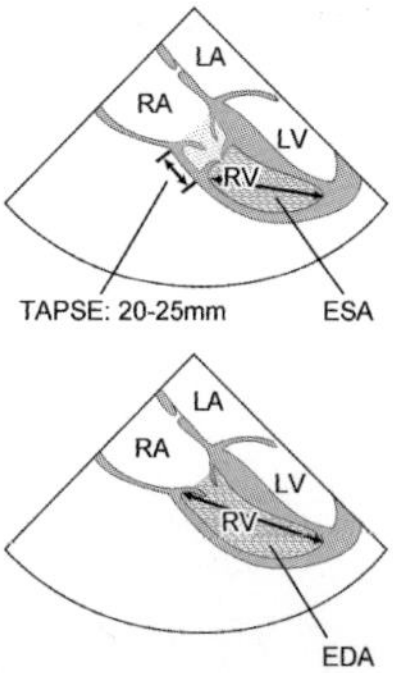

三尖弁輪面収縮期偏位運動（TAPSE）
- 三尖弁輪側壁の心尖方向への長軸運動である．
- 中部食道四腔断面像（ME 4C）で，M モードを用いて短縮距離を計測．
- 正常値：20-30 mm，収縮能障害：＜16 mm

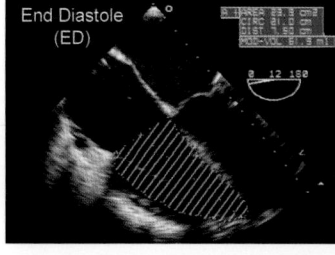

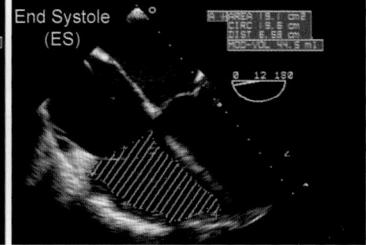

TAPSE: 20-25mm　ESA

EDA

End Diastole (ED)　　　End Systole (ES)

右　室：三尖弁輪速度

（A）一部の患者で，シャフトを右に回し，修正深部経胃右室像を描出することができる．この像では，三尖弁輪運動と超音波ビームが計測に適した配置となる．
（B）TTE 同様に，M モードで三尖弁輪部の移動が表示され，三尖弁輪面の収縮期偏位運動の計測を行うことができる．
（C）三尖弁輪の収縮期偏位運動は，組織ドプラ（TDI）を用い，修正経胃流入路像（120°-130°）から計測することができる．組織ドプラ三尖弁輪速度（TAV）は通常，4 つの波形から成る：
- 2 つの収縮期波：等容性収縮期波（IVC）と収縮期波（S）
- 2 つの拡張期波：早期充満波（E）と心房収縮波（A）

IVC 波および S 波の最大速度，また IVC 波の傾きは右室収縮機能と相関がある．

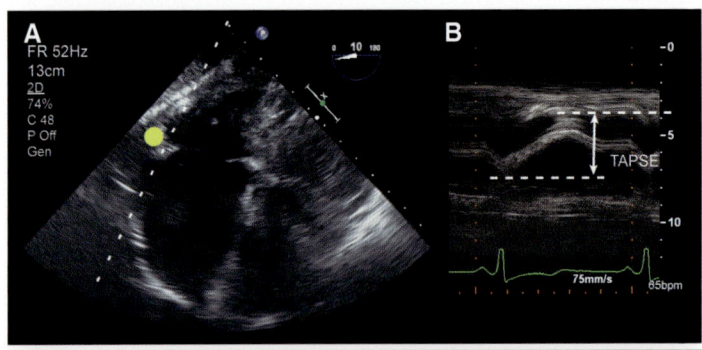

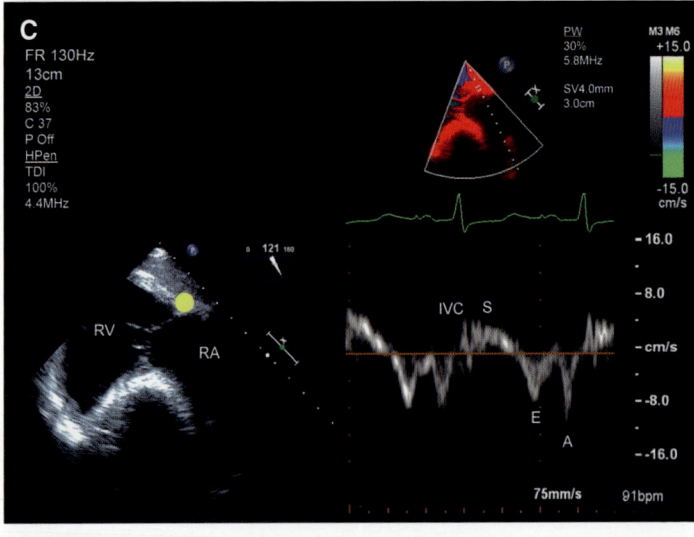

右　室：右室ストレイン

　右室機能は，修正中部食道四腔断面像から 2D ストレインを用いて評価を行う．修正中部食道四腔断面像はシャフトを右に回転させ，画面中央に右室を位置させることで描出可能となる．2D 像のシネループで，右室自由壁の心内膜面と心外膜面が可能な限り明瞭に判別できるようにしたのち，フレームレートを 40 Hz 以上にする．フレームレートを上昇させるために，セクター幅を狭くしてもよい．解析はスペックルトラッキングを使ってオフラインで行われる．

　（A）ほとんどの解析用ソフトウェアには，右室ストレイン解析用の設定が備わってない．したがって，中部食道二腔断面像での左室ストレイン解析用の設定が通常使用される．解析には，右室自由壁と心室中隔のストレインが含まれる．

　（B）ストレインの平均値は心室中隔の測定値を除外し，右室自由壁の値のみで算出される．この計測方法は角度非依存性であり，日常的に使用する断面像を用いるため，組織ドプラ画像での方法と相関が良い．

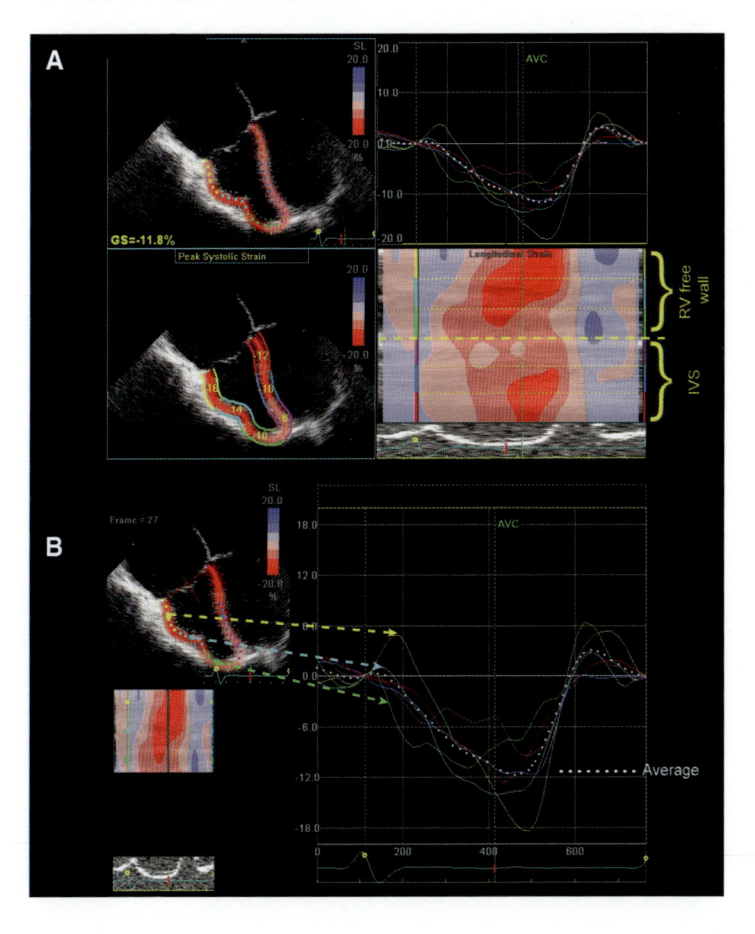

右　室：xPlane モード

　xPlane モードでは同時に 2 つの 2D 画像を表示できる（p5 参照）．修正中部食道四腔像を用いた右室機能評価では，右室を画面中央に位置させるプローブ操作が必要となる．
　（A）xPlane モードを用いて右室を二方向から表示している．左画面 - 修正中部食道四腔断面像，右画面 - 修正中部食道右室流入流出路像．
　2 つ目の走査面を左右に動かすことで（カーソルライン），右室自由壁全体を観察でき，また，右画面に表示することができる．
　（B）修正経胃短軸像で，右室が画面中央にくるようにシャフトを右に回転させる．xPlane モードでは，右室の短軸像と長軸像が同時に表示できる．

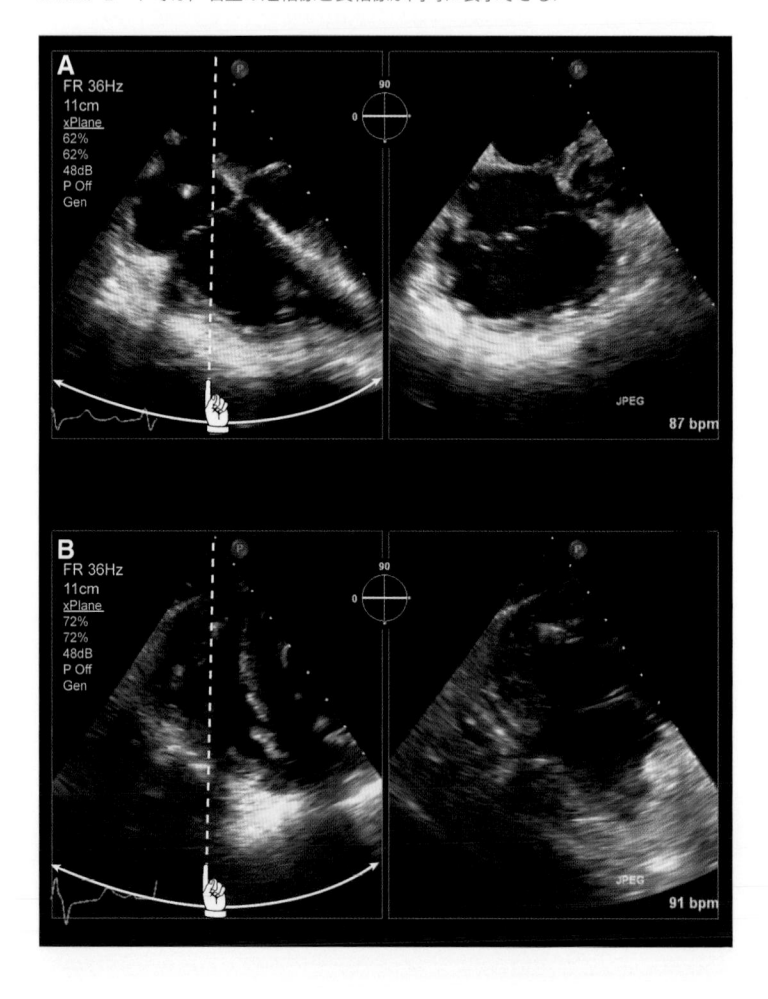

右　室：i-Slice

　右室の Full Volume 3D データは，シャフトを右に回すことにより右室を画面中央に位置させ，描出された修正中部食道四腔断面像から取得できる．
　（A）解析のため，3D データを定量化ソフトウェア（3DQA, Philips Medical Systems）に取り込む．（B）拡張期フレームで，緑枠断面内に三尖弁輪の偏位運動と垂直方向になるように赤枠断面（赤線）を調整し，青枠断面（青線）は運動方向に平行となるようにする．（C）収縮末期のフレームで，一番目の i-Slice 断面を三尖弁輪レベルに位置させる．i-Slice 断面のスライス幅は，心尖部までの右室全体が観察できるように調節されている．（B）TAPSE は緑枠断面上で拡張期に計測が行われ，移動距離は赤枠断面（赤線）の三尖弁輪から一番目の青枠断面の間の距離に対応している．（D）右室短軸の基部（1）から心尖部（9）までの i-Slice の拡大画像．

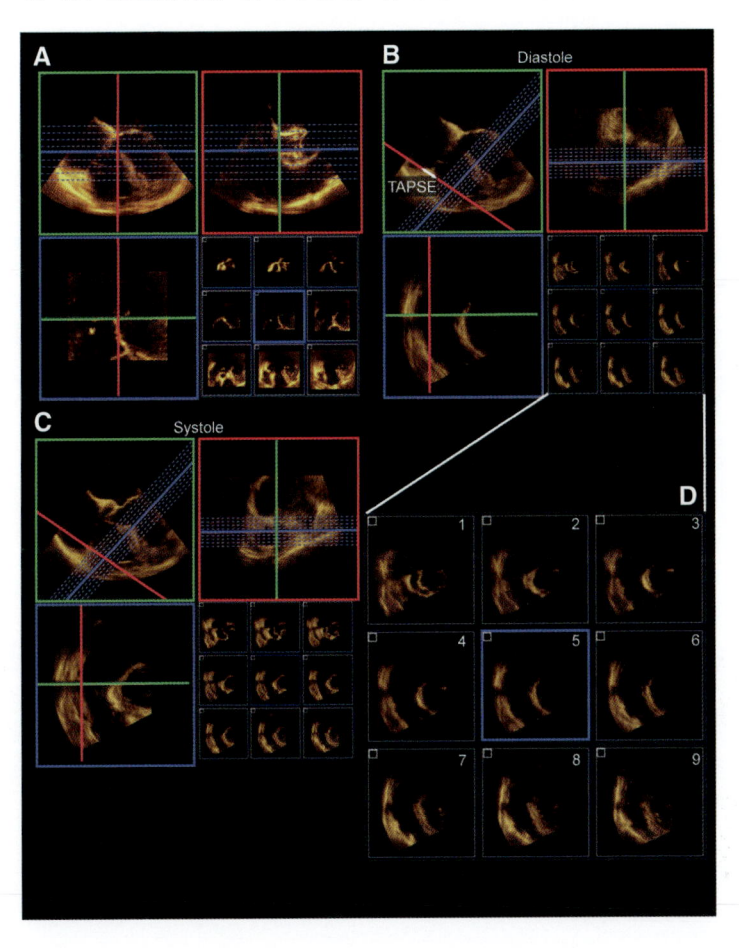

右　室：右室モデル

（A）右室内腔の 3D 解析は，右室専用に作成された解析ソフトである Tom Tec F（4D RV-Functionc©；Tom Tec Imaging Systems GmbH, Munich, Germany）でのみ可能である．（B）左室解析と同様に，画質の良い右室の Full Volume 3D データが必要である．Tom Tec での解析は半自動的に行われる．（C）3D データが 3 つの多断面再構築画像として表示される．全多断面再構築画像の（C）拡張末期および（D）収縮末期フレームの右室心内膜面を手動でトレースする．一連の解析から右室内腔の動的モデルが作成され，右室容積の時系列変化が表示される．また，（E）右室拡張末期容積（EDV），右室収縮末期容積（ESV），右室駆出率（EF），右室 1 回拍出量（SV）が自動的に測定される．（F）3D モデルは回転させることができ，駆出率と壁運動異常の視覚的評価が可能である．

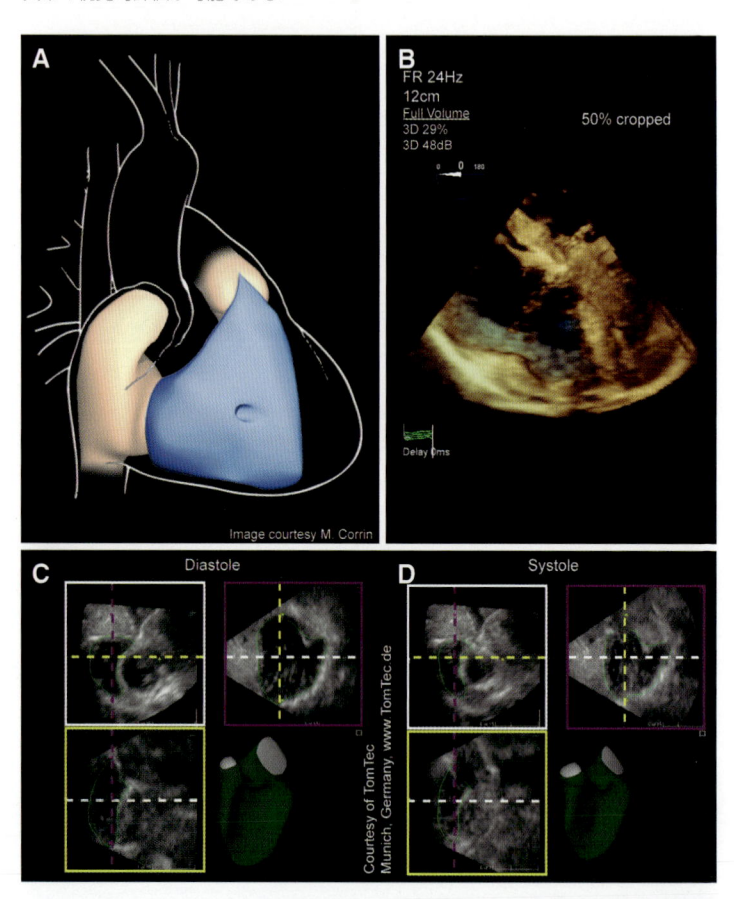

右　室：右室モデル

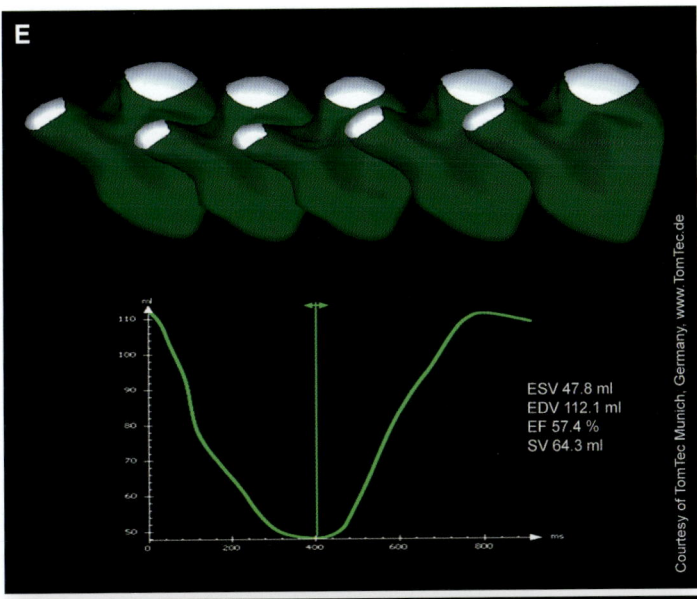

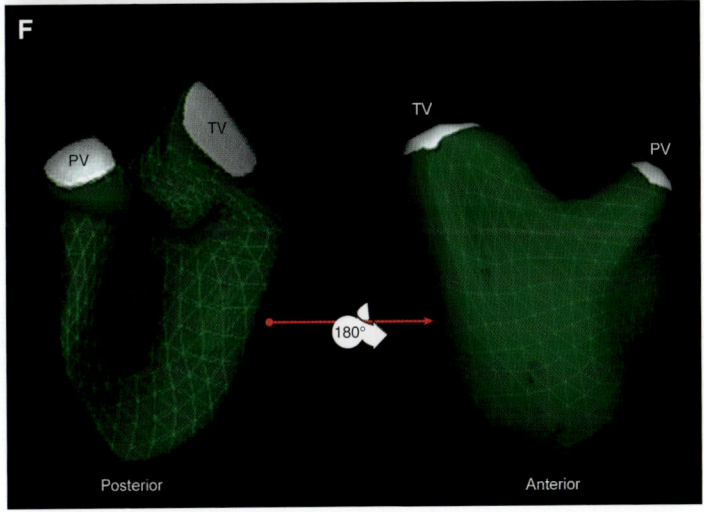

E

ESV 47.8 ml
EDV 112.1 ml
EF 57.4 %
SV 64.3 ml

Courtesy of TomTec Munich, Germany. www.TomTec.de

F

PV　TV

TV　PV

180°

Posterior　　　　　　　　　　　　　　　Anterior

6
心筋症

閉塞性肥大型心筋症
  病態生理……………………………………………… 158
  術前評価……………………………………………… 159
  収縮期前方運動（SAM）…………………………… 160
  2D vs 3D……………………………………………… 161
  3D 経大動脈壁エコー……………………………… 162
  定量評価……………………………………………… 163
  外科手術……………………………………………… 164
  人工心肺離脱後の評価……………………………… 165
心筋症
  大動脈弁下膜性狭窄…………………………166, 167
  左室肥大……………………………………………… 168
  左室心尖部瘤………………………………………… 169

閉塞性肥大型心筋症：病態生理

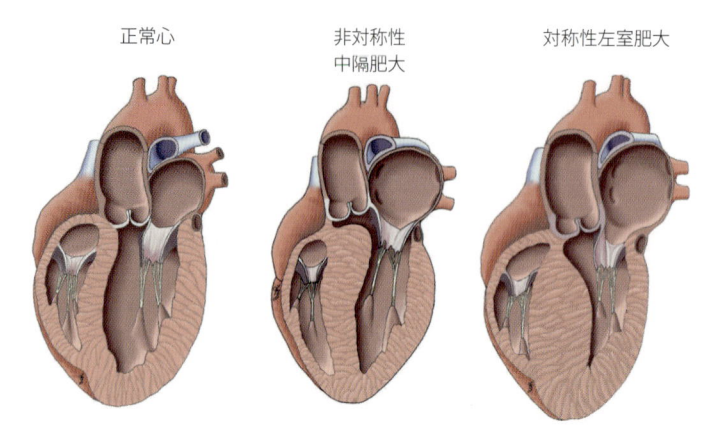

正常心　　　　非対称性　　　　対称性左室肥大
　　　　　　中隔肥大

　非対称性中隔肥厚は原因不明の左室肥大により，左室流出路あるいは左室腔中部の閉塞や拡張能異常を来しうる．500 人に 1 人の割合で認められる常染色体優性遺伝であり，βミオシン重鎖の異常に関連が認められる．通常は無症候性であるが，症状が存在する場合には左室流出路狭窄 - 失神や突然死，心筋虚血 - 狭心痛，拡張能異常 - 肺うっ血や息切れが見られる．外科的治療として，経大動脈弁中隔心筋切除術（右冠尖の下方から乳頭筋に達し，心室中隔に並行した方向の心筋切除）などが行われる．

人工心肺前の TEE 所見
断層像／カラードプラ像
- 左室壁厚（中隔，側壁）の計測，対称性 or 非対称性の鑑別
    中隔：自由壁比＞1.3：1，壁厚＞15 mm は異常所見である．
- 左室流出路径の計測，左室流出路内の乱流（カラー）
- 僧帽弁：僧帽弁逆流（後方への偏心性ジェット）
    - 僧帽弁自体に病変を認めない．
    - 僧帽弁前尖の収縮期前方運動（SAM）の観察
    - 心室中隔 - 僧帽弁両尖接合点の距離の計測
- 左房径＞40 mm もしくは中部食道四腔断面像で左房面積＞20 cm^2 となる．
- 両心室の収縮能が正常，または過収縮である．

スペクトルドプラ解析
・パルスドプラを用いた最大圧較差の計測（左室腔中部）
・連続波ドプラを用いた左室流出路の最大圧較差および平均圧較差の計測
    - ピークの遅れた収縮期血流（短剣型 - ダガーナイフ様）
    - 心室性期外収縮や硝酸アミル投与で圧較差の増大が観察される．
- 経僧帽弁流入血流波形で左室拡張能不全が認められる．
- 左室拡張能不全を示唆する異常な肺静脈血流波形パターンが認められる．

3D 像／3D カラー像
- 心室中隔壁厚の立体的に正確な評価が可能である．
- 左室流失路狭窄の定量評価
- 逆流ジェットの空間的描出

閉塞性肥大型心筋症：術前評価

典型的な TEE 所見を（A）-（F）に示す．
（A）2D カラードプラ中部食道大動脈弁長軸像：後方への僧帽弁逆流を伴う左室流出路内の乱流
（B）連続波ドプラ深部経胃像：短剣型（ダガーナイフ様）の流速波形
（C）2D 中部食道大動脈弁長軸像：僧帽弁前尖収縮期前方運動（SAM）
（D）M モード 2D 中部食道大動脈弁長軸像：大動脈弁を通過する乱流血流による大動脈弁弁尖の細動（fluttering）

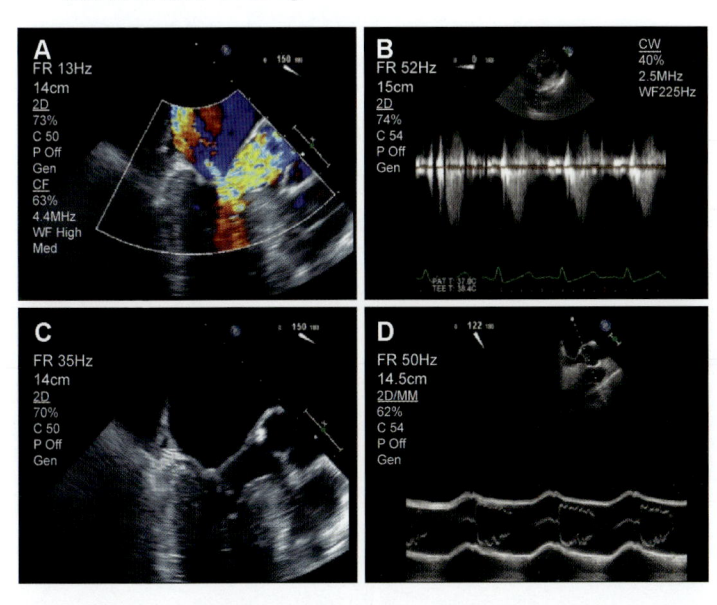

（E）3D Full Volume 中部食道大動脈弁長軸像：上行大動脈方向へ回転させた像で大動脈弁開放時に左室流出路に突出する心室中隔
（F）Live 3D 中部食道大動脈弁長軸像（やや上方向へ傾けた像）：僧帽弁前尖収縮期前方運動（SAM）（矢印）

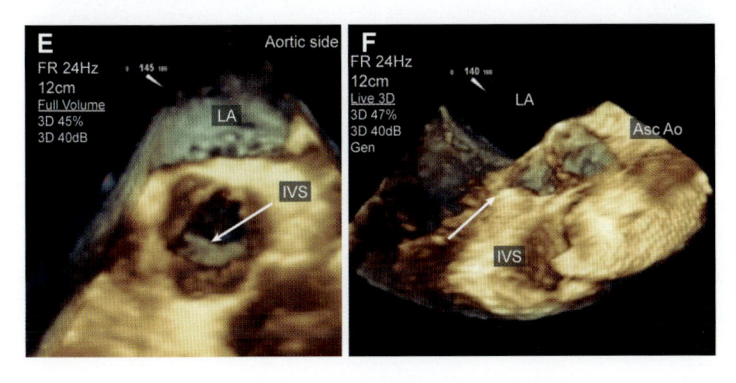

閉塞性肥大型心筋症：収縮期前方運動（SAM）

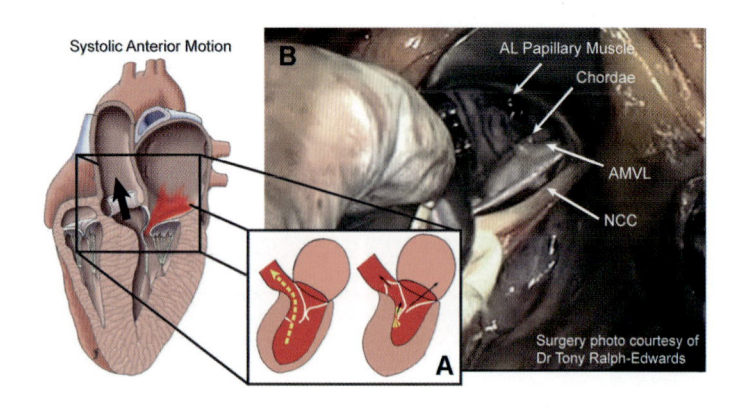

（A）僧帽弁弁尖の収縮期前方運動（SAM）は，収縮早期と末期に生じる．ベンチュリー効果により，僧帽弁前尖は心室中隔に接触する．弁尖の接合不良の結果，後方への僧帽弁逆流ジェットが発生する．

（B）外科医が左室流出路内に僧帽弁弁尖を引き戻す様子である．SAM は，断層像で（C）のように，3D Full Volume 中部食道大動脈弁長軸回転像で（D）のように左室流出路側に観察される．

（E）2D カラードプラ中部食道大動脈弁長軸像で，収縮期の左室流出路内の乱流血流および後方への僧帽弁逆流ジェットが観察される．

（F）（E）との比較のため，カラードプラ 3D Full Volume 大動脈弁長軸像を示した．左室流出路内の乱流血流および後方への僧帽弁逆流ジェットの立体的関係が把握できる．

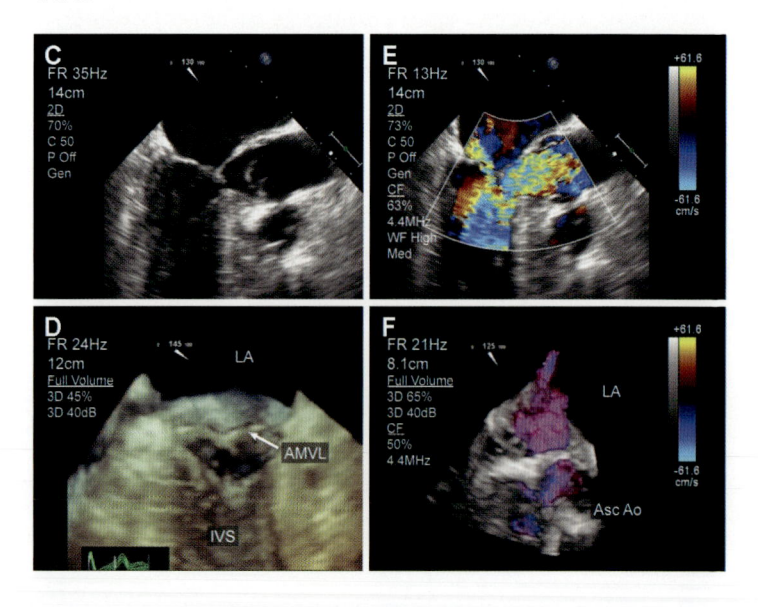

閉塞性肥大型心筋症：2D vs 3D

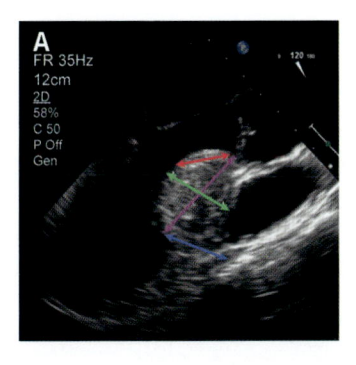

（A）2D 中部食道大動脈弁長軸像の拡張末期像計測は，外科手術の指標となるため重要である．外科手術に必要な情報は，ほぼこの断層像のみで計測できる．断面が斜め切りとなった場合，中隔厚を過大評価するため注意が必要である．

> 右冠尖 -SAM の接合点距離
> 最大中隔壁厚
> 最小中隔壁厚
> 右冠尖 - 最小中隔厚までの距離

（B）3D TEE での左室流出路の評価は，3D Full Volume 中部食道大動脈弁長軸像で行う．

（C）データ取得後に，任意の断面を用いたクロッピング〔（B）の紫の線〕を行う．断面を心室中隔と平行になるように調整し，僧帽弁と左室心尖部の中央部分を通過するように切り取る．

（E）クロッピング後の 3D 像を回転させ，標準画面となるよう再調整したのち，左室側から大動脈弁方向の左室流出路正面像が得られる．心室中隔に対して垂直の断面（B - 緑）から調整することで，心室中隔の垂直方向に連続して切り取った断面像（D - スライス像の 1 例を示す）を多数得ることができる．これらの 3D 像から心室中隔壁厚を直接に測定することは現在のところ不可能であり，3D Full Volume の分析用ソフトウェアにデータを取り込む必要がある．

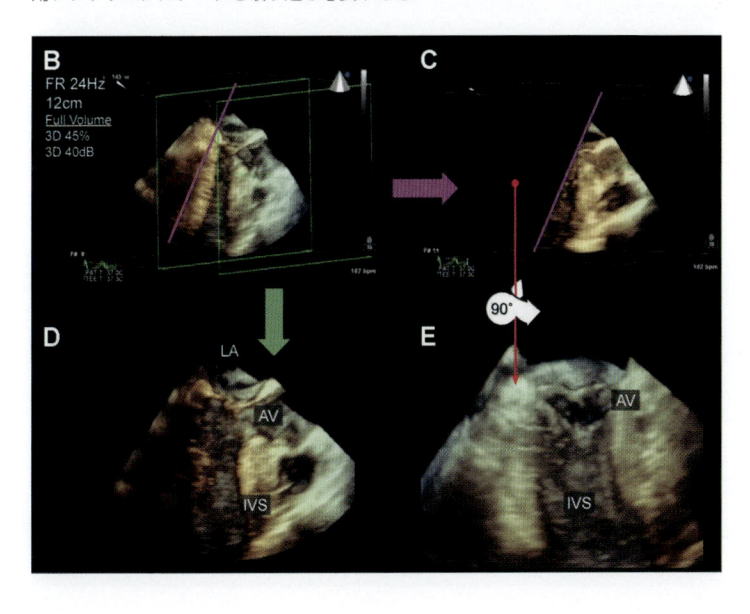

閉塞性肥大型心筋症：3D 経大動脈壁エコー

（A）滅菌カバーをした X3-1 プローブ（Philips Medical Systems）を使用して，経心外膜 3D エコーを行うことができる．
（B）経心外膜左室長軸像〔経胸壁心エコー（TTE）での傍胸骨長軸像と類似する〕は，心室中隔を観察するのに最も適した像である．
（C，D）xPlane モードを用いた心室中隔の観察．左室長軸像で心室中隔に沿ってカーソルを動かすと，2 つめの断面像で様々な部位（高さ）の心室中隔が描出できる．
（E）TTE Full Volume モードの未処理データを計測のため，（F）分析ソフト（Q Lab，Philips Medical Systems）に取り込む．
現在，経心外膜エコーを用いた閉塞性肥大型心筋症患者における心室中隔計測の精度評価に関する研究が進行中である．

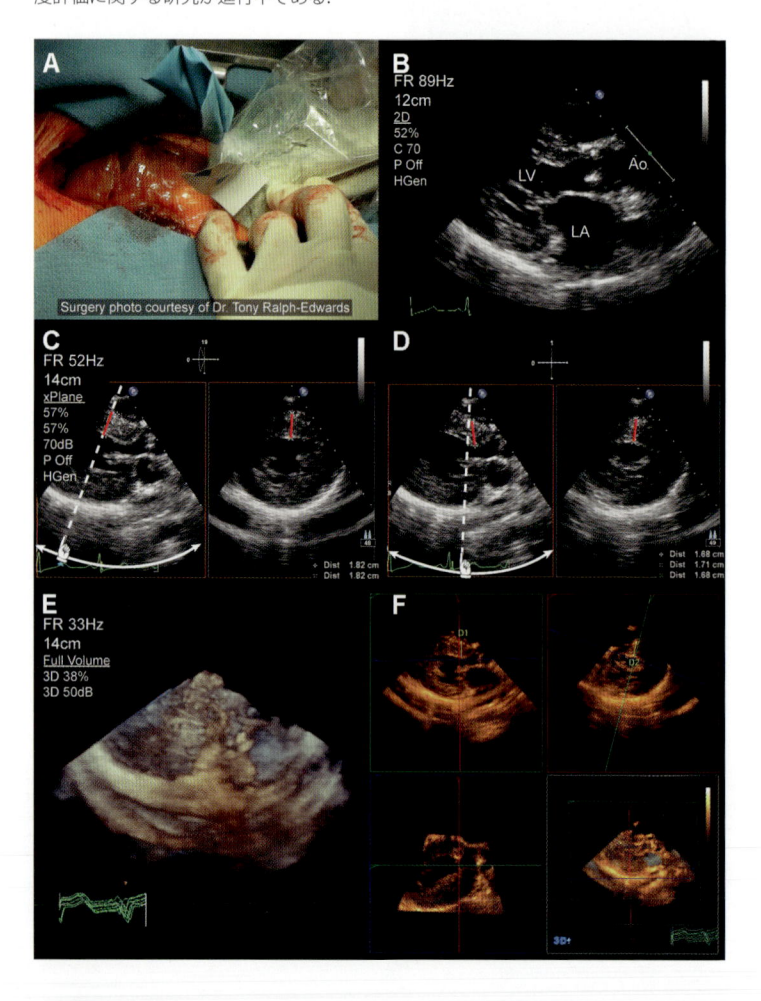

閉塞性肥大型心筋症：定量評価

（A）3D 中部食道長軸像で得られた Full Volume データを 3DQ の Q Lab ソフトウェア（Philips Medical Systems）に取り込むことでマルチプレーンによる心室中隔の測定を行うことができる．

（B，D）心室中隔の中心で MPR（多断面再構成）像で調整することにより，計測の精度が向上する．

（C）2D 断面上で左室流出路を切り取り，最も幅が狭い部位で左室流出路断面積の測定を行う．

（E）I slice 像で，心室中隔を同方向にスライスした複数の 2D 断面．異なった断面でも，計測の精度は MRI に匹敵する．

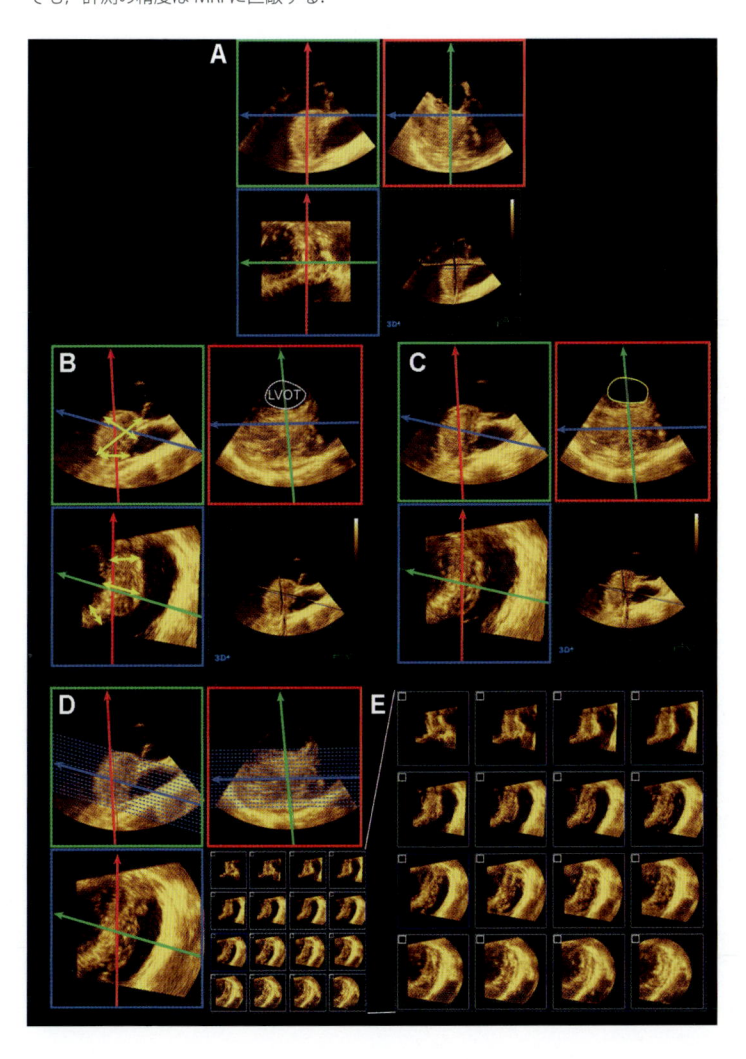

閉塞性肥大型心筋症：外科手術

心室中隔へのアプローチは大動脈弁を経由して行われる．
（A）大動脈を切開したのち，大動脈弁右冠尖をよけることで心室中隔（矢印）が観察される．
（B）3D Full Volume 中部食道大動脈弁長軸像の収縮期において，大動脈弁を上行大動脈から観察した像は，surgeon's view に類似する．
（C）外科的切除は，右冠尖の下方 2 cm から開始する．切除範囲は最初の切開レベルによるものの，少なくとも SAM での僧帽弁前尖−中隔接合部の下方 1 cm まで行う必要がある．
（D）切除検体では，SAM での僧帽弁前尖−中隔接合部（矢印）の心内膜部に線維形成が認められる．
Surgeon's view から見た術中所見：（E）中隔切除後，（A）切前
（F）中隔切除後の surgeon's view に近い像を 3D Full Volume 中部食道大動脈弁長軸回転像で示す．

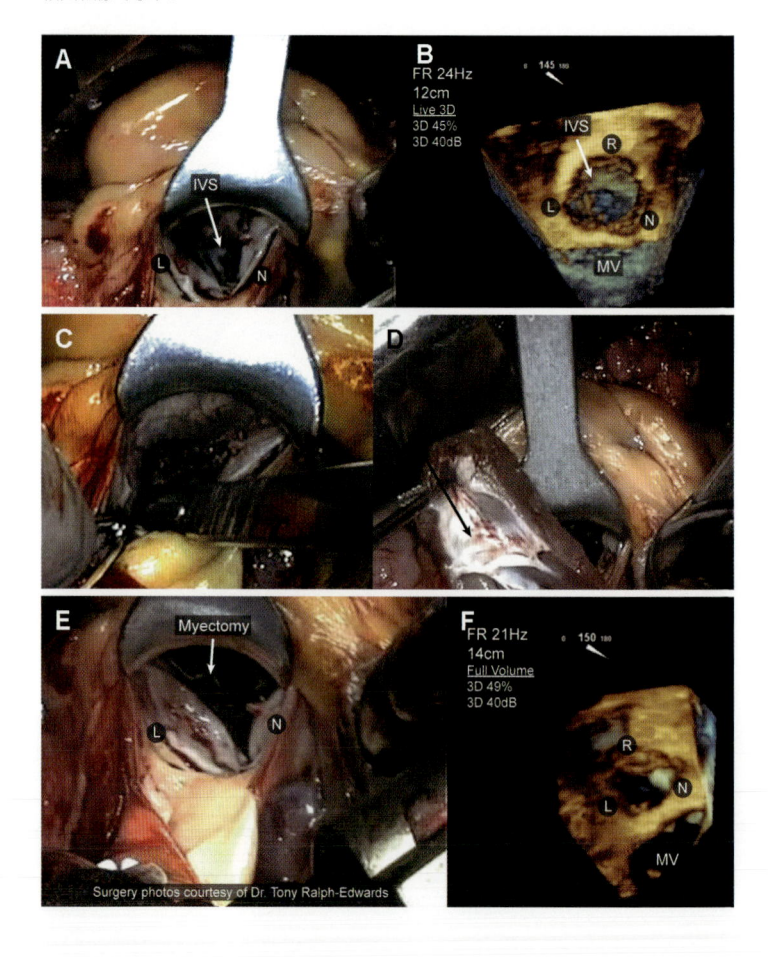

閉塞性肥大型心筋症：人工心肺離脱後の評価

人工心肺離脱後の TEE 所見

断層像／カラードプラ像
- 残存中隔厚の計測
- 収縮期前方運動と残存僧帽弁逆流の評価（適切な左室充満と血圧が維持された状態）
- 両心室の収縮能評価（前下行枝の心筋架橋の存在に注意）
- 左室流出路の収縮期血流の観察（層流 or 乱流）
- 僧帽弁逆流の発生機序（器質的病変の有無）
- 心室中隔穿孔の有無（心室中隔＜3 mm の部分），両心周期にわたる流速の大きい左右短絡血流の有無
- 拡張期における左室中隔穿通枝血流の有無

スペクトルドプラ解析
- 連続波ドプラにおける左室流出路最大圧較差の計測（心室の最大収縮前後）
- 左室腔中部の狭窄の有無
- 経僧帽弁流入血流波形による拡張能の評価
- 肺静脈血流波形の評価

正しく心筋中隔切除術が行われた患者の TEE 所見

（A）カラードプラ 2D 中部食道大動脈弁長軸像で，左室流出路内に加速血流が示されている．

（B）連続波ドプラ 2D 経胃大動脈弁長軸像で，左室流出路および大動脈弁通過血流の圧較差が正常である．

3D Full Volume 中部食道大動脈弁長軸像の（C）矢状断および（D）左室流出路側への回転像で，心筋切除部位が明確に観察される．

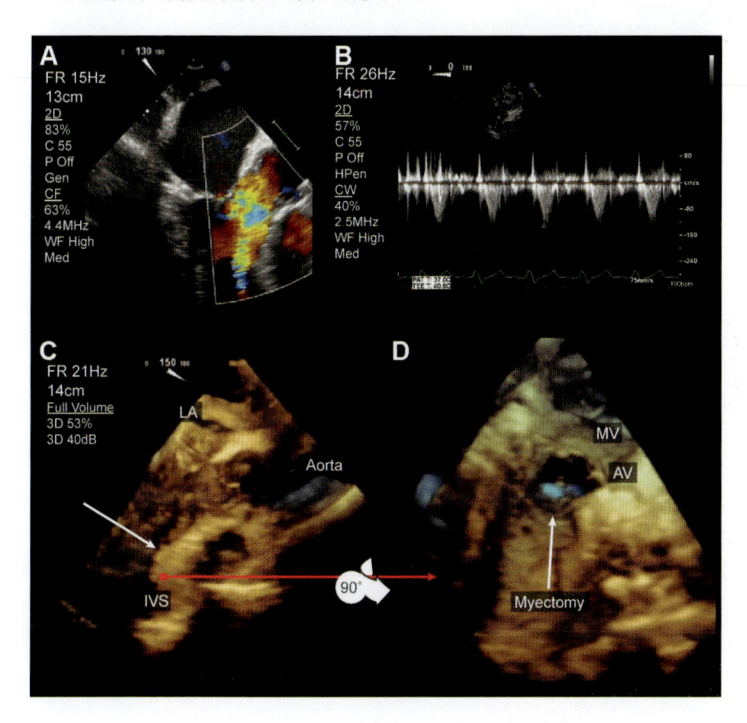

心筋症：大動脈弁下膜性狭窄

（A）大動脈弁下膜性狭窄（subaortic membrane）と（B）カラードプラ 2D 中部大動脈弁長軸像で狭窄した左室流出路を通過する，乱流血流が示されている．

（C）定量評価のため，左室流出路と大動脈弁の 3D Full Volume データをソフトウェア（3DQA，Q Lab，Philips Medical Systems）に取り込む必要がある．弁下狭窄部位での左室流出路の断面積は 1.6 cm^2 であった．

（D）左室流出路の 3D カラードプラ像で，膜性狭窄部末梢での乱流が確認される．大動脈弁下膜性狭窄は，3D Full Volume 像を（E）左室流出路方向と（F）大動脈弁方向に回転させて観察できる．

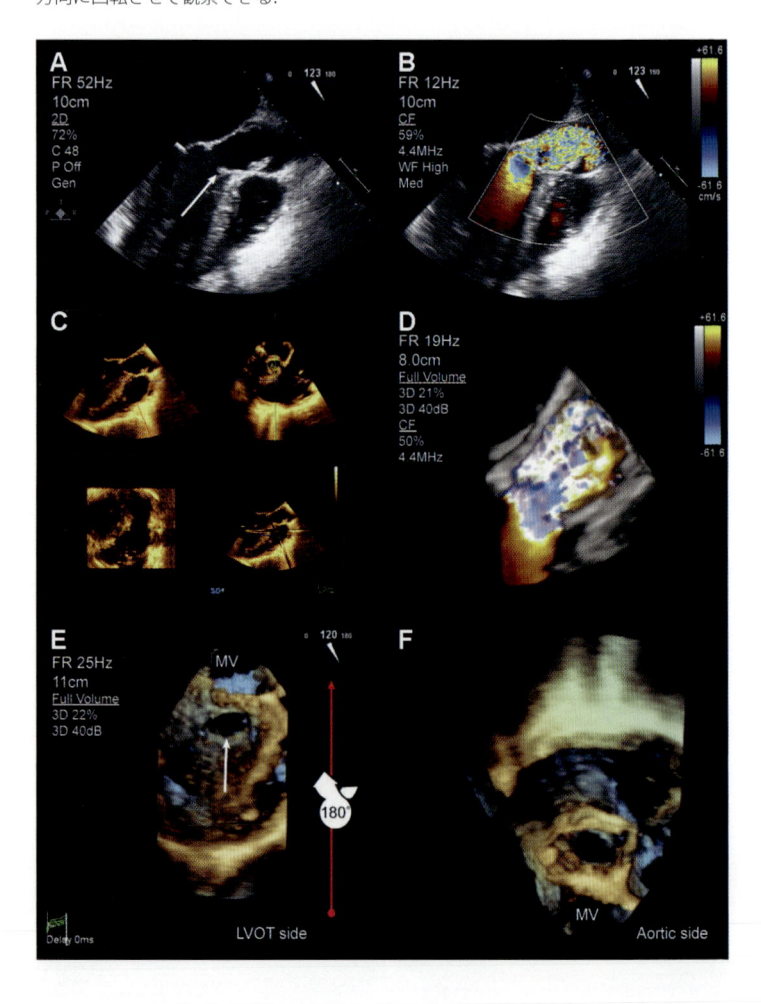

心筋症:大動脈弁下膜性狭窄

(A)外科的手術では,線維性膜組織の切除が行われる.術後の(B)2Dおよび(D)3Dカラードプラ像では,左室流出路の乱流血流が消失する.(C)線維性の膜組織が存在したレベルでの左室流出路の断面積は 2.64 cm^2 である.
(E)左室流出路方向および(F)大動脈弁方向(surgeon's view)の 3D Full Volume 切除前の像.線維性膜組織による狭窄の解除(矢印)が確認できる.

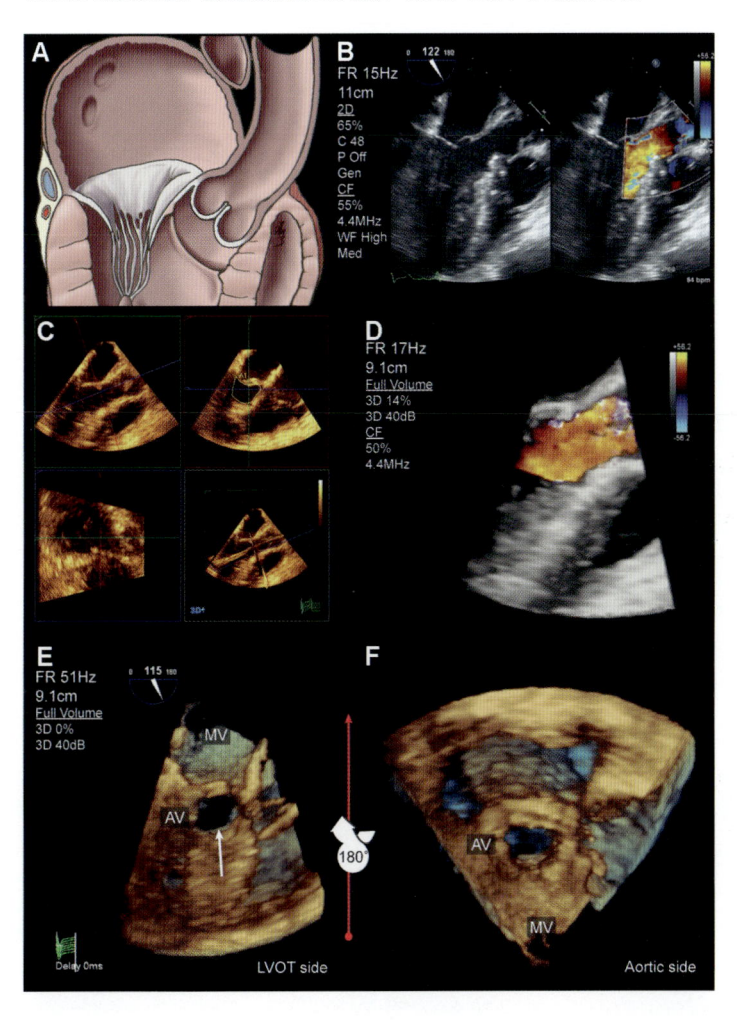

心筋症：左室肥大

左室肥大および左室内腔中部での流出路閉塞が認められる患者.
（A）2D 中部食道像（走査角 40°），（C）Live 3D 中部食道僧帽弁交連像および（E）3D Full Volume 経胃短軸像で，小さな左室内腔と著明な左室肥大が認められる.
（B）カラードプラ 2D 中部食道四腔断面像（矢印）と（D）修正経胃長軸断面像で，僧帽弁逆流と左室内腔中部の閉塞による収縮期乱流血流が観察される.
（F）修正経胃長軸断層像で，切除後の拡大した左室内腔が観察される.

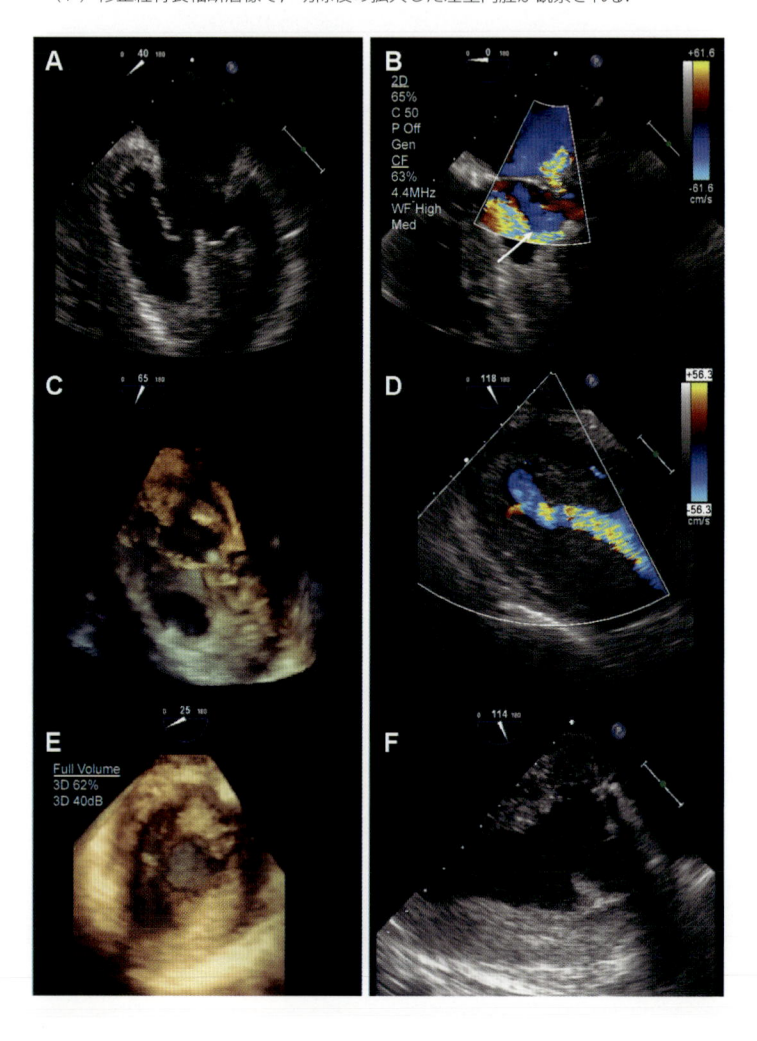

心筋症：左室心尖部瘤

大きな左室心尖部瘤を有する患者の画像である．
（A）xPlane 中部食道像における左室心尖部の直交する 2 つの断面像である．
3D Full Volume データを解析するためには，解析用のソフトウェアに転送する必要がある（3DQA，Q lab，Philips Medical Systems）．
（B）左室の 3D 再構築を行い，bull's eye 上で高度な心尖部無収縮が認められる（赤色の領域が時相の遅れと逸脱を示している）．
（C）収縮末期の左室モデルで，明らかな心尖部瘤が認められる．左室モデルは surgeon's view となるように回転可能である．
（D）左室瘤切除後の 3D 再構築で左室形態が正常化している所見が認められる．
（E）左室瘤切除術および（F）パッチ修復術の術中所見．

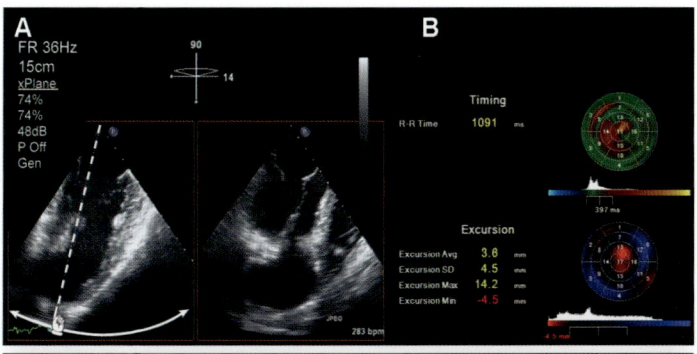

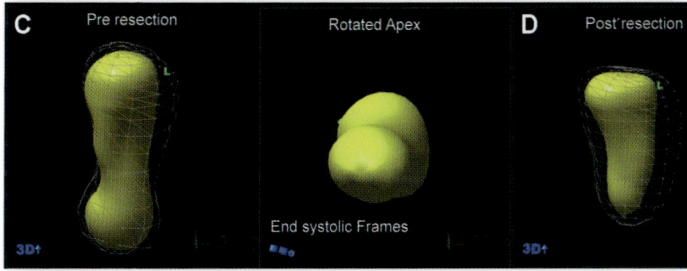

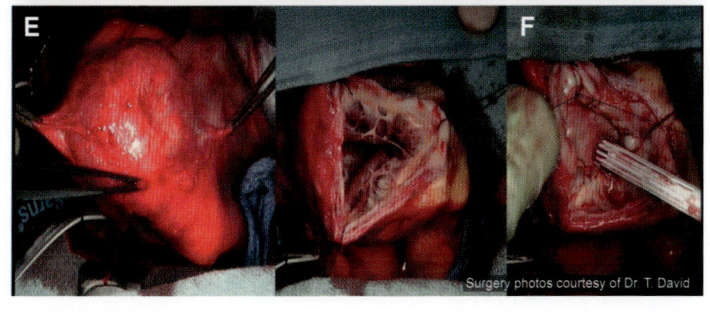

7 大動脈

大動脈
　正常解剖……………………………………… 172
　3D 評価……………………………………… 173
　正常な大動脈像……………………………… 174
　アテローム（粥腫）………………………… 175
　大動脈瘤……………………………………176, 177
　大動脈解離…………………………………178-180
　血栓塞栓症…………………………………… 181

大動脈：正常解剖

大動脈の解剖
胸部大動脈は4つの部位に分割される：
1. 大動脈基部：大動脈弁からSTジャンクションまで
2. 上行大動脈：STジャンクションから無名動脈まで
3. 大動脈弓：無名動脈から左鎖骨下動脈まで
4. 下行大動脈：左鎖骨下動脈より遠位部

大動脈壁は三層から構成されている：外膜，中膜，内膜
サイズ：上行大動脈の長径；7-11 cm
　　　　大動脈の直径；35 mm ± 2 mm
　　　　壁厚；1-2 mm

病　変
　　拡大（35-50 mm）
　　動脈瘤（＞50 mm）
　　解離（剝離内膜）
　　アテローム性疾患（プラーク - 粥腫，潰瘍，血腫）

死角（blind spot）：遠位上行大動脈および近位大動脈弓（上図の赤塗りの部分）は，気管内の空気が介在することにより画像が不明瞭となり，TEEによる描出が困難である．

3D経食道心エコー像は，胸部および腹部大動脈像を描出するのに有用である．しかし2D像と同様に，死角（blind spot）は描出可能な大動脈像の部位に制限がある．

xPlane（A）2D像および（B）カラードプラ像では，2D中部食道下行大動脈像および中部食道上行大動脈像の短軸像と長軸像を，一画面に描出することができる．

Live 3D像は，通常の2D像より取得できる（C，D）（p44-49参照）．大動脈内バルーンパンピング挿入-（D）などの経皮的手技の誘導に必要な画像情報を即座に提供することができる．ゲインを調節して，適正な画像を描出することが必要である．

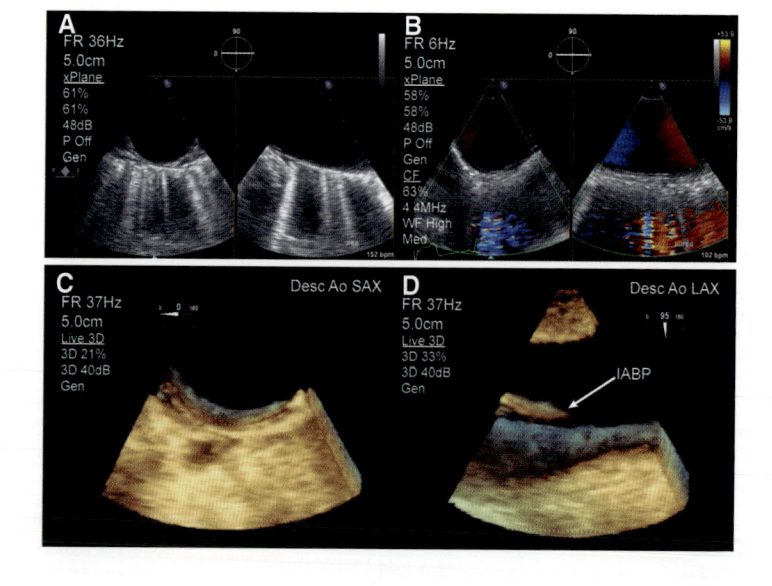

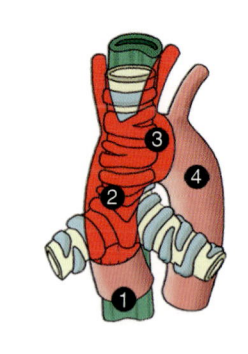

大動脈：3D 評価

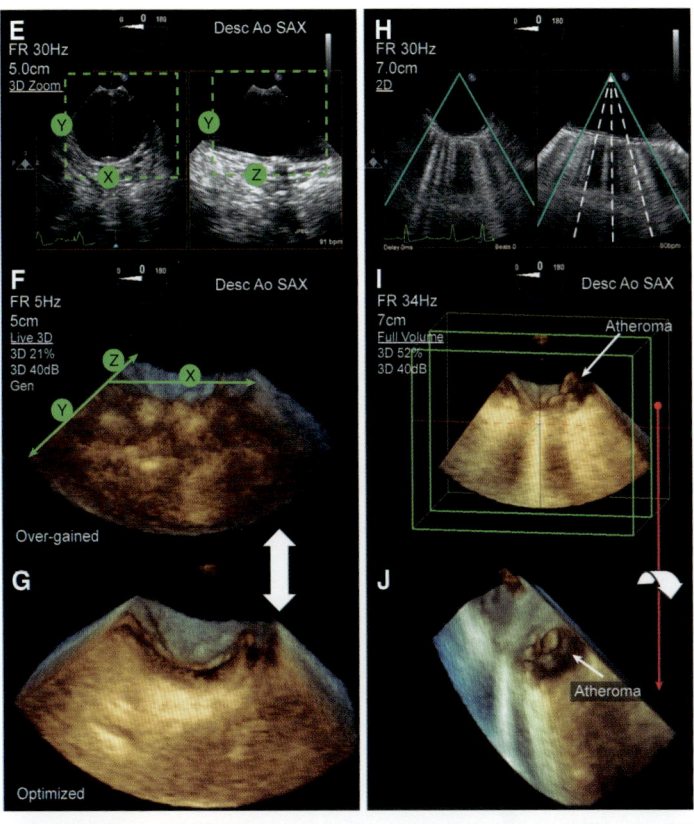

3D Zoom 像は，近距離音場でのエコードロップアーチファクトに影響を受けず画像を構築できる．
1. 3D Zoom 像の取得は，2D 中部食道大動脈短軸像，または長軸像を 2 つの断面（biplane）のプレビュー像として描出することから開始される．
2. （E）volume box を設定し，大動脈全体が入るように x, y, z 軸を調節する．
3. （F）最初に構築される 3D Zoom 像では，ゲインが過剰で回転処理が施行されていない像が描出される．
4. （G）次に，ゲイン，スムージング，ブライトネス（輝度），マグニフィケーション（倍率）を適正に調節する．

3D Full Volume 像では，高いフレームレートを有する，大きなピラミッド様のくさび形をした画像が構築され，壁の薄い大きな大動脈瘤や隣接する構造物の評価に有用である．
1. 3D Full Volume 像の取得は，適正な 2D 中部食道大動脈短軸像，または長軸像を描出することから開始される．
2. （H）Full Volume 像のプレビュー画面は，心電図同期で連続した心拍から得た画像である．
3. （I）最初に構築される Full Volume 像は，画像情報が 50％クロッピングされた（切り取られた），ゲインがやや過剰な像となる．
4. （J）画像を回転処理し，ゲイン，スムージング，ブライトネス（輝度），マグニフィケーション（倍率）を適正に調節する．
5. 6 断面または，自在に設定した断面の x, y, z 軸に沿った（クロッピングのための）クロップボックスを用いて画像を切り取ることができる．

大動脈：正常な大動脈像

　画像の回転は，トラックボールや Z-rotation ボタンを用いて，3D エコーの全てのモードで行うことができる．回転処理によって深部に位置する大動脈と隣接する構造物の像が描出でき，複雑な病理所見や大動脈グラフト内腔の開存性，また，大動脈粥状硬化病変などを評価できる．Live 3D モードや 3D Full Volume モードを用いることで，大動脈基部から末梢（下行大動脈）に亘る様々な部分を描出することができる．大動脈基部では冠動脈の起始部の観察が重要である．

　（K）左冠動脈洞は，3D Full Volume 中部食道大動脈長軸像（矢印）をクロッピングすることで描出できる．また，クロッピング処理を行っていない 3D Full Volume 中部食道大動脈長軸像を大動脈側に回転処理することで，（L）左主冠動脈や（M）右冠動脈を描出できる．

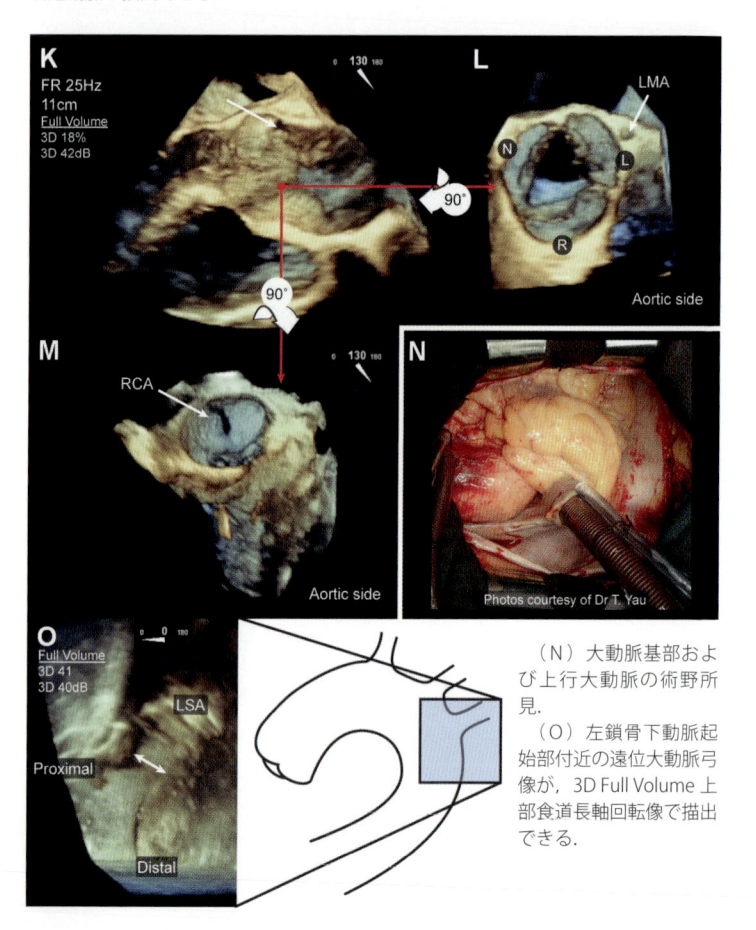

（N）大動脈基部および上行大動脈の術野所見．

（O）左鎖骨下動脈起始部付近の遠位大動脈弓像が，3D Full Volume 上部食道長軸回転像で描出できる．

大動脈：アテローム（粥腫）

大動脈アテローム（粥腫）
- 部位：上行＜弓部＜下行大動脈の頻度で観察される．
- 大きさを確認する．
- 内膜の連続性：肥厚，石灰沈着による不連続部位の確認
- プラークの潰瘍化，可動性の有無，茎の有無の評価
- 重症度評価：エコー所見による幾つかの評価方法があるが，全てにおいて優れているものはない．

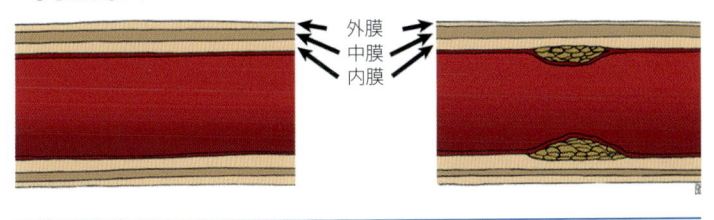

外膜
中膜
内膜

重症度評価 (Source：Katz ES, et al. J Am Coll Card 1992；20：70-7.)
1. 正常の動脈
2. 過度な内膜肥厚＜3 mm，表面は整
3. 血管内に突出した＜5 mm の粥腫，表面は不整，無茎性
4. 血管内に突出した＞5 mm の粥腫，表面は不整，無茎性（脳卒中のリスク↑）
5. あらゆる大きさの可動性のある粥腫（脳卒中のリスク↑）

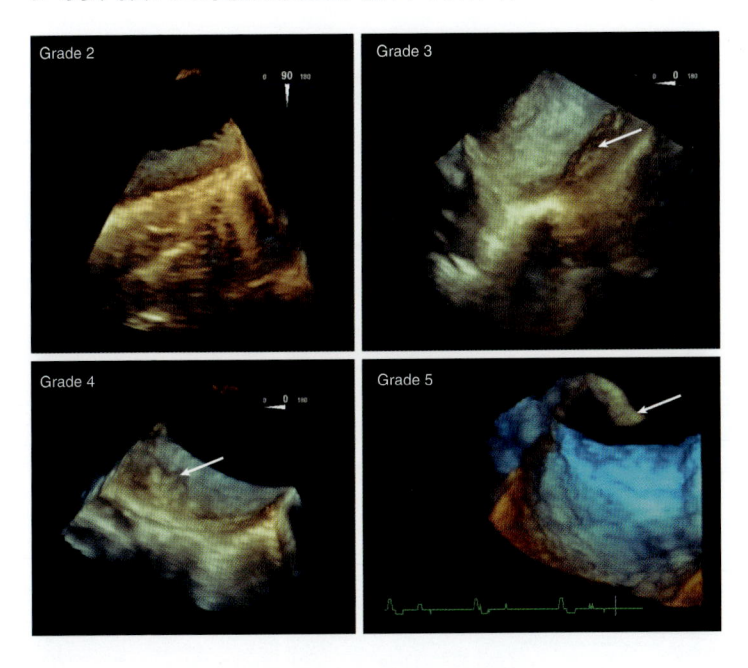

大動脈：大動脈瘤

大動脈瘤

- 真性瘤では，全ての壁層が拡張する．
- 部位：上行，弓部，下行大動脈のいずれの部位でも発生する．
- サイズ：通常径の1.5倍よりも大きくなる．
- 関連する所見：大動脈逆流，血栓，動脈硬化
- 病因：動脈硬化，高血圧，大動脈弁狭窄，マルファン症候群
- 手術適応：バルサルバ洞＞40 mm
  - 上行大動脈＞50 mm 大動脈疾患を伴う場合
  - 上行大動脈＞55-60 mm 大動脈疾患を伴わない場合

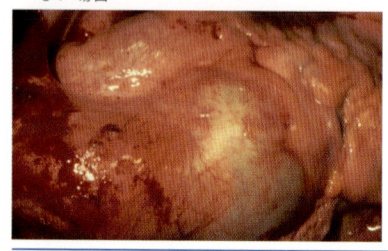

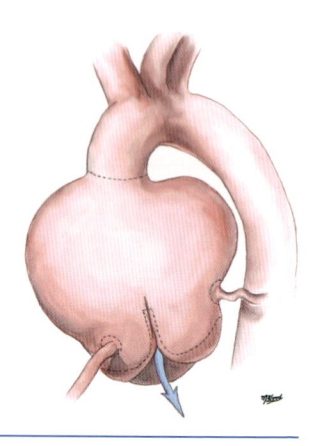

大動脈弁輪拡張症

この病態は大動脈弁輪の拡張に大動脈弁尖の菲薄化を伴い，マルファン症候群によく認められる．また，大動脈弁輪だけでなく，バルサルバ洞，STジャンクション，上行大動脈，大動脈弓に拡張が達している場合がある．

この患者は，2DまたはLive 3D（A，C）中部食道大動脈弁長軸像および（B，D）短軸像で，大動脈弁輪から上行大動脈に亘る拡張所見と共に，僅かな中心性大動脈弁逆流が認められる．

この患者に対して自己弁温存大動脈基部置換術が施行され，（E）2Dおよび（F）Live 3D中部食道大動脈弁長軸像で，術後の大動脈弁尖の接合が良好である様子が観察できる．

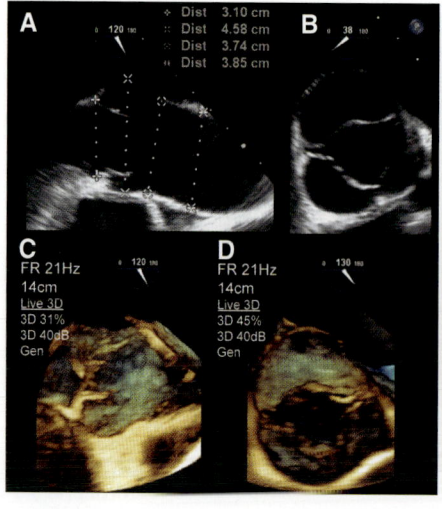

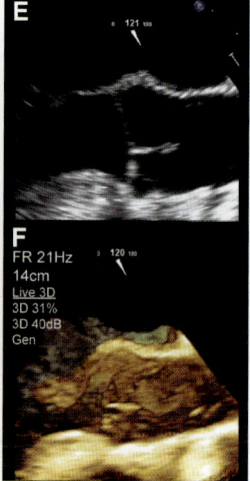

大動脈：大動脈瘤

大動脈基部瘤

　この患者の大動脈弁と大動脈弁輪径は正常であるものの，バルサルバ洞から上行大動脈近位部にかけて拡張している所見が，（A）2D および（B）3D Full Volume 中部食道大動脈弁短軸像で確認できる．患者には自己弁温存大動脈基部置換術が施行された．大動脈弁尖の良好な接合と冠動脈入口部が（C），2D 中部食道大動脈弁短軸像で，上行大動脈側から見た大動脈弁が（D），3D Full Volume 大動脈弁短軸回転像で確認できる．

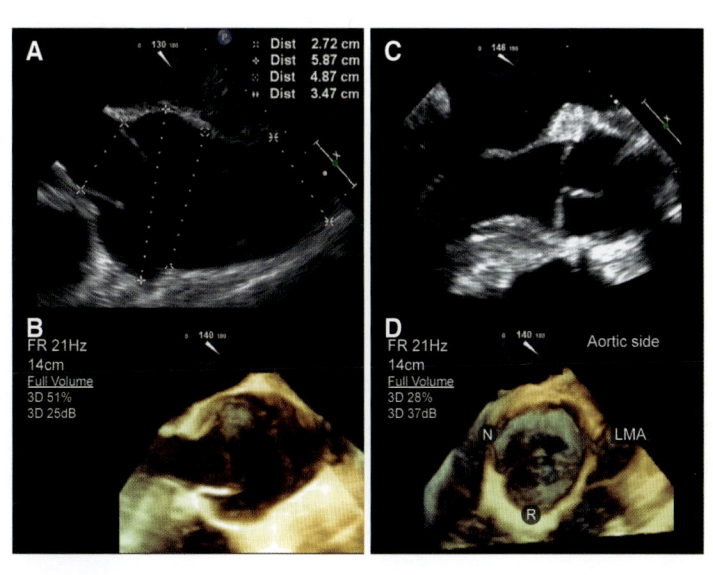

上行大動脈瘤

　石灰化した二尖大動脈弁と上行大動脈瘤が，（E）2D および（F）クロッピング処理後の 3D Zoom 中部食道大動脈弁長軸像で確認できる．（G）3D Zoom 回転像で，大動脈側から動脈瘤を描出している．この患者には Bentall 術が施行された．

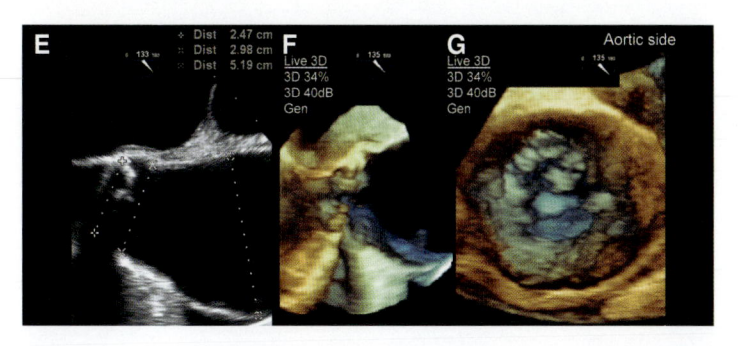

大動脈：大動脈解離

内膜に亀裂が入り，中膜内に流入した血液が，血流のある偽腔を発生させる．
剥離内膜（内膜フラップ）の同定が重要である．
フラップ同定のポイント：
　内膜が不連続である．
　2つの異なる断面にフラップが描出されている．
　心周期に同調してフラップが動く．
　カラードプラ像で血流の途絶が認められる．
　管腔外にフラップは存在せず，解剖学的な構造物を横断しない． 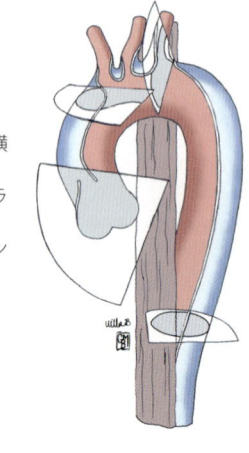
エントリーおよびリエントリーの確認（カラードプラ像）：
　STジャンクション，および左鎖骨下動脈付近にエントリーが多い．
解離腔の長さを把握する（近位部から遠位部まで）．
真腔と偽腔の鑑別が重要である．
Stanford 分類
　A型：上行大動脈が病変に含まれるもの．
　B型：下行大動脈に病変が限局するもの．
合併症
　大動脈弁逆流（50-70%）：重症度と発生機序の同定
　冠動脈への解離の波及（10-20%）：フラップ位置と冠動脈血流の有無
　心機能評価：全体機能，および局所壁運動異常
　心嚢液および胸水貯留の評価

　Stanford A型急性大動脈解離患者の画像所見を示す．（A）2D xPlane 上行大動脈短軸像および長軸像，クロッピング処理が行われていない 3D Full Volume 中部食道大動脈弁，（B）短軸像，（C）長軸像で，解離した内膜（緑の矢印）が描出されている．（D）3D Full Volume カラードプラ中部食道大動脈弁長軸像で，解離した内膜の穿孔部位（緑の矢印）で真腔（TL）と偽腔（FL）間を通過する血流が描出されている．

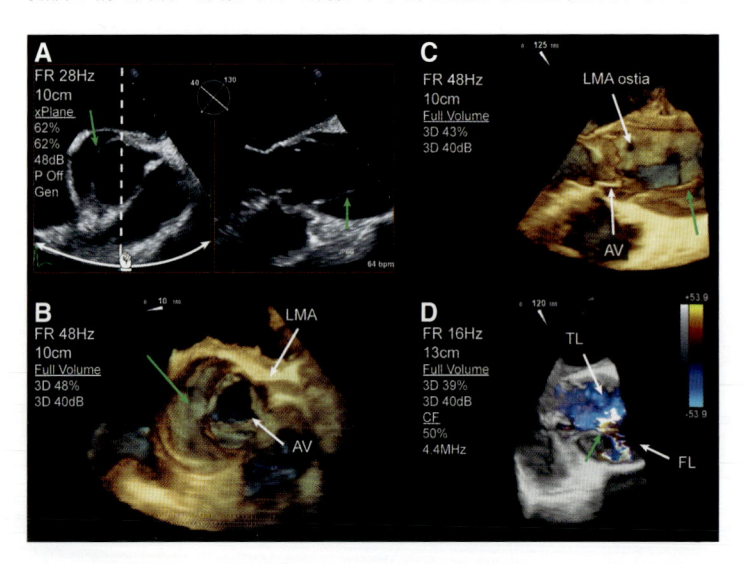

大動脈：大動脈解離

上行大動脈の拡張およびA型急性大動脈解離を有する患者の画像を示す．解離部位は，冠動脈入口部を含むSTジャンクションに始まり，解離した内膜が大動脈弁に逸脱し，中等度の大動脈弁逆流を呈する様子が，（A）2D xPlaneカラードプラ中部食道大動脈弁短軸および長軸像で確認できる．剥離内膜（矢印）と大きな偽腔が，（B）クロッピング処理後の3D Full Volume 中部食道大動脈弁長軸像と（C）surgeon's viewである上行大動脈方向からの大動脈弁短軸回転像で観察できる．解離が下行大動脈まで進展する様子が認められる．下行大動脈の偽腔（FL）と真腔（TL）が，（D）2D xPlaneカラードプラ短軸像および長軸像，（E）リアルタイム3D短軸像，（F）リアルタイム3D長軸回転像で観察できる．

179

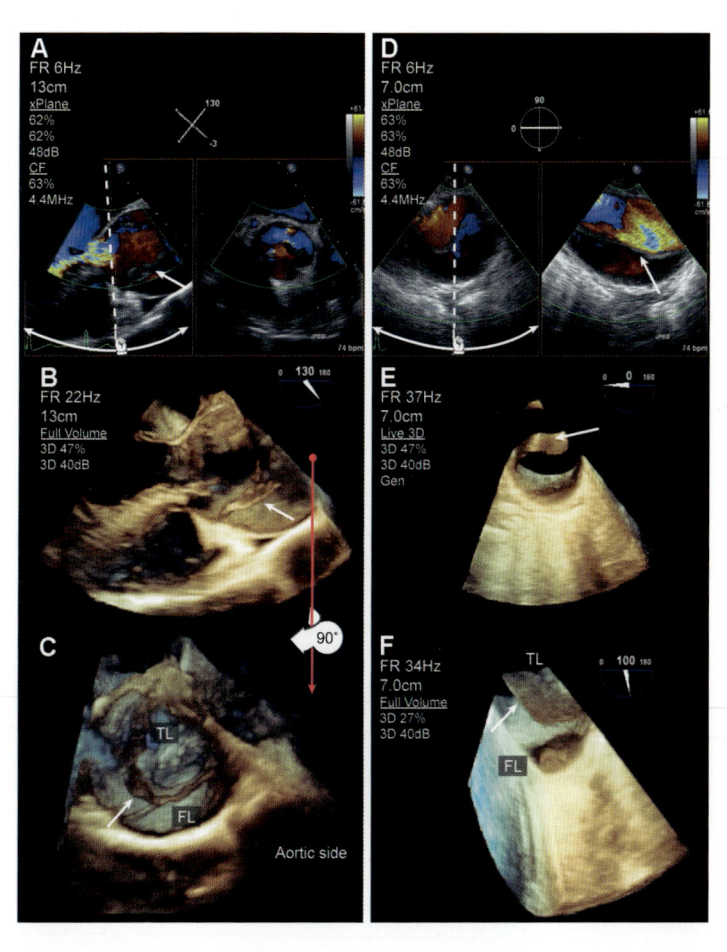

大動脈：大動脈解離

　Ehler Danlos 症候群の患者が，Bentall 術後の大動脈弓拡張のため，待機的再手術となった症例の画像を示す．拡張した大動脈弓と右冠動脈ボタン（矢印）が，（A）2D，（B）リアルタイム 3D 上部食道大動脈弓部短軸像および（C）3D Full Volume 長軸回転像で観察できる．付随所見として Stanford B 型慢性大動脈が見られ，偽腔内の血栓形成（矢印）が，（D）2D 中部食道下行大動脈長軸，短軸，および（E）3D Zoom 長軸像で観察される．エレファントトランク法による大動脈弓部置換術と，冠動脈ボタンを用いた冠動脈再建術が施行された．（F）3D Full Volume 上部食道大動脈弓長軸像で大動脈弓の人工血管が描出されている．（G）患者の下行大動脈に存在するエレファントトランクが，3D Full Volume 中部食道下行大動脈短軸回転像で確認できる．

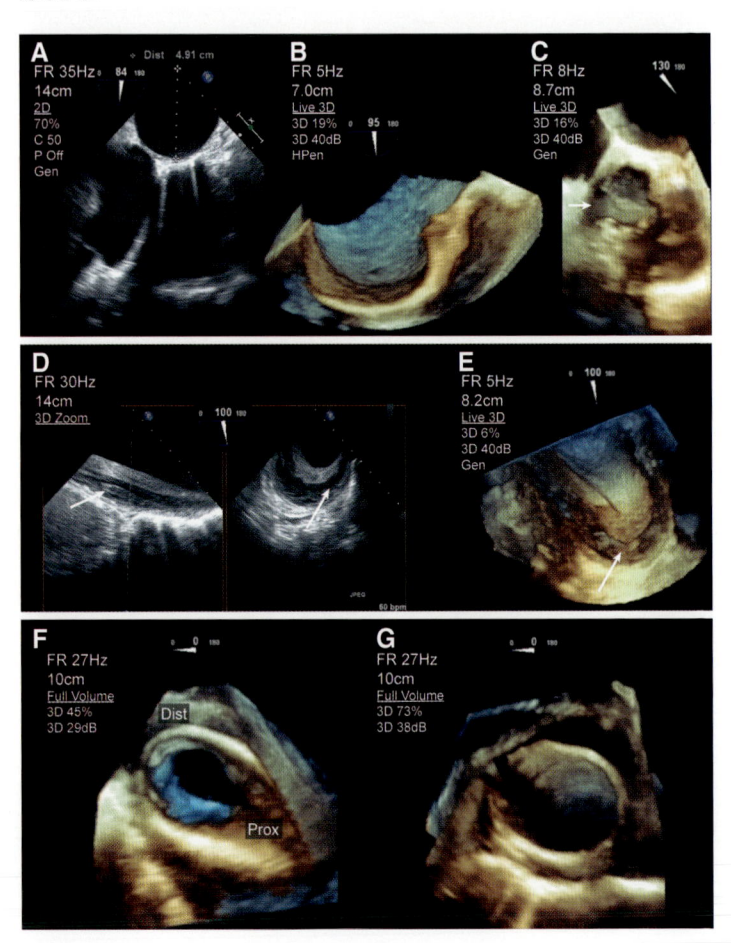

大動脈：血栓塞栓症

　大腿動脈内に塞栓を有する患者の画像を示す．（A）塞栓源検索のための術中経食道心エコーで，上行大動脈内に可動性を有する構造物が 2D カラードプラ中部食道大動脈弁長軸像で描出されている．患者に可動性の大動脈粥腫病変が存在することが判明し，摘出術が施行された．（B）粥腫が上行大動脈内膜に付着する様子が経大動脈壁エコーで描出されている．粥腫の（C）リアルタイム 3D 大動脈弁長軸非回転像，および（D）上行大動脈短軸回転像である．この患者の（E）外見が正常な大動脈と（F）摘出中の粥腫の術中所見を示す．

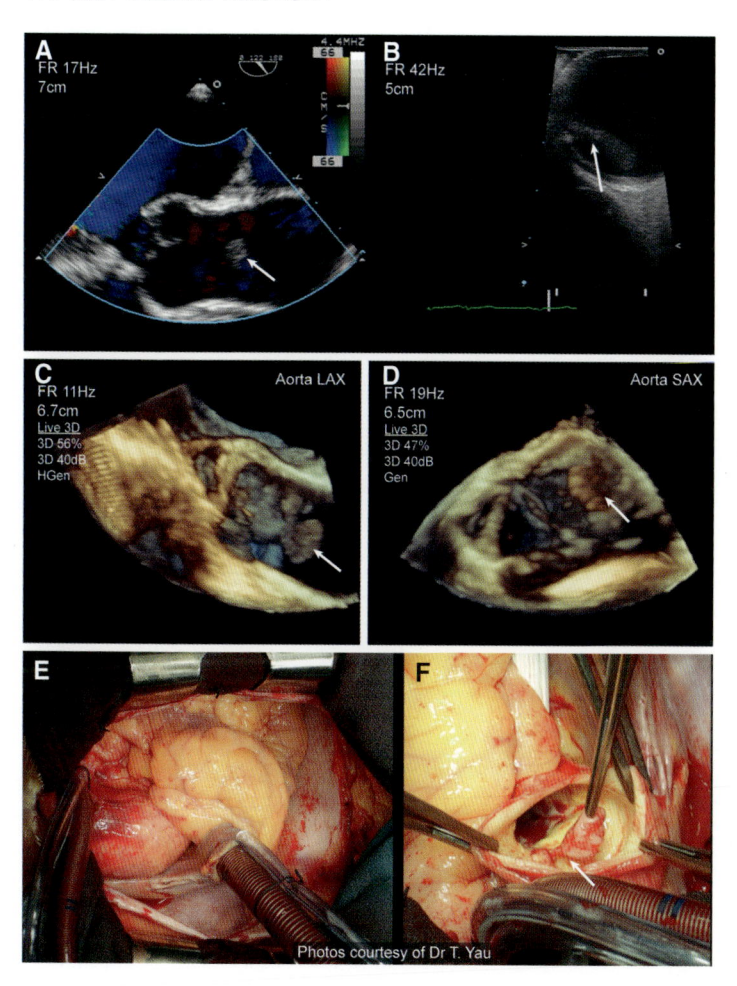

8 心腔内腫瘤

腫　瘤
　序　論……………………………………………………184
　粘液腫……………………………………………………185
　乳頭状線維弾性腫………………………………………186
　右室線維腫………………………………………………187
　脂肪腫……………………………………………………188
　転移性心臓腫瘍…………………………………………189
　前縦隔腫瘤………………………………………………190
　線維肉腫…………………………………………………191
　血管肉腫…………………………………………………192
　血　栓……………………………………………………193
　心内膜炎…………………………………………………194
　僧帽弁心内膜炎…………………………………………195
　大動脈弁心内膜炎………………………………………196
　心内膜炎による仮性動脈瘤……………………………197

腫瘍：序論

正常構造物

右房
- 分界稜（A）
- キアリネットワーク
- ユースタキウス弁（B）
- 櫛状筋
- テベシウス弁
- カニューレ

右室
- モデレーターバンド
- 肉柱

心房中隔
- 脂肪腫様肥厚（C）
- 心房中隔瘤

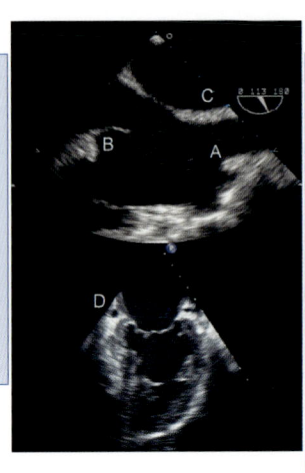

左房
- クマジン稜
- 冠状静脈洞（D）
- 櫛状筋

左室
- 異常腱索
- 仮性腱索
- 肉柱

大動脈弁
- アランチウス結節
- ランブル突出物

心膜
- 心膜脂肪
- 心膜横洞
- フィブリン塊
- 囊胞
- 左心耳副葉

病的構造物

- 心臓腫瘍　原発性心臓腫瘍（A）は稀（0.03%）：大多数は転移性（B）
  - （A）良性（75%）：粘液腫（30%）＞脂肪腫（10%）＞乳頭状線維弾性腫（9%）＞線維腫（4%）
  - （A）悪性（25%）：血管肉腫（9%）＞横紋筋肉腫（6%）＞中皮腫（2%）＞線維肉腫（1%）
  - （B）転移性：直接浸潤：肺，食道，乳房
    　　　　　　血管内浸潤：上大静脈（肺，甲状腺），下大静脈（腎臓，肝臓）
    　　　　　　血行性転移：リンパ腫，メラノーマ，白血病
- 血栓
- 心内膜炎／疣贅

3D TEE における心臓腫瘍の描出

3D TEE は，心臓腫瘍の評価に有効であり，2D TEE よりも多くの情報を得られる場合が多い．

心臓腫瘍に対する心エコー検査の役割として次のようなものがある：鑑別診断，手術計画へのアドバイス，切除後の残存の有無，長期抗凝固治療の必要性の判断．

そして，実際に評価する所見としては次のようなものがある：腫瘍の大きさ，位置，可動性，付着部位，外観，塞栓症の有無，心腔の閉塞の有無，近隣構造物への浸潤の有無，血栓や疣贅の有無．

この章では，様々な病的心臓内腫瘍の画像にフォーカスを当てる．

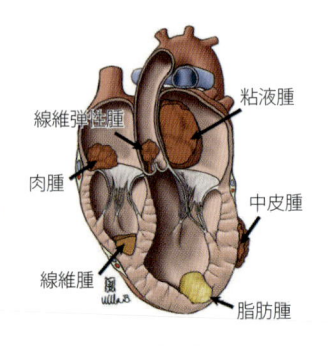

腫　瘤：粘液腫

　心臓粘液腫は，心房中隔に付着する茎を有する単発性の腫瘍であり，左房＞右房＞右室＞左室の順に多く認められる．大部分の粘液腫の外観は表面平滑な円形状であり，出血や石灰化を伴う場合もある．稀に絨毛様の外観のものがあり，その場合には塞栓症の可能性が上昇する．

　（A）2D カラードプラと（B）Live 3D 中部食道長軸像で，巨大な左房粘液腫が僧帽弁から逸脱し，機能的僧帽弁狭窄を起こしているのが分かる．（C）xPlane を用いて，様々な角度から腫瘤周辺を観察すると腫瘤の付着範囲，表面の性状，解剖学的位置関係が詳細に判明する．（D）3D Full Volume 右室流出路像で，心房中隔の付着部と腫瘤の境界が明瞭に描出されている．
　3D Zoom を用いて，2つの異なった巨大粘液腫の表面を比較する．左房からの surgeon's orientation で，（E）表面平滑な円形状，（F）絨毛様の表面であるのが分かる．

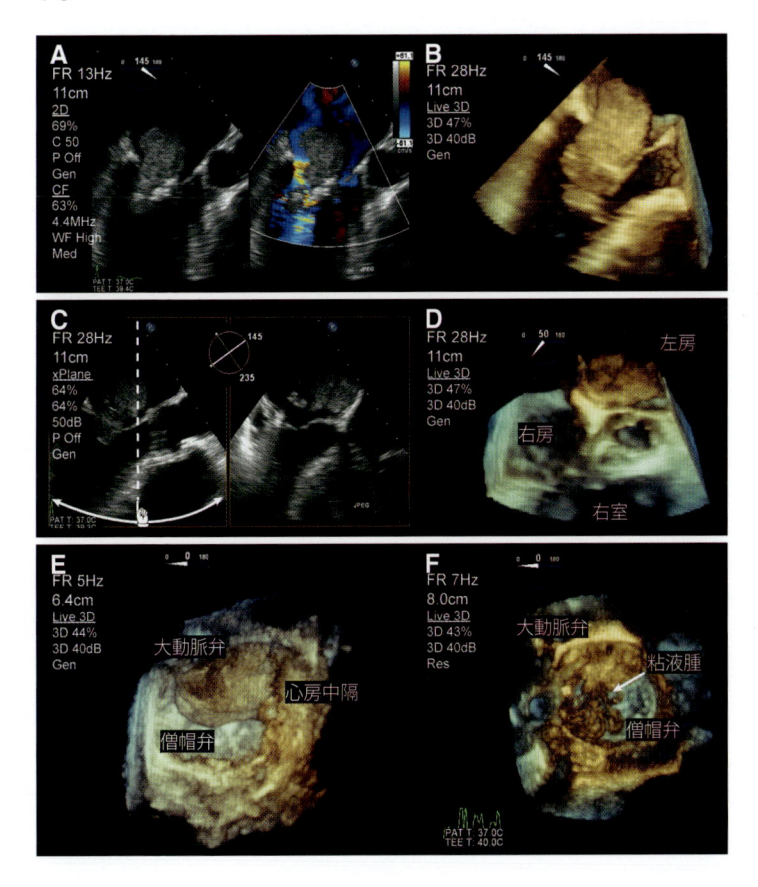

腫　瘤：乳頭状線維弾性腫

　乳頭状線維弾性腫は，小さく分葉した可動性腫瘤で，大動脈弁＞僧帽弁＞三尖弁，肺動脈弁の順に多く認められる．また，弁組織以外の部位に発生する場合もある．（A）xPlane（左 - 中部食道大動脈弁長軸像，右 - 左室流出路短軸像）で，左室流出路に小さい円形の可動性腫瘤（矢印）が観察される．Live 3D 像で，大動脈弁および心室中隔から独立した境界明瞭な分葉状腫瘤が認められる：（B）回転を加えないそのままの Live 3D 像，（C）回転させ上から見た Live 3D 像．（D）左室をクロッピングし，左室流出路側へ回転させた 3D Full Volume 中部食道像では，大動脈弁下部で腫瘤が心室中隔に付着する様子が観察される．（E）術中所見．大動脈切開下に単純腫瘤摘出術が行われた．

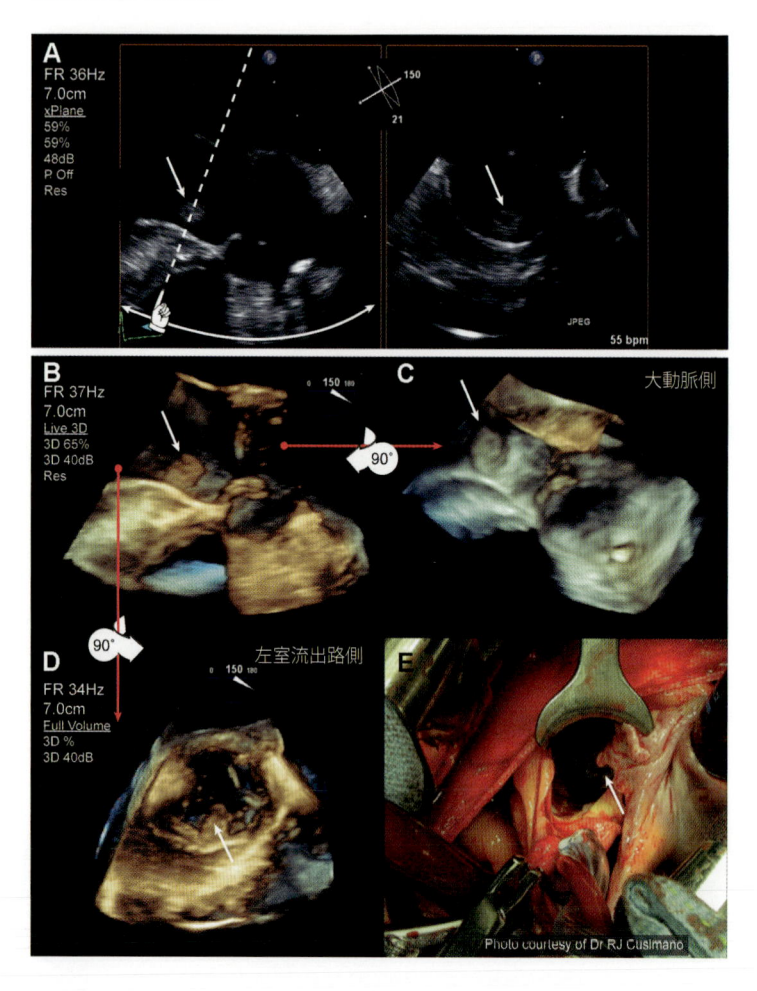

腫　瘤：右室線維腫

　右室線維腫は，心室内に限局する単発性の境界明瞭な腫瘤として認められる場合が多い．（A）xPlane（左 - 中部食道四腔断面像，右 - 修正右室流出路像）で，右室自由壁と乳頭筋に腫瘍が広く付着している所見が観察される．（B）この症例では，右室を正確に Live 3D 像で構築し，それをガイド下に腫瘍の全切除を行った．（C）手術所見である．前乳頭筋の部分切除とその reimplantation，ウシ心膜を使った右室自由壁の再建，弁輪形成リングによる三尖弁修復が行われた．3D Full Volume 像における弁輪形成リングの（D）側方および（E）右房側からの所見．

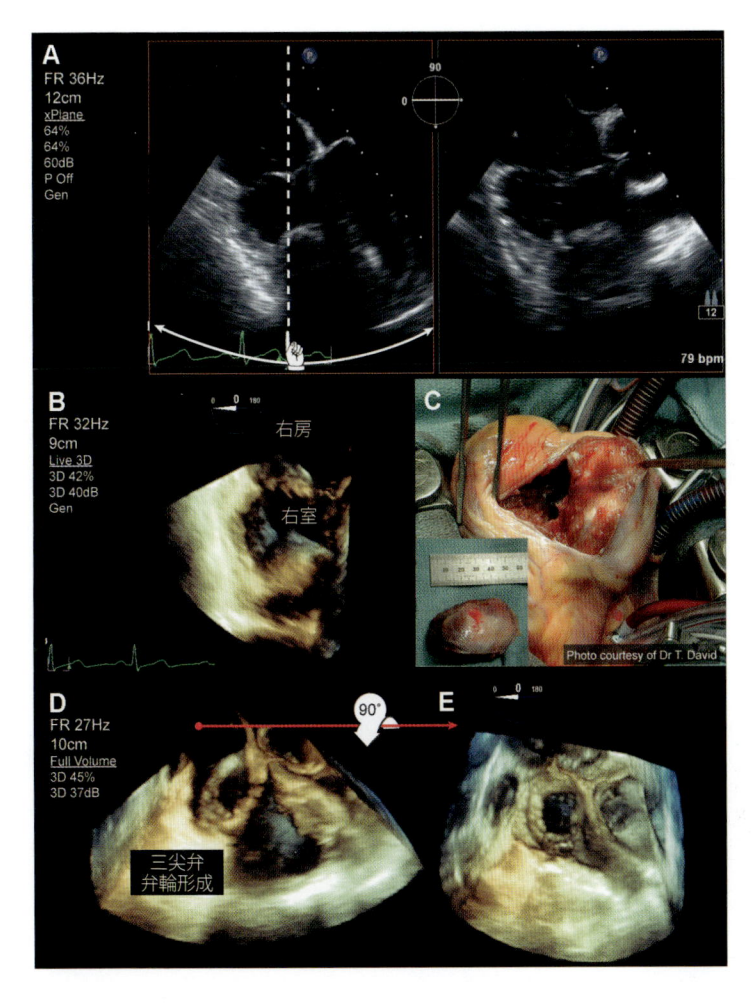

腫　瘤：脂肪腫

　脂肪腫は，右房や左室に限局する柔らかな分葉状腫瘤であり，その頻度は心房中隔の脂肪腫様肥厚よりも稀である．（A）2D 中部食道大動脈弁長軸像，（B）四腔断面像，（D）3D Full Volume 中部食道四腔断面像で，左室内にエコー輝度の高い大きな腫瘤が認められる．（C）3D Full Volume 中部食道長軸像では，腫瘤が左室流出路と僧帽弁装置から独立し，左室前壁と前外側乳頭筋に付着している所見が観察される．3D Full Volume 中部食道長軸像で左室の前壁中隔をクロッピングすると，付着部位が描出可能である．（E）3D Full Volume 中部食道長軸像を zoom し，回転させると，僧帽弁と大動脈弁が画面上方となり，左室心尖部（矢印）から腫瘤が観察できる．僧帽弁逆流等の合併症を引き起こすことなく，腫瘤は全摘出された．

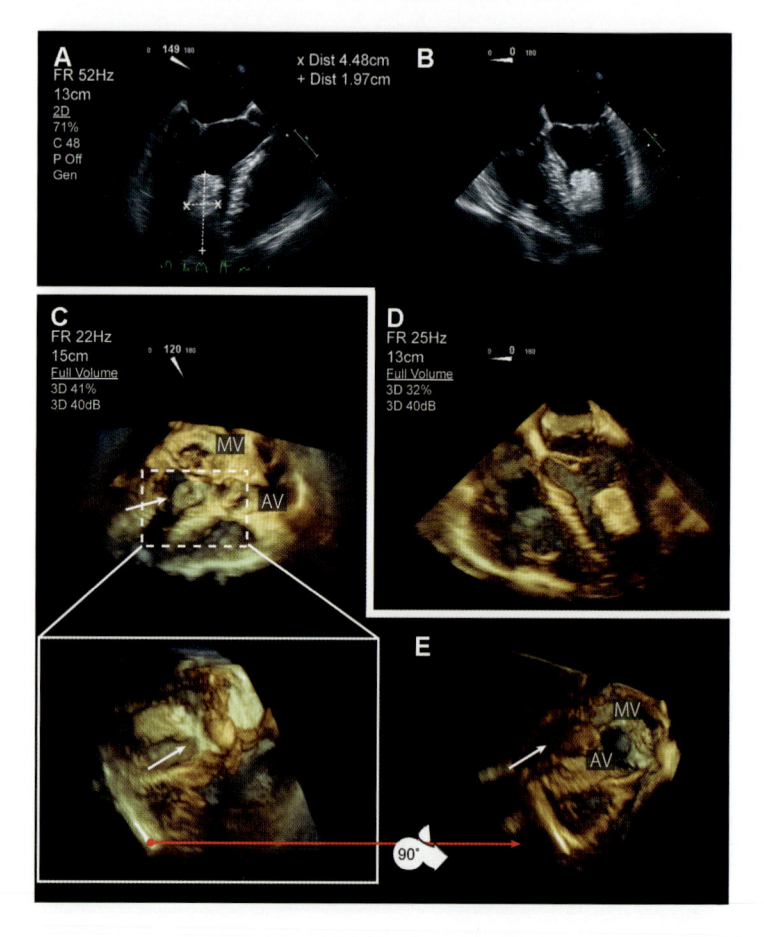

腫　瘤：転移性心臓腫瘍

転移性腫瘍が悪性心臓腫瘍の中で最も多く，心膜や心筋が病変に巻き込まれる場合がある．

次の患者では，心臓内に転移性メラノーマが2か所認められる．
（A）xPlane（右‐修正中部食道四腔断面像，左－修正中部食道右室流出路像）で，心房中隔と大動脈弁無冠尖に付着し，三尖弁に近接する右房内腫瘤（矢印）が観察される．（B）3D Full Volume 中部食道五腔断面像を回転させることで，右房内腫瘤の付着部と卵円孔開存が明瞭となる．もう1か所の転移性腫瘍は左室内に認められる．（C）左室心尖部壁に腫瘍は存在しているものの，xPlane では不明瞭である．（E）3D Full Volume 中部食道四腔断面像を回転させることで，僧帽弁および乳頭筋から独立し，左室後側方セグメントに位置する腫瘍が描出できる．いずれの腫瘍も全摘出され，卵円孔閉鎖も同時に行われた．（D）（F）腫瘍の術中所見である．

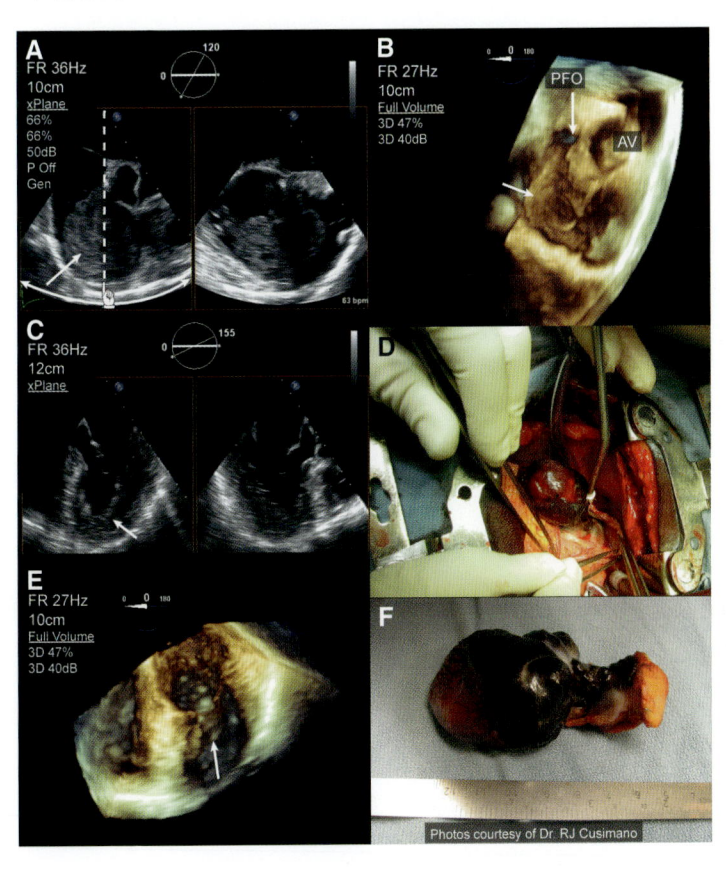

腫　瘍：前縦隔腫瘍

（A）2D 経胃短軸像，（B）2D 修正中部食道二腔断面像で，心膜に浸潤する悪性度の高い胸腺腫が観察される．（B）2D および（C）3D Full Volume 中部食道二腔断面像で，巨大な胸腺腫が，左房と主肺動脈（赤矢印）を外部から圧迫する所見が認められる．主肺動脈を巻き込み，また，心筋への直接浸潤が認められたため，本症例は手術不可能と判断された．

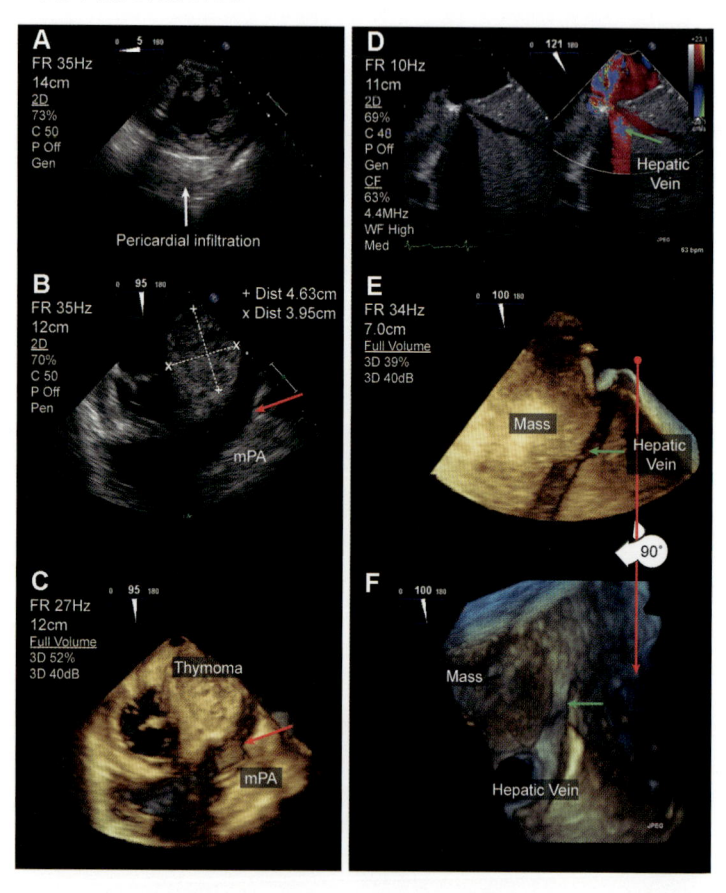

（D）2D 経胃下大静脈カラードプラ像．（E）3D Full Volume 像から，腎細胞癌が下大静脈内へ進展し，肝静脈（緑矢印）を圧迫している所見が観察される．腫瘍は右房近くにまで到達する．（F）3D Full Volume 像を回転させ，クロッピングすることで，右房直下の下大静脈内に存在する腫瘍を描出できる．この像から，下大静脈の閉塞と肝静脈が狭窄している様子が分かる．この症例では，根治的腎摘出術と腫瘍を含めた下大静脈の部分切除術が行われた．

190

腫　瘤：線維肉腫

（A）2D中部食道四腔断面像で，左上肺静脈に近接し，左房壁に付着する巨大な肉腫が観察される．（B）3D Full Volume 中部食道像を回転させることで，腫瘍により右肺動脈がやや狭小化し，また，左心耳の上方で左上肺静脈（矢印）に浸潤する所見が認められる．（C，D）大きな腫瘤が，弁に付着しておらず，僧帽弁から逸脱し，機能的僧帽弁狭窄と逆流を生じている．（E）3D Zoom 像に 5 mm 間隔のグリッド線を重ねて，腫瘤径のオンライン評価を行っている．（F）腫瘤が左肺に広く浸潤していたため，左肺切除，左房切除および再建，僧帽弁置換術を行った．

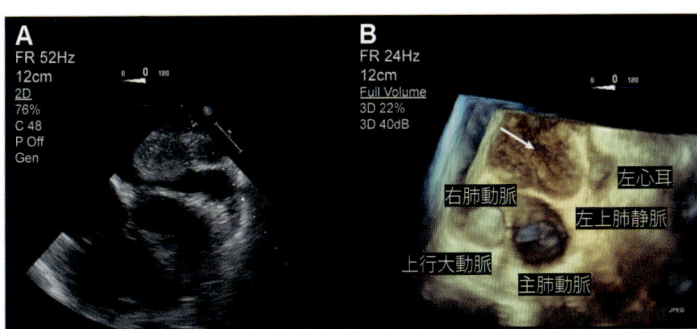

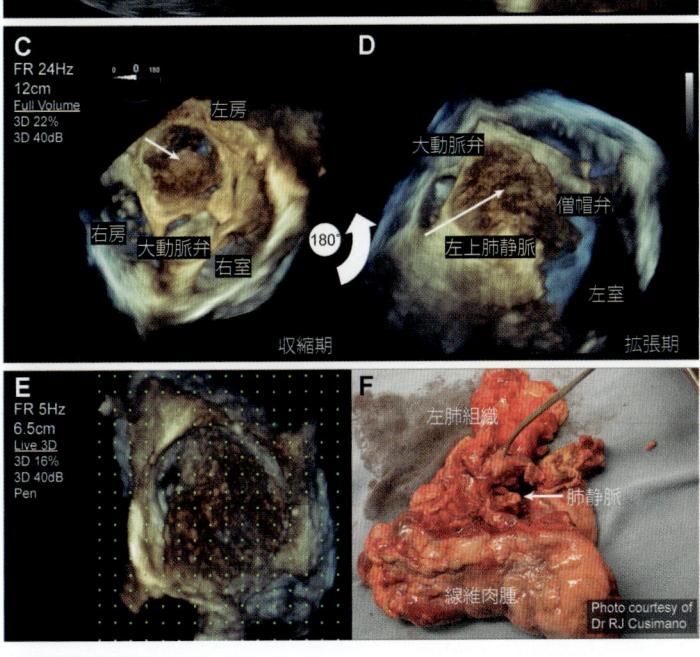

腫　瘤：血管肉腫

　血管肉腫は右房・下大静脈接合部に好発し，結節状の幅広い頸部を有する腫瘤である．胸膜や心膜に局所浸潤する場合がある．右房・下大静脈接合部に存在する血管肉腫が，（A）2D修正中部食道四腔断画像，（B）中部食道上下大静脈像で右房中央部に描出されている．

　（C）3D Full Volume 像で，右房・下大静脈接合部に腫瘍が観察される．（D）3D Zoom で，結節状の腫瘍が肝臓に近接する所見が認められる．（E）循環停止下で，腫瘍切除と右房・下大静脈の部分切除が行われた．（F）3D カラードプラ修正中部食道上下大静脈像で，再建された右房・下大静脈接合部を通過する層流血流のカラーフロー像．

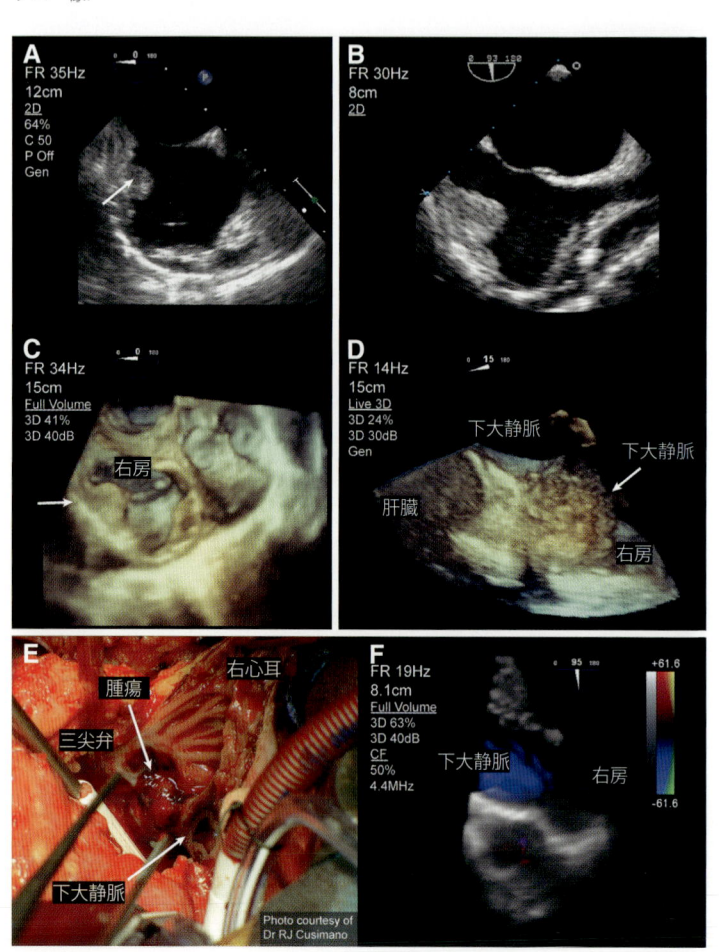

腫 瘍：血 栓

　血栓の形状は，薄い壁在性のものから，柔らかな可動性のものまで様々である．通常，左心耳や左室心尖部に存在，あるいは，カテーテル・ペーシングワイヤー・腫瘤に付着して認められる場合が多い．肺動脈塞栓のために右室不全を呈している患者の画像を次に示す（A→D）．
　（A）2D 中部食道右室流出路像で右房血栓（矢印）が認められる．
　（B）Live 3D 右室流出路像と（C）その回転像で，心房中隔から卵円孔および三尖弁を通過し，蛇行する可動性腫瘤が観察される．
　（D）術中に右房及び肺動脈から 20 cm に亘る血栓が摘出された．
　僧帽弁および三尖弁置換が必要なリウマチ性弁疾患の患者の画像である（E，F）．
（E）2D および（F）Live 3D 中部食道二腔断面の回転像で，偶然にも可動性のある血栓（矢印）が左心耳内に見つかった．

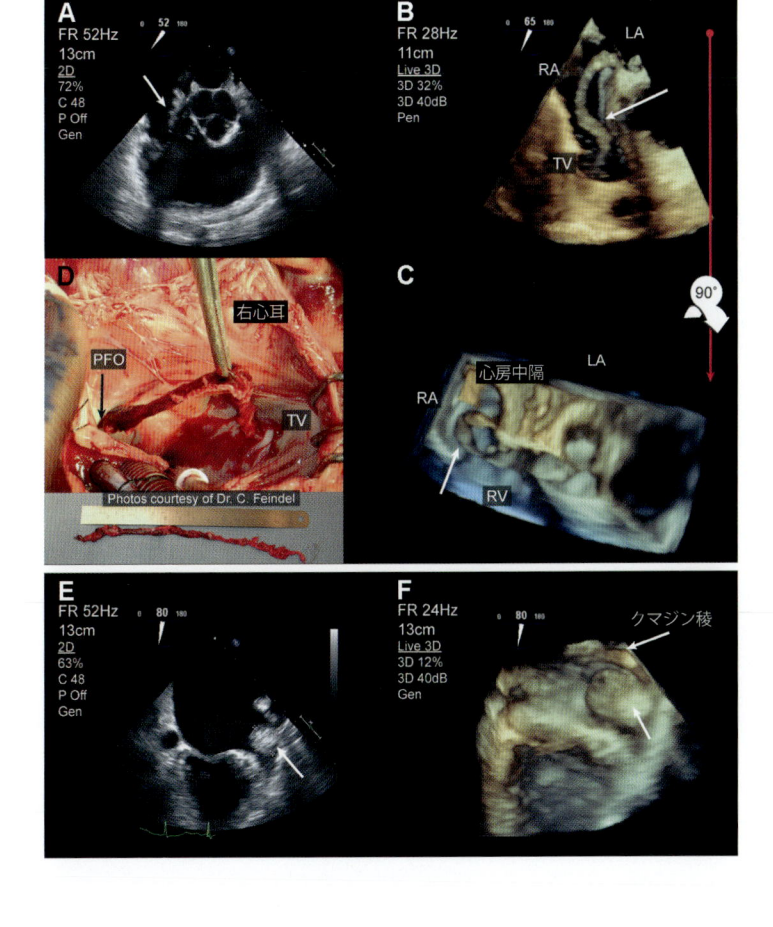

腫瘍：心内膜炎

感染性心内膜炎
心内膜表面の微生物感染である．
自己弁と人工弁置換後で異なるが，3-20%の発生率である．

Duke 臨床診断基準 (Source : Durack DT, et al. Am J Med 1994 ; 96 : 200-9.)
病理診断：疣贅に微生物が観察される．
臨床診断：大基準2つ，もしくは大基準1つ＋小基準3つ，もしくは小基準5つを満たす．
- 大基準：1) 血液培養陽性
  2) 心エコー所見
    - 疣贅：弁またはその支持組織の上，または逆流ジェットの通り道，または人工物の上に観察される解剖学的に説明できない振動性の心内腫瘤
    - 人工弁の新たな部分的裂開
    - 膿瘍
    - 新たな弁逆流の発生
- 小基準：1) 素因（心疾患，静注薬物の常用），2) 発熱（38°以上），3) 血管現象，4) 免疫学的現象：糸球体腎炎，Osler 結節，Roth 斑，5) 微生物学的所見，6) 心エコー所見（大基準は満たさない所見）
    - 弁穿孔：弁葉を通過するジェット，偏心性ジェット等
    - 肥厚性結節
    - 可動性のない腫瘤

心内膜炎の素因 (Source : Circulation 2007 ; 116 : 1736-54.)

高リスク群（予防的抗生剤使用）
- 人工弁あるいは弁形成術後
- 心内膜炎の既往
- 弁膜症のある心移植
- 先天性心疾患
  - 未治療のチアノーゼ
  - 生後6ヶ月以内で人工物を用いた修復術
  - 人工物が挿入されている部位での残存病変の修復

中リスク群[a]
- 後天性弁疾患
  - リウマチによるもの
  - 変性によるもの
  - 僧帽弁逆流を伴う，あるいは伴わない僧帽弁逸脱
- 先天性心疾患
  - 心房中隔欠損，心室中隔欠損術後
  - 生後6ヶ月以降の動脈管開存
  - 複雑性心奇形
- 肥大型心筋症

低リスク群[a]
- 単独の心房中隔欠損
- 粥腫の存在
- 冠動脈バイパス術
- ペースメーカー挿入

([a] 現在，予防的抗生剤は推奨されていない)

心内膜炎の合併症
- 心不全：死亡率の最大の予測因子
- 塞栓：僧帽弁疣贅＞大動脈弁疣贅
- 膿瘍：隣接する組織内に，心腔あるいは血管と交通をもたず，無拍動でカラードプラにおいて血流が検出されない低輝度領域が観察される．
- 瘻孔：心腔間の異常交通で，カラードプラ血流が検出される．
- 弁間線維組織の仮性動脈瘤：大動脈弁輪と僧帽弁前尖基部の間の無エコー領域として認められ，左室流出路からの拍動性収縮期血流が観察される．

外科医に伝えるべきこと
- 疣贅（場所，大きさ，個数）
- 弁の病態（先行する）
- 弁機能（狭窄，逆流）
- 合併症の有無（膿瘍，仮性動脈瘤，瘻孔）

腫　瘤：僧帽弁心内膜炎

疣贅
- 軟部組織と等輝度である．
- 不整な形状である．大きさの確認をする．
- 可動性を有する（他の心臓構造物から独立した動き）．
- 全ての弁を確認する．
- 逆流ジェットの低圧側に発生する．
- 大動脈弁逆流ジェット→大動脈弁の左室側，僧帽弁腱索
- 僧帽弁逆流ジェット→僧帽弁の左房側，左房壁
- 三尖弁逆流ジェット→三尖弁の右房側
- 心室中隔欠損孔→欠損孔の右室側
   （二次的に肺動脈弁や三尖弁に発生することがある）
- 正常弁の通過障害を引き起こす場合がある．
- 弁機能の低下を引き起こす場合がある．
- 人工物の挿入に関連する．

（A）2D 中部食道像およびそのカラー像で，小さな可動性の疣贅（矢印）が僧帽弁位生体弁に付着し，僧帽弁逆流の原因となる所見が認められる．（B）Live 3D 修正四腔断面像で，収縮期と拡張期で腫瘤が人工弁（矢状断）の対側に位置し，逸脱する様子が観察される．（C）人工弁全体の 3D Zoom のデータを回転し，surgeon's view とした像．（D）左室方向から観察した view で，弁支柱と共に単発性腫瘤が認められる．弁の離開や膿瘍はなく，僧帽弁置換術が施行された．

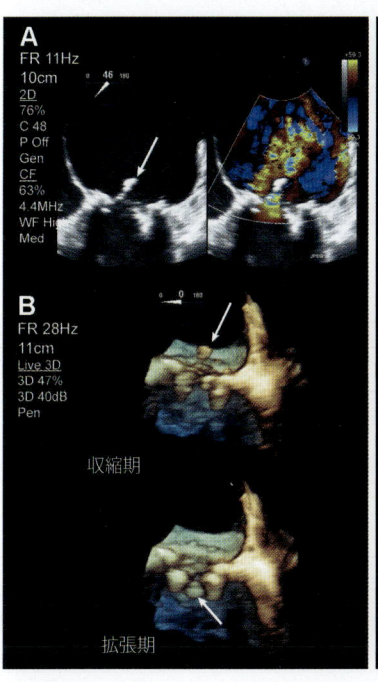

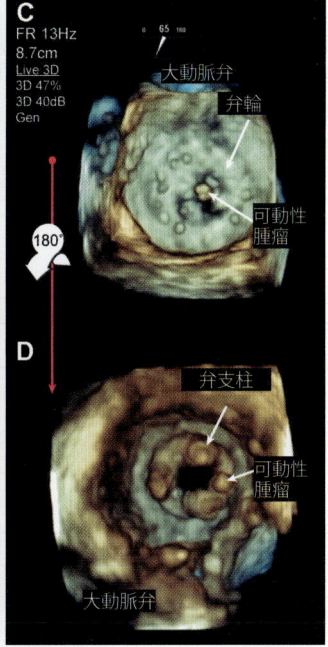

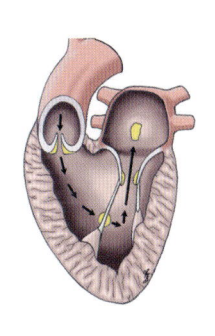

腫　瘤：大動脈弁心内膜炎

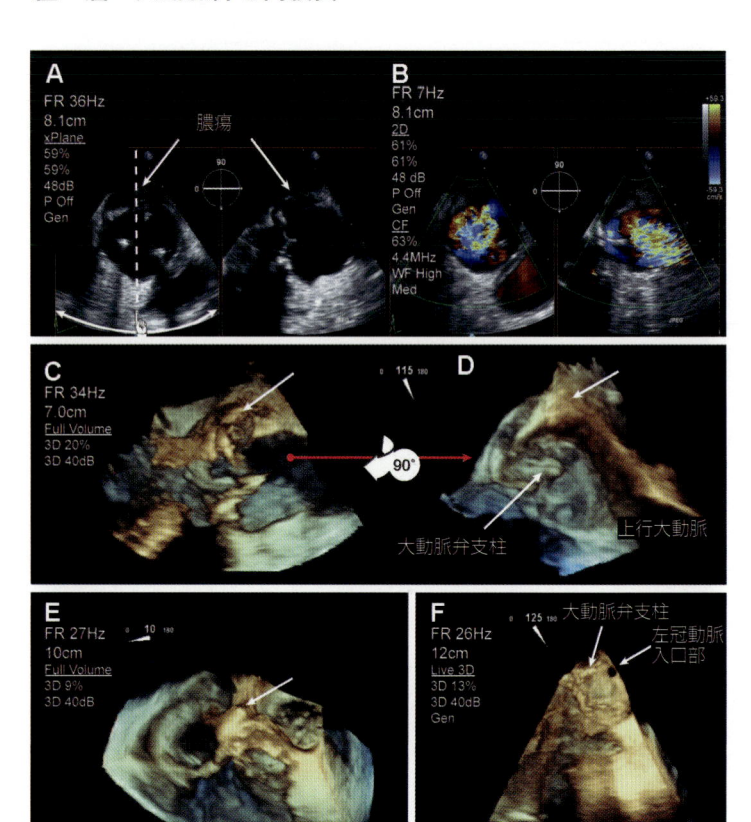

　大動脈弁および三尖弁の生体弁置換術後に心内膜炎となった患者の画像である．
（A）（B）xPlane で，自己弁の無冠尖・左冠尖の位置にカラーが検出されない大動脈弁位生体弁周囲の膿瘍が描出され，仮性大動脈瘤でないことが判断できる．また，弁を通過する加速血流から大動脈弁狭窄が示唆される．（C）3D Full Volume 中部食道大動脈弁長軸像と（D）その回転像で，膿瘍が弁間線維組織（矢印）まで進展していることが分かる．（E）3D Full Volume 中部食道四腔断面の回転像で，三尖弁位生体弁に明かな疣贅は認めないが，膿瘍が心房中隔（矢印）まで進展する所見が認められる．（F）Live 3D 大動脈弁長軸像で，大動脈内腔面や弁支柱が明瞭に描出され，肉芽組織が大動脈基部だけでなく，左冠動脈付近にまで進展する様子が観察されるが，左冠動脈入口部は開存している．この症例では，大動脈弁のホモグラフト置換，僧帽弁輪形成，三尖弁置換，心房中隔及び心室中隔膜性部のパッチ閉鎖が行われた．

腫　瘤：心内膜炎による仮性大動脈瘤

　機械弁による僧帽弁置換後の患者に認められる弁間線維組織の仮性大動脈瘤．大動脈弁輪と僧帽弁前尖基部の間にエコーフリースペース（矢印）が観察される．カラードプラ 2D 中部食道大動脈弁長軸像でこの空間にカラー（矢印）が検出され，（B）2D 中部食道大動脈弁短軸像で収縮期に拡張する所見が得られた．（C）術野所見，（D）Live 3D 中部食道大動脈弁短軸像，（E）その 3D Zoom 回転像から，心基部に膿瘍が存在することが分かる．

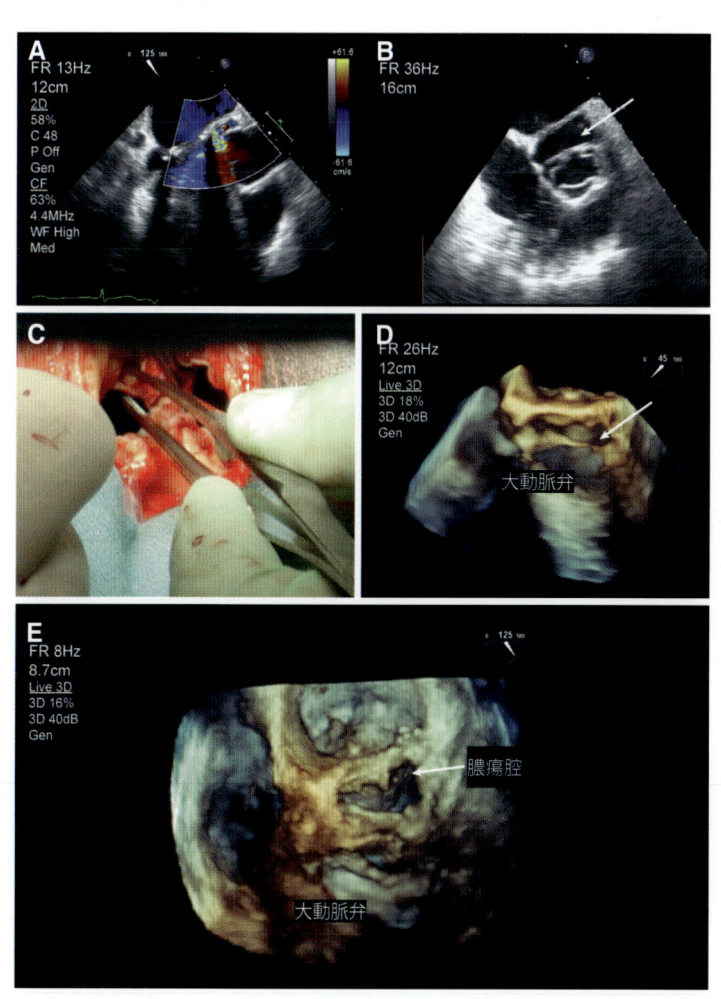

9

先天性心疾患
3D イメージング

先天性心疾患
　TEE による主要心区分分析法……………………………… 200
　先天性心疾患の主要心区分分析法………………………… 201
　分　類……………………………………………………… 202
　心房中隔の 3D 評価……………………………………203-205
　心房中隔と卵円孔開存（PFO）…………………………… 206
　心房中隔欠損……………………………………………… 207
　二次孔型心房中隔欠損…………………………………… 208
　デバイスによる欠損孔閉鎖……………………………… 209
　一次孔型心房中隔欠損…………………………………… 210
　静脈洞型心房中隔欠損…………………………………… 211
　心室中隔欠損…………………………………………212-215

先天性心疾患：TEE による主要心区分分析法

1. **心房位（situs）の同定**
   - 心房位（situs）：solitus（正位），inversus（逆位 - 正常のミラーイメージ），ambiguous（不定位 - 右側 or 左側）
   - 内臓位（abdominal situs）：solitus（正位），inversus（逆位），heterotaxia（錯位）
2. **心室位の同定**
   - 胸腔内の位置に基づく分類〔dextro（右位）／meso（正中）／levo（左位）〕
   - 心尖方向に基づく分類〔dextro（右心症）／meso（正中心）／levo（左心症）〕
3. **3 つの主要心区分の同定（1，2 を含む）**
   - 心房：両心耳の形態学的特徴による分類（次表）
   - 心室：両心室の形態学的特徴による分類（次表）
   - 大血管の診断：主肺動脈の左右への分岐．大動脈：冠動脈の起始など

右房の形態学的特徴	左房の形態学的特徴
広い頸部を有する心耳	鉤状の狭い頸部を有する心耳
広範囲に存在する櫛状筋	心耳内のみに存在する櫛状筋
IVC と CS の境界に位置する弁	

	右室	左室
房室弁	三尖	二尖（前尖のクレフトを除く）
弁葉の心室中隔への付着	中隔尖がある	中隔尖はない
弁輪の位置	心尖部寄り（下方である）	心基部寄り
心尖部	肉柱が顕著である	肉柱が顕著でない
モデレーターバンド	あり	なし
漏斗部	あり	なし

心室の大きさ，形および壁厚では右室と左室の鑑別はできない．
櫛状筋が粗く心室中隔が存在しない場合，形態学的に確定できない（単心室）．
三尖弁は常に右室に，僧帽弁は常に左室に付着する．

4. **関係診断（define the connections）**
   心房心室結合（atrioventricular connection）
   - 正位（concordant）：右房-右室，左房-左室
   - 逆位（discordant）：右房-左室，左房-右室
   - 不定位：相同（isomeric）
   - 単心室房室結合には 3 つのパターンがある．
     右側房室結合欠如，左側房室結合欠如，両房室弁同時挿入
   - 房室弁の形態
     騎乗（straddling もしくは over-riding），狭窄，逆流，異形成，半閉鎖

   心室大血管結合（ventriculo-arterial connection）
   心室から起始する大血管が 2 本ある場合：
   - 正位（concordant）：右室-肺動脈，左室-大動脈
   - 逆位（discordant）：右室-大動脈，左室-肺動脈
   - 弁の形態
     大動脈弁は常に大動脈に付着する．肺動脈弁は常に肺動脈に付着する．
   - 両大血管同室起始
     大動脈および肺動脈が一つの心室から起始する．心室中隔に騎乗している大血管については，その弁輪の半分以上が架かっている心室側から起始していると見なす．

   心室から起始する大血管が 1 本である場合：
   - 単一大血管起始
     総動脈幹 I-III 型，総動脈幹 IV 型（今日では総動脈幹に分類されない）
   - 流出路
     筋性（右室流出路），線維性（左室流出路）

先天性心疾患：先天性心疾患の主要心区分分析法

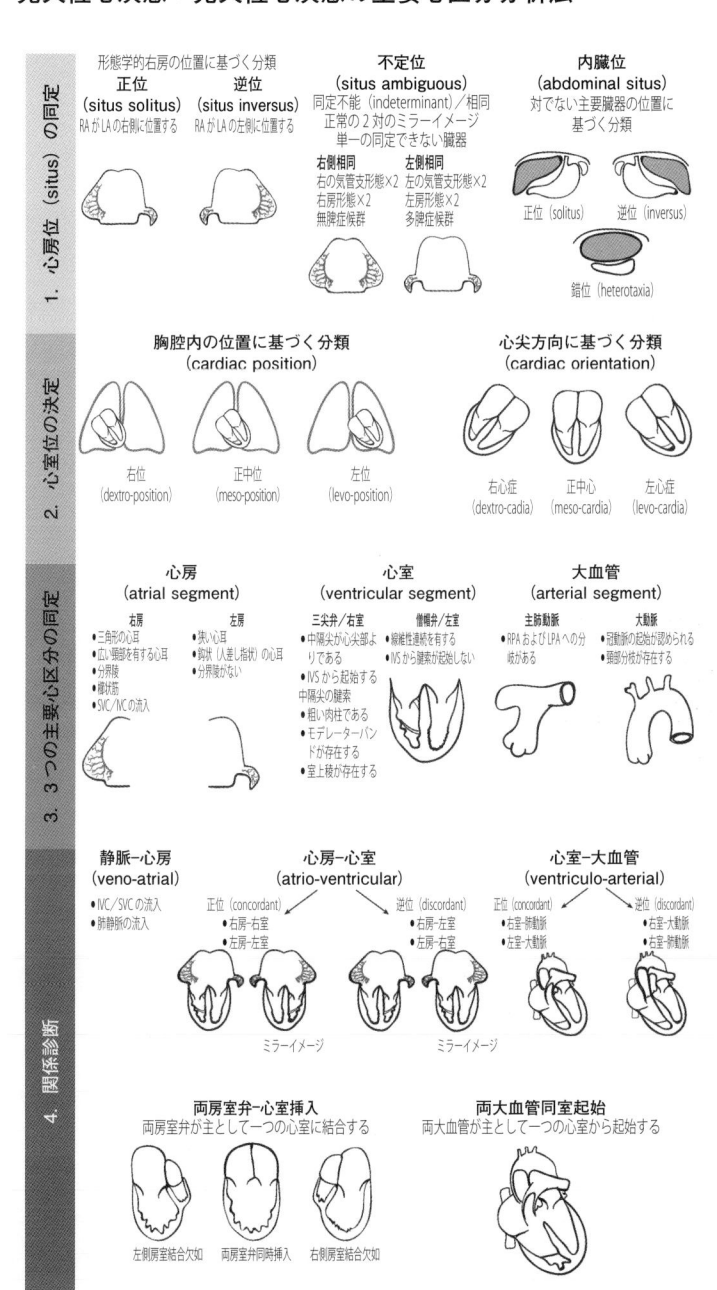

1. 心房位（situs）の同定

形態学的右房の位置に基づく分類

正位（situs solitus） RAがLAの右側に位置する

逆位（situs inversus） RAがLAの左側に位置する

不定位（situs ambiguous）
同定不能（indeterminant）／相同 正常の2対のミラーイメージ 単一の同定できない臓器

右側相同 右の気管支形態×2 右房形態×2 無脾症候群

左側相同 左の気管支形態×2 左房形態×2 多脾症候群

内臓位（abdominal situs）
対でない主要臓器の位置に基づく分類

正位（solitus） 逆位（inversus） 錯位（heterotaxia）

2. 心室位の決定

胸腔内の位置に基づく分類（cardiac position）
- 右位（dextro-position）
- 正中位（meso-position）
- 左位（levo-position）

心尖方向に基づく分類（cardiac orientation）
- 右位症（dextro-cadia）
- 正中心（meso-cardia）
- 左心症（levo-cardia）

3. 3つの主要心区分の同定

心房（atrial segment）

右房／右心耳
- 三角形の心耳
- 広い頸部を有する心耳
- 分稜
- 櫛状筋
- SVC/IVCの流入

左房／左心耳
- 狭い心耳
- 鉤状（人差し指状）の心耳
- 分界線がない

心室（ventricular segment）

三尖弁／右室
- 中隔尖が心尖部よりである
- IVSから起始する中隔尖の腱索
- 粗い肉柱である
- モデレーターバンドが存在する
- 室上稜が存在する

僧帽弁／左室
- 繊維性連続を有する
- IVSから腱索が起始しない

大血管（arterial segment）

主肺動脈
- RPAおよびLPAへの分岐がある

大動脈
- 冠動脈の起始が認められる
- 頸部分枝が存在する

4. 関係診断

静脈-心房（veno-atrial）
- IVC/SVCの流入
- 肺静脈の流入

心房-心室（atrio-ventricular）

正位（concordant）
- 右房→右室
- 左房→左室

逆位（discordant）
- 右房→左室
- 左房→右室

ミラーイメージ

心室-大血管（ventriculo-arterial）

正位（concordant）
- 右室→肺動脈
- 左室→大動脈

逆位（discordant）
- 右室→大動脈
- 左室→肺動脈

両房室弁-心室挿入
両房室弁が主として一つの心室に結合する

左側房室結合欠如　両房室弁同時挿入　右側房室結合欠如

両大血管同室起始
両大血管が主として一つの心室から起始する

All image courtesy of Willa Bradshaw

先天性心疾患：分　類

1. 中隔欠損
   - 心房中隔欠損（ASD）
     一次孔型，二次孔型，静脈洞型，冠静脈洞
   - 心室中隔欠損（VSD）
     流出路，筋性部，流入路，膜性部
   - 房室中隔欠損（AV canal defects）
2. 僧帽弁流入路の疾患
   - 肺静脈還流異常（TAPVD，PAPVD）
   - 三心房心
   - 僧帽弁狭窄（弁上，パラシュート）
   - 僧帽弁閉鎖
3. 左室流出路の疾患
   - 大動脈弁下狭窄および大動脈弁上狭窄
   - 大動脈弁狭窄
   - バルサルバ洞動脈瘤
4. 大動脈の疾患
   - 動脈管開存
   - 大動脈縮窄，大動脈閉鎖
   - 総動脈幹
   - その他の血管走行異常
5. 三尖弁の疾患
   - エプスタイン奇形
   - 三尖弁閉鎖
6. 右室流出路の疾患
   - （肺動脈弁上狭窄）ファロー四徴
   - 肺動脈弁狭窄，肺動脈弁閉鎖
7. 心腔と弁が異常配列による疾患
   - 心房心室不一致
   - 心室動脈不一致（大血管転位）
   - 両房室弁－心室挿入（単心室に伴う）
   - 両大血管右室起始および両大血管左室起始

Source : Russell IA, et al. Anesth Analg 2006 ; 102 : 694-723.

　3D TEE は，複雑心奇形の病態を評価・理解するにあたり安全に使用されている．リアルタイム 3D 評価は，経皮的手技（例えば，心房中隔欠損閉鎖術）のガイドとして，補完的手技の有用性が証明されている．

非チアノーゼ性疾患	チアノーゼ疾患
心室中隔欠損	D 型（右旋性）大血管転位
心房中隔欠損	総肺静脈還流異常
動脈管開存	総動脈幹
肺動脈狭窄	ファロー四徴
大動脈縮窄	三尖弁閉鎖
エプスタイン奇形	単心室症

先天性心疾患：心房中隔の 3D 評価

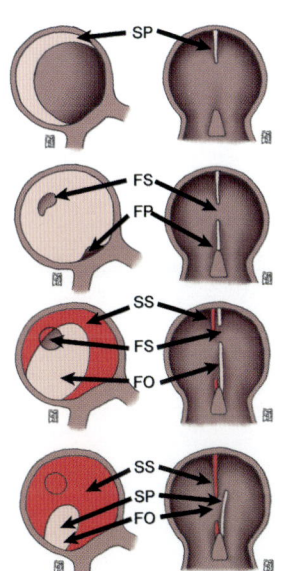

心房中隔（IAS）の発生

1. 一次中隔（SP）が心房の頭背側の壁から心内膜床方向に発生する．心内膜床上部に一次孔（FP）と呼ばれるスペースが残存する．
2. SP 上部に裂孔が出現し，二次孔（FS）を形成する．また，SP が心内膜床と癒合し，部分的に再吸収される．
3. 二次中隔（SS）が腹側上部から発生し，FS と FP を被う．被覆されなかった部分は SP により蓋をされた状態となり卵円孔（FO）として残存する．
4. 一次中隔上部は消失し，一次中隔下部は卵円孔の"弁"となる．

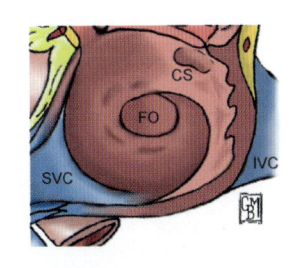

心房中隔の 3D TEE 評価では，中隔とビームの位置関係と中隔自体が薄い膜であることからエコードロップアウトを起こし易い．

（A）2D 中部食道上下大静脈像（B）3D 中部食道上下大静脈像（未回転像および回転像）回転像では，左房側の心房中隔の一部分のみしか観察できない．右房に流入する上大静脈と下大静脈が認められる．

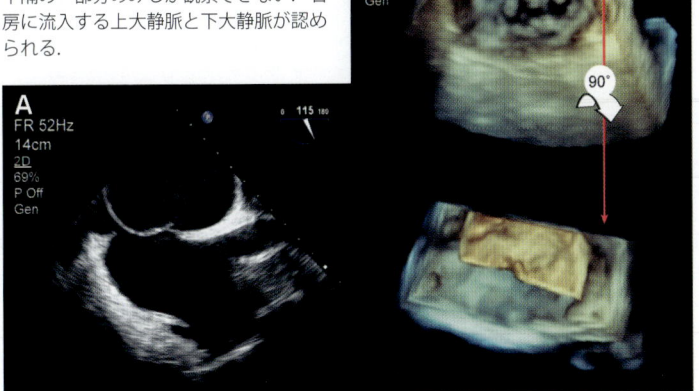

先天性心疾患：心房中隔の 3D 評価

心房中隔の 3D 評価は，3D Zoom モード（A–C），または Full Volume モード（D–I）で行われる．薄く，可動性の高い心房中隔はドロップアーチファクトを発生しやすく，中隔欠損症との鑑別を要する．左房，または右房側から欠損孔を観察するためは，構築された像を回転させる必要がある．心房中隔欠損の計測には，3DQ ソフトウェア（Philips Medical Systems）を使用する．（A）3D Zoom 評価のためには，心房中隔全体をプリセットのボックス内に収まるように調節する．（B）初期設定から構築された 3D Zoom 像では，左房側から心房中隔が観察される．（C）プローブを 40°前方回転し，後屈させた，心房中隔の 3D Zoom 像．

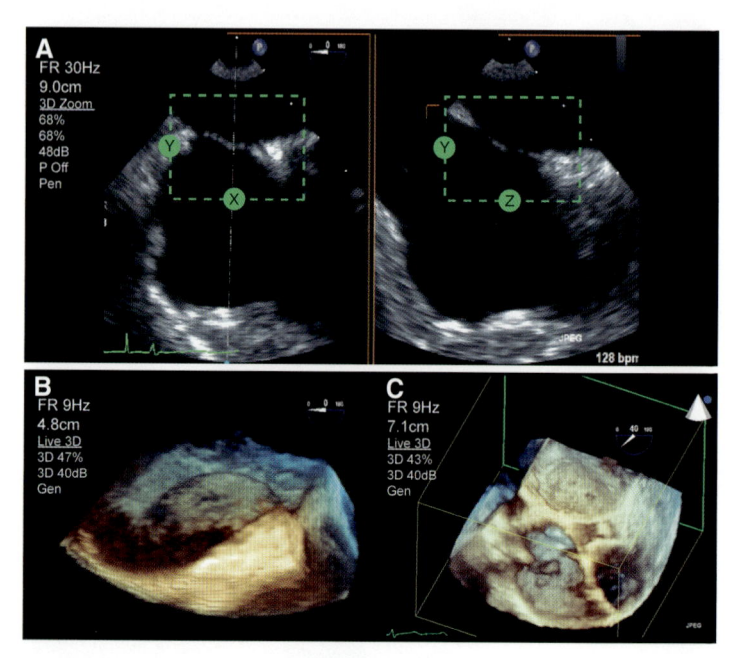

Full Volume モードを用いて心房中隔を観察するには，中部食道四腔断面像（ME 4C）で心房中隔をディスプレイの中央に描出する．

（F）初期設定から得られる Full Volume 像は，データの 50%がクロッピングされた（切り取られた）未回転像である．初期設定から得られる画像内の構造物の位置関係の把握には，大きな上行大動脈と上大静脈が参考となる．

（D）プローブを 90°前方回転すると，上大静脈と心房中隔の上部が観察でき，また，心房中隔の右房側が描出される．この像を Z 軸に沿って 90°回転させると，上大静脈が左側に描出される surgeon's view となる（E，G）．心房中隔の右房側が描出される像-（D）から左にプローブを 180°回転させると，左側から心房中隔を観察可能な像となる．元の Full Volume 像（H）を後方に 90°回転することで，画面の下方に左房方向から見た心房中隔の上部が描出される像が得られる．さらに，この左房像を Z 軸に沿って回転させることで，上大静脈や右上肺静脈を画面の上方に描出するように調整できる（I）．この患者は卵円孔開存を有し，卵円孔部に裂隙様の欠損孔が様に観察できた．

Source : Saric M, et al. J Am Soc Echocardiogr 2010 ; 23 ; 1128-35.

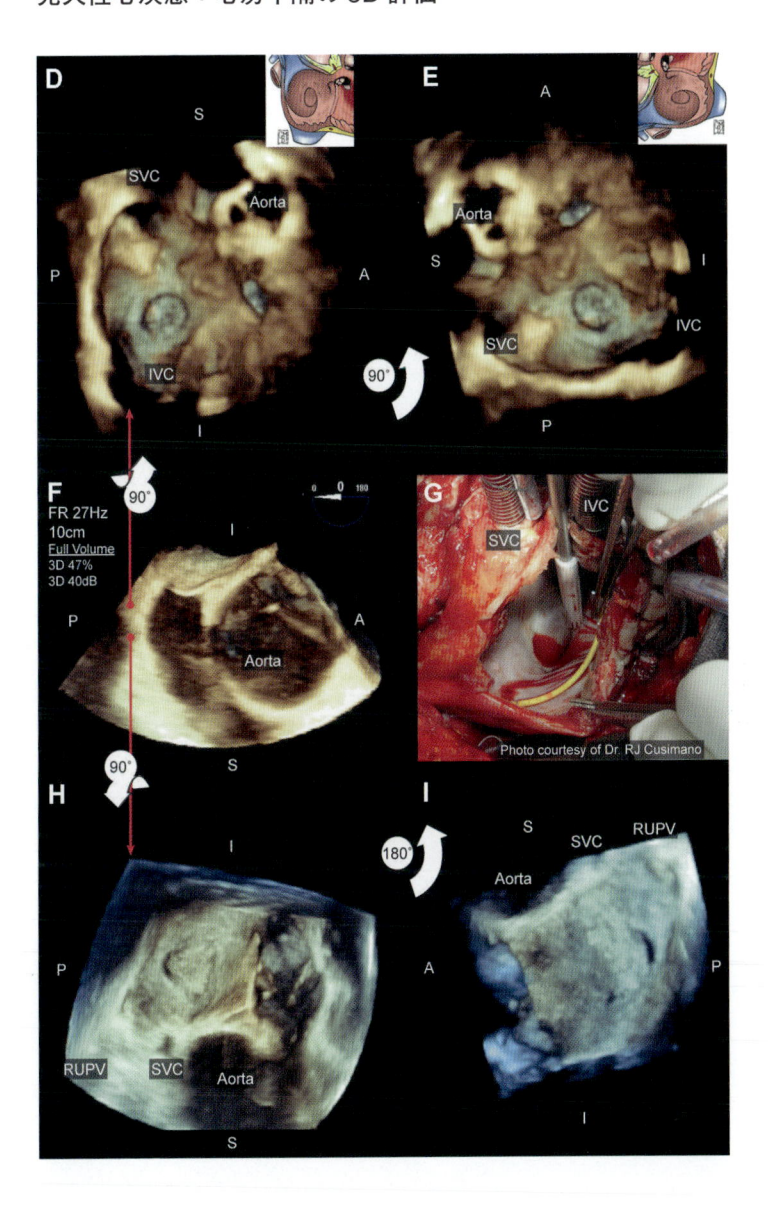

先天性心疾患：心房中隔の 3D 評価

先天性心疾患：心房中隔と卵円孔開存（PFO）

（A）卵円孔開存は二次中隔のフラップと一次中隔の間にできた間隙と定義される．
（B）surgeon's view で取られた術中写真では，組織の欠損（矢印）が確認できる．卵円孔開存は 2D カラードプラ（C）および 3D カラードプラ（D）中部食道上下大静脈像で確認できる．間隙は，3D Full Volume 中部食道上下大静脈像から適切に評価できる．（E）左房方向から観察した卵円孔開存と（F）右房側から観察した卵円孔開存〔surgeon's view と同様であり，（B）と比較するとよい〕．

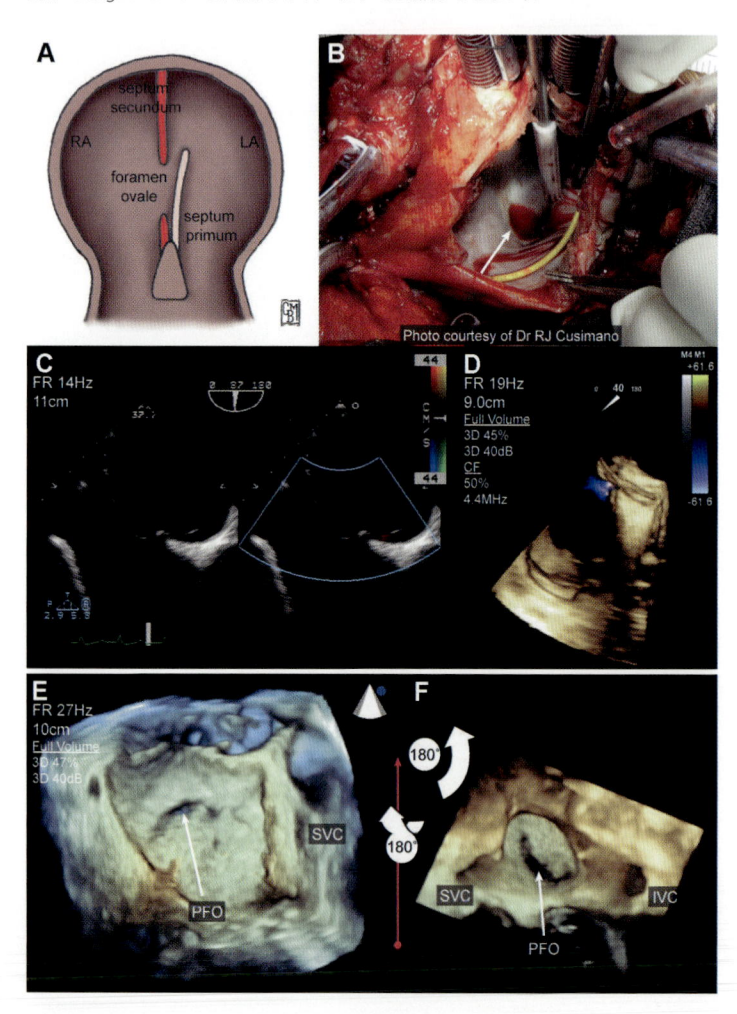

先天性心疾患：心房中隔欠損

- 二次孔型（70％）：卵円孔部に位置する．僧帽弁逸脱を合併することがある．
- 一次孔型（20％）：心房中隔下部に位置する．房室弁形成異常（僧帽弁裂隙），流入路心室中隔欠損または心房中隔瘤を合併することがある．
- 静脈洞型（8％）：心房中隔後部に位置する．上位欠損（上大静脈−右房接合部），下位欠損（下大静脈−右房接合部），右肺静脈が右房へ還流するタイプの部分肺静脈還流異常を合併することがある．
- 冠静脈洞（2％）：冠静脈洞近縁の心房中隔下部に位置する．冠静脈洞の天井がなく左房に流入し，右房とも交通が認められる．

2D／3D 像
- 有用な 2D と，基本となる 3D 断面像：中部食道四腔断面像，右室流出路像，上下大静脈像
- 型，部位，欠損孔の大きさ（心室収縮期の最大孔）
- 欠損孔の大きさに比例して容量負荷が増大し，右心系の拡大を引き起こす．
  - 右房
  - 右室，右室肥大
    肺血管抵抗が上昇した場合，心室中隔の奇異性運動と扁平化が認められる．
  - 肺血流が増大する．
- 関連疾患
  一次孔型 - 僧帽弁裂隙，二次孔型 - 僧帽弁逸脱，静脈洞型 - 部分肺静脈還流異常
- 撹拌生食を用いたコントラストエコー法（SC 法）は診断感度が高い．
- 心房中隔瘤が認められた場合，短絡が存在する可能性がある．

2D カラードプラ
- 層流 or 乱流の判定，ナイキスト限界＜30 cm/s での観察が望ましい．

2D スペクトラルドプラ
- パルスドプラで観察される連続性血流
- 三尖弁逆流が認められる場合がある（三尖弁輪の拡大），
  - 三尖弁逆流に基づく右室収縮期圧の推定（肺高血圧）
- 肺動脈の拡大により，肺動脈弁逆流が認められる場合がある．肺血流量の上昇で肺動脈内の乱流成分が上昇する．
- 僧帽弁裂隙では，僧帽弁逆流が認められる．
- 肺静脈 4 本の左房への流入の同定
- 短絡者 -Qp／Qs；SV Qp と SV Qs の比
  - 心房中隔欠損：Qp は肺動脈，Qs は大動脈弁または僧帽弁で計算する．
  - 血行動態に大きな影響を及ぼす短絡は Qp／Qs が 1.5：1 以上である．

外科医に伝えるべきこと
- 欠損の型
- 欠損孔の数
- 欠損孔の大きさ
- 肺静脈の還流
- 右室の大きさと機能
- 肺動脈の大きさ
- 三尖弁逆流ジェットに基づいて算出された右室収縮期圧
- 撹拌生食を用いたコントラストエコー法の結果
- 一次孔型では僧帽弁裂隙の有無
- 静脈洞型では部分肺静脈還流異常の有無
- 修復後では遺残短絡の有無

先天性心疾患：二次孔型心房中隔欠損

　二次孔型心房中隔欠損は，心房中隔の中部の組織欠損として観察される．欠損孔は，卵形を呈することが多く，その径は心周期で変化する．心室収縮期で最も大きく，心房収縮期に最も小さくなる．欠損孔における2本の軸（a，b）を（A）xPlane 中部食道上下大静脈像と，（B）左房方向から心房中隔を描出した 3D Zoom 像に示す．心房中隔欠損孔通過血流は，3D カラードプラ中部食道四腔断面像で観察できる．心房中隔のほぼ全体に亘る巨大な欠損孔が，（D）xPlane 像および（E）3D Zoom 像（左房方向から）に描出されている．

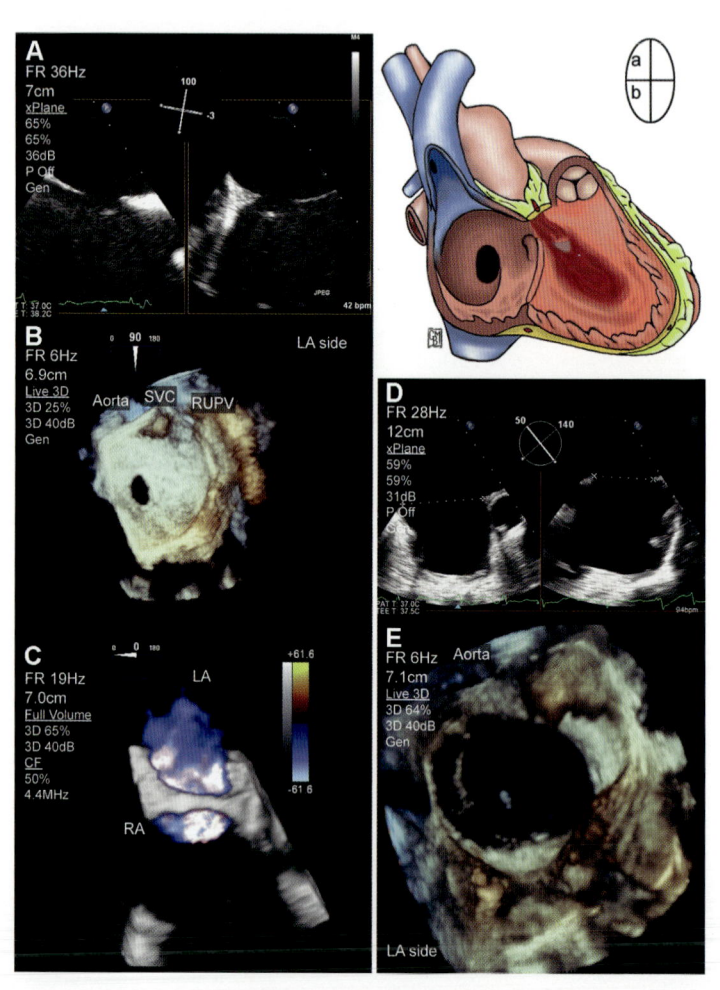

先天性心疾患：デバイスによる欠損孔閉鎖

　一般的に心房中隔欠損孔は，Amplatzer®デバイスを使用して経皮的に閉鎖されることが多い．閉鎖後の画像所見を 3D Zoom 像のプレビュー画面（A）で観察することができる．デバイスを適切に留置するためには欠損孔周囲の心房中隔組織に十分なリム（縁）が必要である．一般的に，大動脈弁側リム≧3 mm，その他のリム≧2 mm が目安となる．閉鎖可能な欠損孔は，35 mm 以下である．3D Zoom 修正上下大静脈像からプローブを回転させることで，デバイスの左房側（B）および右房側（C）が観察できる．デバイス設置後には，少量の残存欠損孔通過血流がデバイスを通して観察され，これは内皮化（内皮がデバイスを被覆する）が生じるまで継続する．（D）xPlane カラードプラ像で，下大静脈境界に閉鎖が不完全な欠損孔が認められる．（E）X の形状をした"Sideris button"閉鎖デバイスが不適切な位置に留置されている様子が 3D Zoom 像（左房側方向から見た）で観察される．

Source : Jerath A, et al. Eur J Echocardiogr 2010 ; 5 : E21.

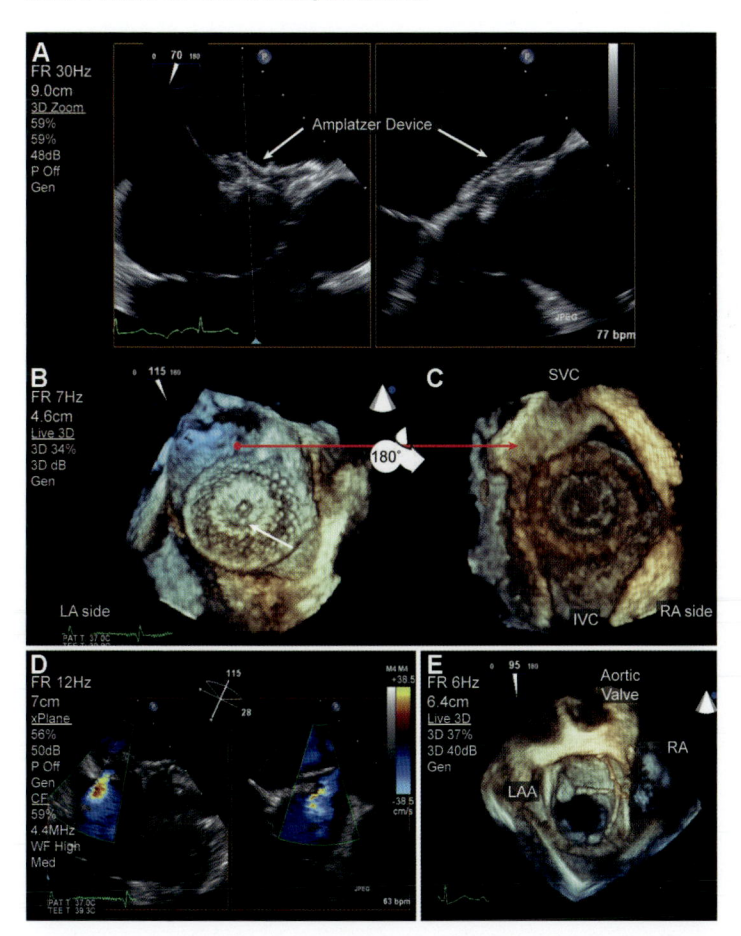

先天性心疾患：一次孔型心房中隔欠損

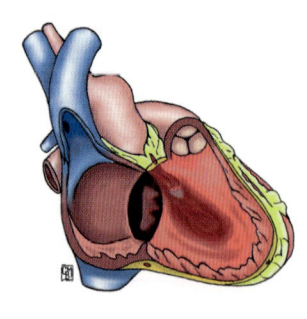

一次孔型心房中隔欠損
- 2番目に頻度の高い心房中隔欠損（20％）
- 房室中隔を含む心房中隔下部に位置する．
- 同じ平面上に房室弁が存在する．
- 心内膜床欠損の形態
  - 不完全型：一次孔型心房中隔欠損
  - 完全型：一次孔型心房中隔欠損＋流入部心室中隔欠損＋共通房室弁
- 合併疾患：僧帽弁裂隙，大動脈弁下狭窄，重複僧帽弁口，大動脈縮窄，動脈管開存，ファロー四徴症

断層像（中部食道四腔断面像）
- 房室弁上部の心房中隔に欠損孔が観察できる．
- 弁輪の付着する高さが同じである．
- カラードプラなしでも欠損孔の最大径が計測できる．
- 右房，右室，肺動脈の拡大が観察される．

カラードプラ
- 乱流または層流（欠損孔が大きい場合）が観察される．通常，欠損孔を通過する血流は左右短絡である．
- 房室弁逆流の観察：僧帽弁逆流および三尖弁逆流

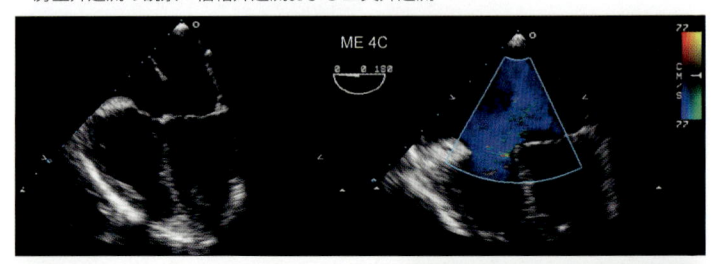

僧帽弁裂隙（cleft mitral valve）
- 裂隙は共通前尖と共通後尖の中隔側付着部をまたぐ線上に位置する．
- 前尖にスリット状の欠損が認められる（経胃短軸像 - 矢印）．
- 心室中隔基部から起始する異常腱索が認められる（中部食道大動脈弁長軸像 - 矢印）．
- 裂隙から発生する偏心性僧帽弁逆流が描出される．

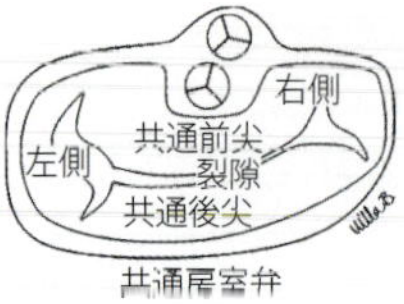

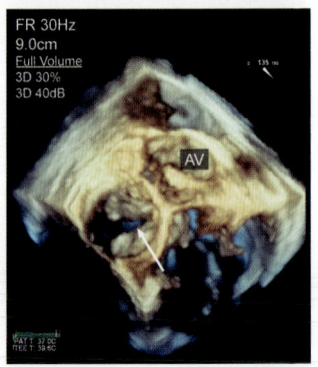

先天性心疾患：静脈洞型心房中隔欠損

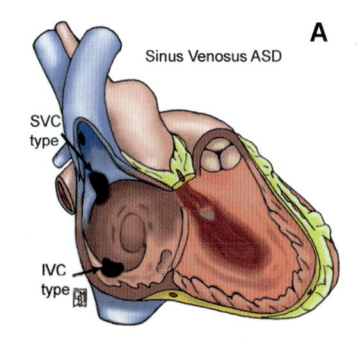

（A）**静脈洞型心房中隔欠損**では，右房，上大静脈および下大静脈流入部付近（上大静脈＞下大静脈）に組織欠損が観察される．このタイプでは，部分肺静脈還流異常を合併することが多い．（B）上大静脈型で，赤色で示された肺静脈還流異常の血流を伴う，青色の左房から右房への短絡血流（矢印）が，2D中部食道修正上下大静脈カラードプラ像-（B）とLive3D像-（C）で観察される．（D）3D Full Volume 上下大静脈像を左房側に回転させることで，間隙を観察できる．（E）このボリュームデータを3DQ（Q Lab, Philips Medical Systems）に取り込むことで，欠損孔面積を測定できる．

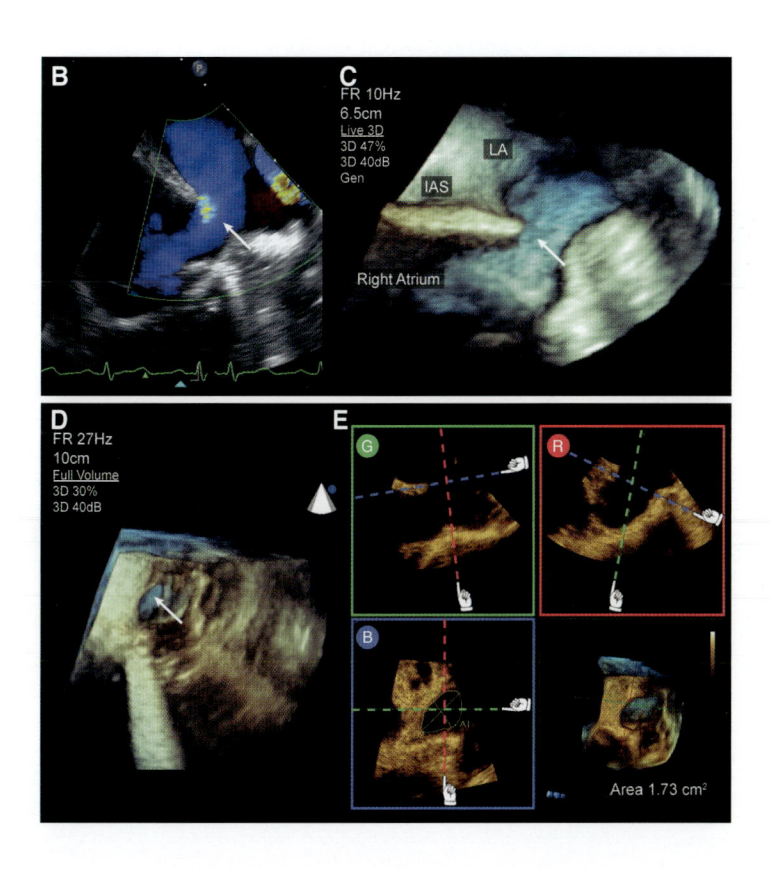

先天性心疾患：心室中隔欠損

分類（単独で存在，または複合先天性心疾患に合併）
- 膜性部型（80％）：大動脈弁下部で三尖弁中隔尖側に位置する小さい欠損孔
- 筋性部型：心室中隔筋性部のどの位置にも起こりうる．欠損孔の全周が心室中隔の心筋組織に囲まれている．小さい欠損孔で多発する場合は断層像単独で発見するのが困難である．
- 流入部型（房室管）：膜性部心室中隔の後側で三尖弁と僧帽弁の間に位置する．一次孔型心房中隔欠損，房室弁異常もしくは共通房室弁口に関連する．
- 流出路型（5-8％）（室上稜，漏斗部，両大血管下型）：分界陵よりも頭側，大動脈弁および肺動脈弁下部で，膜性部中隔より前側の右室流出路側に位置する．

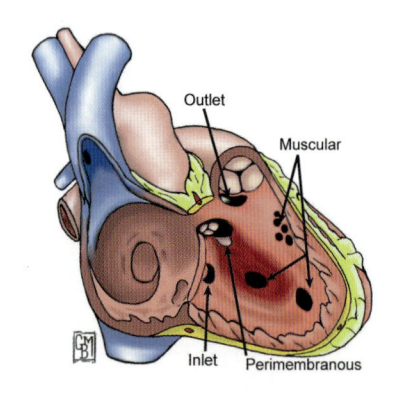

心室中隔は，3D Full Volume 中部食道像を左室側（A）や，右室側（B）に回転させることで最も良く描出される．

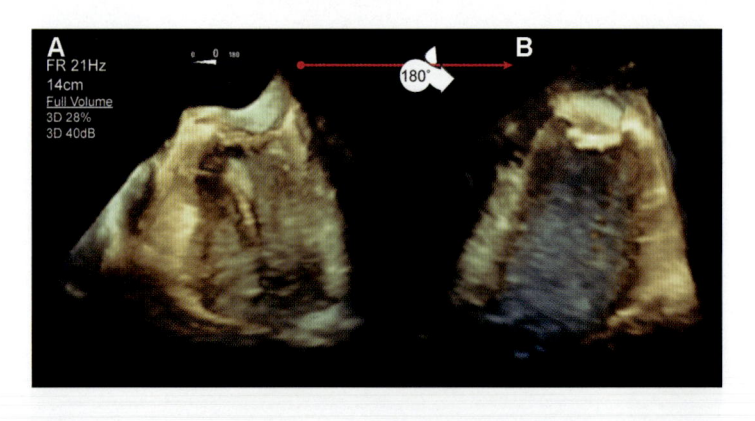

先天性心疾患：心室中隔欠損

2D／3D 像
- 2D 像での有用な所見と，単純な 3D 像で認められる特徴（次表参照）
  心室中隔の描出は TEE よりも TTE の方が優れている．
- 型，部位，欠損孔の大きさ
- 容量負荷，左心系および肺動脈の拡大が認められる．
  - 左室の大きさと機能（次表参照）
  - 流入血流増加による左房拡大
  - 肺動脈拡大と肺高血圧の有無
- 右室拡大は通常見られない．肺動脈圧の上昇または大きな欠損孔による．
  圧負荷の上昇で右室肥大が見られる．
- 心室中隔瘤が見られる場合もある．"windsock（吹き流し）"様の所見

2D カラードプラ（3D カラードプラの使用は限定的である）
- 短絡部位とその方向の同定に，カラードプラが有用である．

2D スペクトラルドプラ
- CW で心室間の収縮期最大圧較差を計測することにより，欠損孔の大きさや短絡の方向が分類できる．
- 欠損孔通過血流および収縮期血圧（SBP）から RVSP を推定可能である．
  RVSP＝SBP－欠損孔での圧較差
- シャント率 Qp／Qs＞1.5 では，手術が推奨される．

心室中隔欠損	収縮期最大圧較差（mmHg）	左房／左室拡大	肺動脈圧
小さな欠損孔	＞75	なし	正常
中等度の欠損孔	25-75	↑	↑
大きな欠損孔	＜25	↑↑	↑↑

心室中隔欠損の分類	断層法での特徴	ドプラ法
筋性部型	断層像のみでは描出が困難な場合が多い．カラードプラが診断に有利である．多発性 中部食道四腔断面像，経胃短軸像	カラー 左右短絡では右室側で乱流血流が観測される． スペクトル 連続波ドプラで収縮期に観察される流速の速い左右短絡血流
流入部型 （三尖弁中隔尖の後側）	僧帽弁と三尖弁が弁輪部の同じ高さに付着する． 中部食道四腔断面像	
膜性部型 （三尖弁前尖・ 　中隔尖付近） （大動脈弁右冠尖・ 　無冠尖付近）	欠損孔が大動脈弁下部の左室流出路に位置する． 流入部，流出部，筋性部に欠損孔が伸展する場合がある． 中部食道右室流入流出像，五腔断面像，大動脈弁長軸像および短軸像	
流出路型 （肺動脈弁下部）	大動脈弁（冠尖）の逸脱および逆流 中部食道右室流入流出路像，大動脈弁長軸像	

外科医に伝えるべきこと
人工心肺前：
- 欠損の型，数，大きさ
- 短絡の方向，収縮期最大圧較差
- 右室肥大，右房形態，肺動脈収縮期圧
- 複合心奇形の有無，大動脈弁冠尖の逸脱

人工心肺後：
- 遺残短絡

先天性心疾患：心室中隔欠損

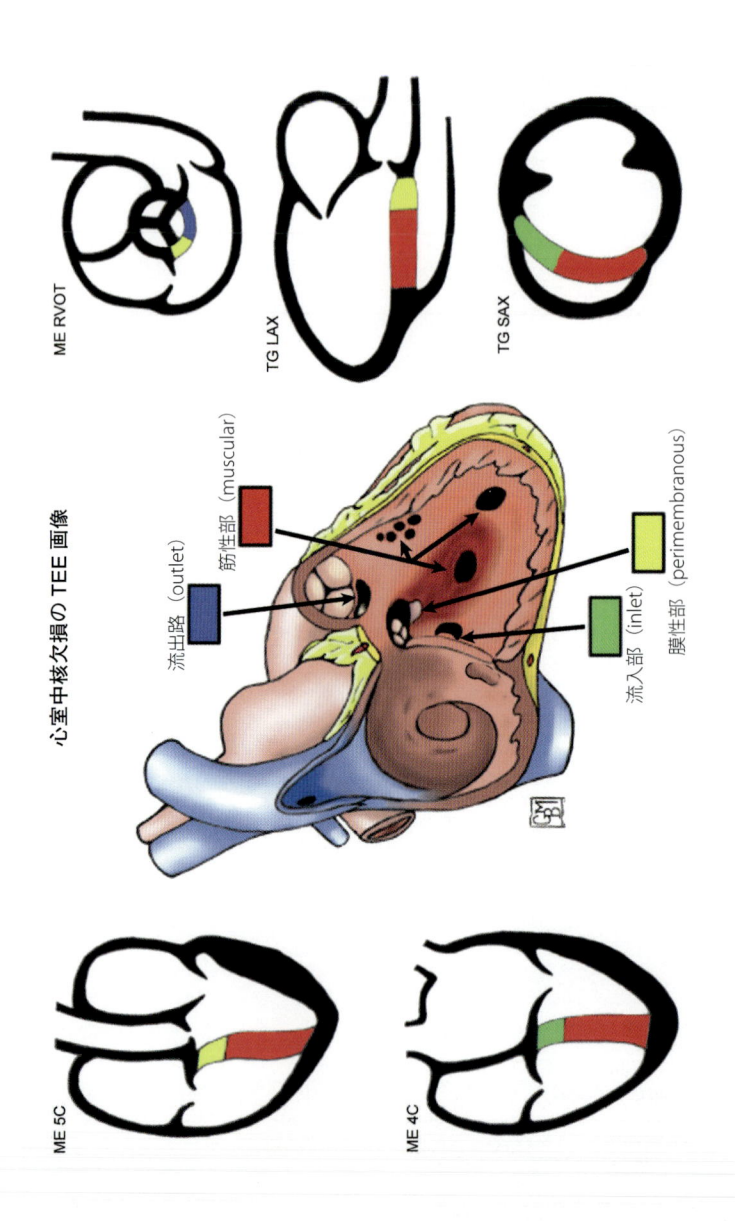

心室中隔欠損のTEE画像

ME RVOT

TG LAX

TG SAX

筋性部 (muscular)
流出路 (outlet)
流入部 (inlet)
膜性部 (perimembranous)

ME 5C

ME 4C

先天性心疾患：心室中隔欠損

　心室中隔欠損（矢印）が，（A）2DカラーxPlane像，（B）3D Full Volume中部食道大動脈弁長軸クロッピング像，（C）3D Zoom中部食道右室流出路像（非回転像），および（E）surgeon's viewへの回転像で観察できる．
　（B）と，（D）3Dカラードプラ中部食道大動脈弁長軸像・（F）surgeon's viewへ回転させた中部食道右室流出路像を比較することで，欠損孔を介した短絡血流が観察される．

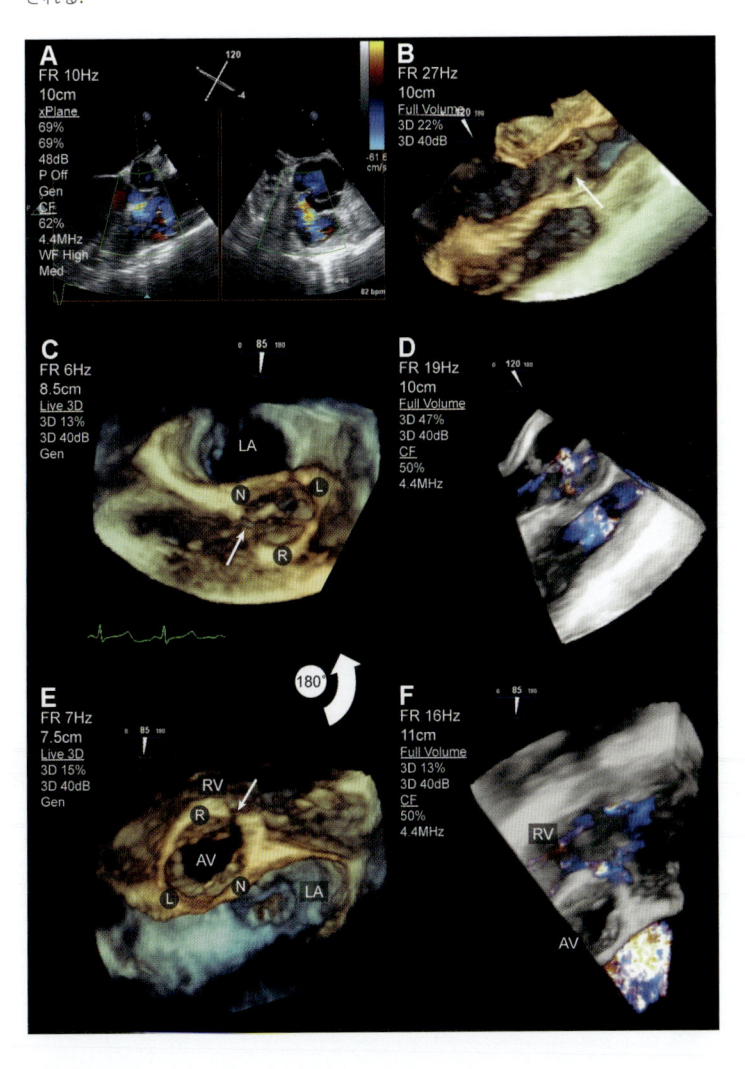

10 様々な3D画像

様々な3D画像
　肺静脈……………………………………218, 219
　心嚢液…………………………………… 　220
　胸　水…………………………………… 　221
　補助人工心臓…………………………222–225

様々な3D画像：肺静脈

左上肺静脈 (中部食道像‐走査角 60°)
左上肺静脈は最も容易に描出可能な肺静脈である。走査角約60°の中部食道像で左心耳が描出され、プローブをやや後退させると左上肺静脈が左心耳および付ジ二葉の上方(後側方)に出現する。カラードプラで層流の血流が認められる。

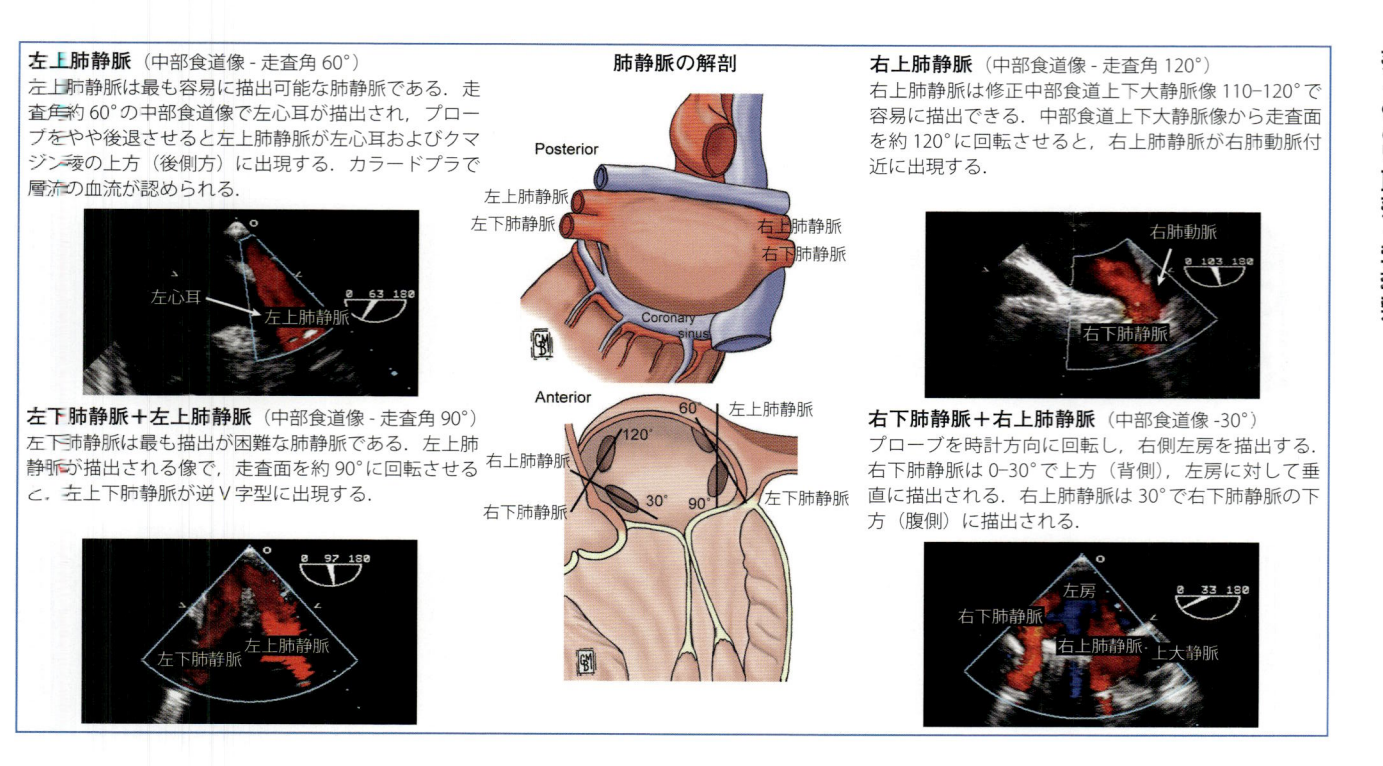

左下肺静脈＋左上肺静脈 (中部食道像‐走査角 90°)
左下肺静脈は最も描出が困難な肺静脈である。左上肺静脈が描出される像で、走査面を約90°に回転させると、左上下肺静脈が逆V字型に出現する。

右上肺静脈 (中部食道像‐走査角 120°)
右上肺静脈は修正中部食道上下大静脈像110〜120°で容易に描出できる。中部食道上大静脈像から走査角を約120°に回転させると、右上肺静脈が右肺動脈付近に出現する。

右下肺静脈＋右上肺静脈 (中部食道像‐30°)
プローブを時計方向に回転し、右側に描出する。右下肺静脈は0〜30°で上方(背側)、左房に対して垂直に描出される。右上肺静脈は30°で右下肺静脈の下方(腹側)に描出される。

肺静脈の解剖

様々な 3D 画像：肺静脈

　左上肺静脈は，(A) xPlane 中部食道僧帽弁交連部像で，左心耳の上方に容易に描出できる．左下肺静脈は走査角を約 90°としたのち，左上下肺静脈が同時に描出されるまでカーソルを操作する．

　クマジン稜が左心耳と左上肺静脈を分ける様子が，(B) 左心耳と左上肺静脈の開口部を上方から見た Live 3D 中部食道像（走査角 85°）および (C) 2D 中部食道像で，描出されている．

（D）3D Zoom 修正中部食道上下大静脈像で描出した右上肺静脈
（E）3D Zoom 中部食道左心耳回転像で左上肺静脈の開口部が認められる．

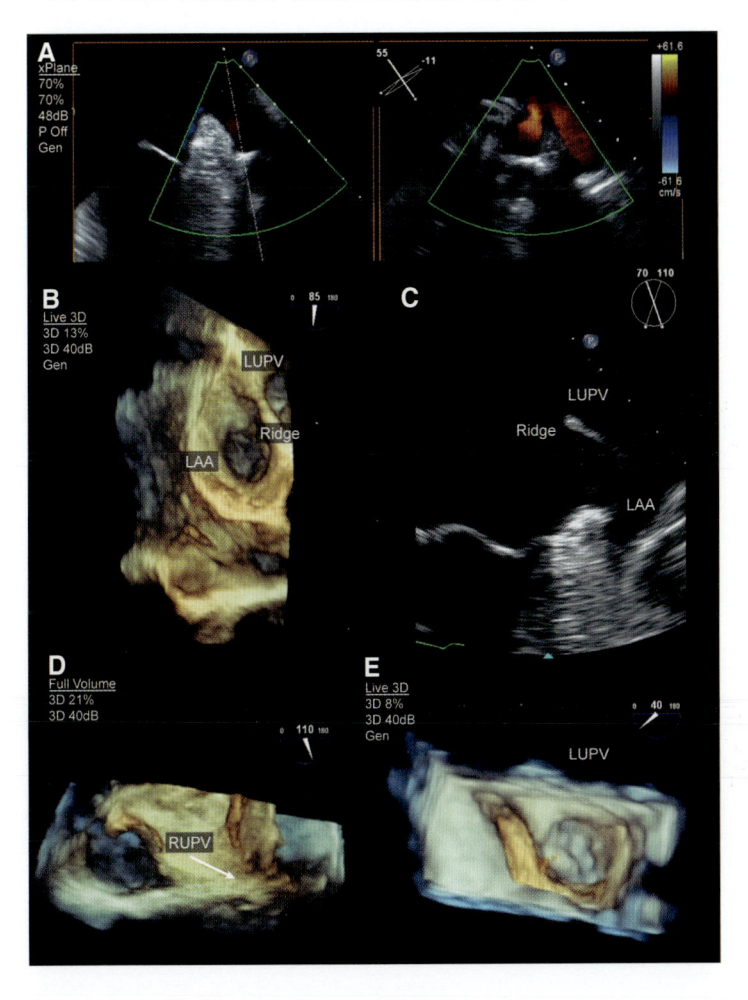

様々な 3D 画像：心囊液

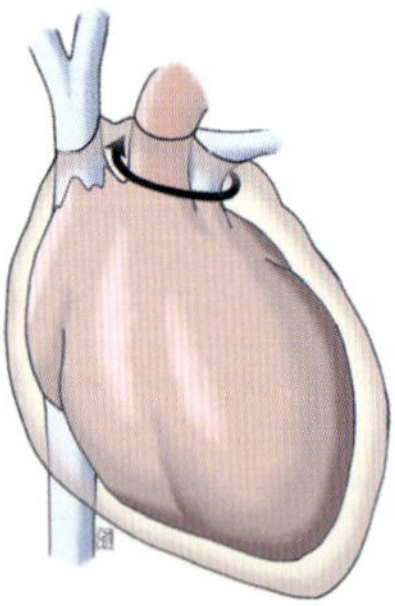

- 病因：炎症性，感染性，腫瘍性，心筋梗塞後，外傷性，心臓手術後
- 部位：(全周性，局在性)
  - 心臓周囲の心囊液 (四腔断面像，上下大静脈像，経胃像)
  - 胸水は下行大動脈後側面に描出される (下行大動脈短軸断面像).
  - 局在性の心囊液は心臓手術後，炎症性，転移性疾患で生じる.
- 臓側心膜と壁側心膜間の無エコー領域
  - 心臓前面の心囊液は中部食道像で描出される.
  - 心臓後面の心囊液は経胃像で描出される.
  - ゲインを下げて，心膜境界面 (強反射体である) を確認する.
  - 心臓前面に孤立性の無エコー領域を認める場合は，心外膜下脂肪の可能性がある.
  - フィブリン線維は長期間存在する心囊液や転移性疾患によるものである.
  - 血栓はエコー所見上，軟部組織様に描出される場合がある.

- サイズ
  - 軽度<1 cm，中等度 1–2 cm，高度 >2 cm

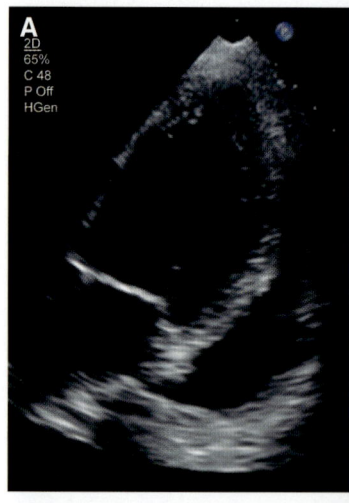

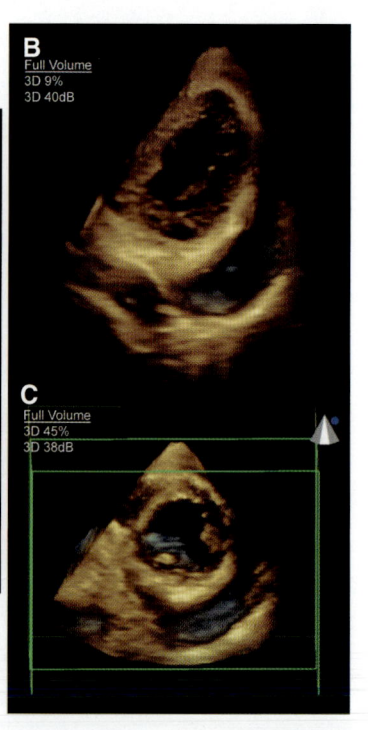

経胸壁心エコーで左室外側周囲に中等度の心囊液を有する患者
(A) 心尖部二腔断面像
(B) 3D Full Volume 二腔断面像
(C) 3D Full Volume 傍胸骨短軸像

様々な3D画像：胸　水

胸水はカギ爪の様（三角形）の低輝度領域として描出される．
左胸水は下行大動脈の下（背面側）の低輝度領域として描出される．
右胸水は肝臓の上方の低輝度領域として描出される．

- 少量の左胸水を有する患者の画像を示す．
  （A）xPlaneモード0°および90°，（B）Live 3D中部食道下行大動脈短軸像
- 大量の右胸水を有する患者の画像を示す．
  （C）2D中部食道像

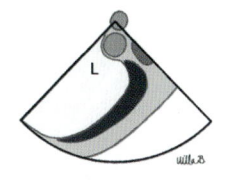

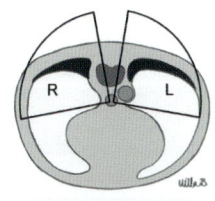

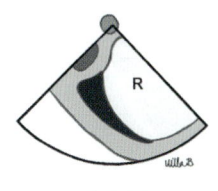

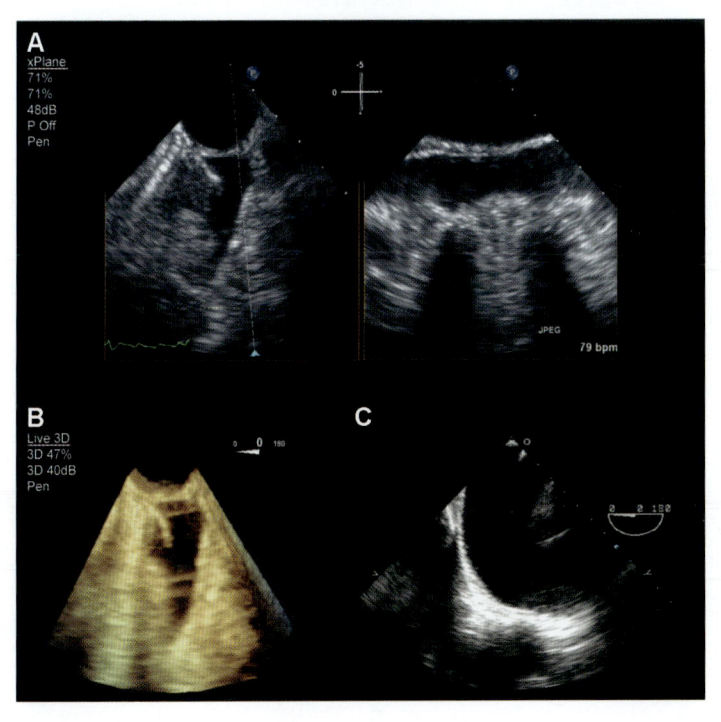

様々な 3D 画像：補助人工心臓

補助人工心臓（LVAD- 左室補助人工心臓，RVAD- 右室補助人工心臓）

補助人工心臓は，左室（LVAD），右室（RVAD）もしくは両室（BiVAD）を補助するために用いられる．

一般的には，心室（RVAD, LVAD）・心房（RVAD・右房）から補助人工心臓の脱血カニューレを介して血液を吸い込み，送血カニューレから大動脈（LVAD）または肺動脈（RVAD）へと送り込む．

補助人工心臓は心臓移植へのブリッジや，在宅治療を目的とした長期補助（DT= destination therapy- 最終治療）で用いられる．

A）pulsatile VADs（拍動流式補助人工心臓）
（HeartMate XVE, Novacor, Thoratec）

拍動流式ポンプは弁付きであり，自己拍に同調せず血液を体循環に送り込む．

左室補助人工心臓移植では，カニューレ・ポンプは体内に埋め込み，駆動装置は体外に設置する．

両室補助や小柄な患者では，カニューレ・ポンプも体外に設置する．

B）continuous axial flow VADs（連続流式軸流ポンプ補助人工心臓）
（HeartMate II, Jarvik FlowMaker, MicroMed DeBakey）

以前よく用いられていた拍動流式補助人工心臓にとって変わりつつあるタイプのポンプである．軸流ポンプでは羽根車が連続急速回転し，持続的に血液を送り出している．また，小さく，完全体内埋め込み型で耐久性に優れ，弁を使用しない．

DeBakey VAD や HeartMate II では，胸腔内に軸流ポンプ・送脱血カニューレが埋め込まれる．Jarvik 2000 では，ポンプ自体を直接左室心尖部に埋め込み，送血カニューレは左開胸で下行大動脈，あるいは胸骨切開を行い，上行大動脈に留置される．

DeBakey, Jarvik は右室，左室または両室補助が可能なタイプであるが，HeartMate II は左室補助のみである．

C）continuous centdifugal flow VADs（連続流式遠心ポンプ補助人工心臓）

小さく，完全埋め込み型の第三世代の補助人工心臓である．

比較的簡単に左室にポンプを取り付けることができるため，胸腔内に埋め込むのに理想的である．また，送血カニューレは大動脈に挿入される．層血は浮上式遠心ポンプを利用し，連続的に行われる．ポンプへの流入血と流入血が直行する．

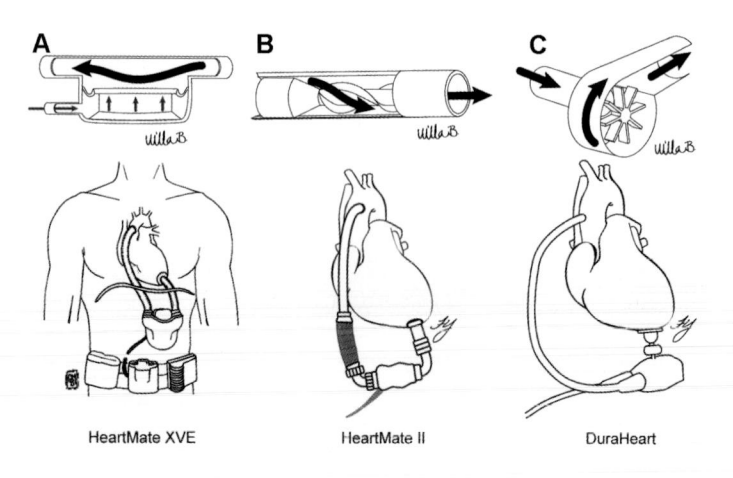

HeartMate XVE　　　HeartMate II　　　DuraHeart

様々な3D画像：補助人工心臓

補助人口心臓（LVAD，RVAD）
TEEに関するSCA（Society of Cardiovascular Anesthesiologists）ガイドラインではカテゴリーⅡの適応である．

人工心肺前
絶対的適応
1. 左室および右室機能の評価と大きさの計測
   - 右室機能により，左室補助人工心臓の充満が左右される．
2. 卵円孔開存，心房中隔欠損の有無の評価
   - 左室補助人工心臓植え込み後に右左シャントのために低酸素血症になる．
   - 奇異性塞栓の可能性がある．
3. 大動脈弁逆流の有無の評価
   - 左室補助人工心臓が空うちとなり，体循環への駆出が不十分となる．

可能性のある既往歴
- 心腔内血栓
- 大動脈粥腫
- 三尖弁逆流
- 僧帽弁逆流／狭窄

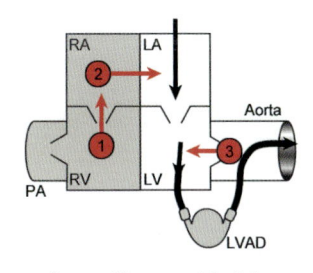

Source: Chumnanvej S, et al. Anesth Analg 2007;106:583-401.

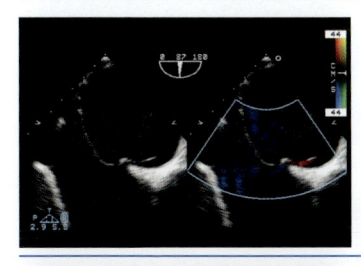

卵円孔開存
- 左房圧が右房圧より高い場合や，心房中隔が右側に突出，あるいは動きが認められない場合は検出が困難である．
- バルサルバ法で右房圧を上昇させ，さらにカラードプラやバブルテストを併用すると，診断が容易となる．
- 開存している場合は，閉鎖の必要がある．
- 人工心肺後に開存の有無を再評価する．

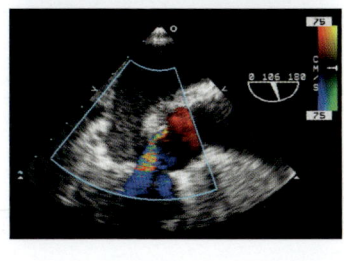

大動脈弁逆流
- 低い大動脈圧と高い左室拡張終期圧によって，経大動脈弁圧較差が低いため，人工心肺前では大動脈弁逆流を過小評価してしまうことに注意する．
- 左室補助人工心臓の血流が装着されている場合と同じように動脈圧が高いため，人工心肺中に大動脈弁逆流を評価する．
- 左室ベントから1.5 L/min以上の血流が認められる場合には注意する．
- 中等度〜高度の大動脈弁逆流が存在する場合には，大動脈弁形成術あるいは置換術が必要である．

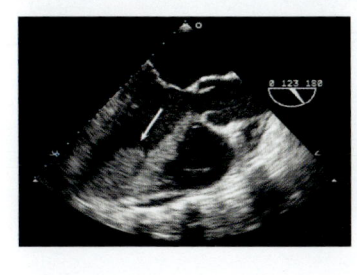

心腔内血栓
- 心室，心房，動脈内でのもやもやエコーは，流速の低い血流を示唆する．
- 左心耳に血栓が認められる場合，左心耳を結紮する必要がある．
- カニューレの閉塞や，全身性塞栓の危険性があるため，左室内血栓（矢印）は慎重に摘出する必要がある．

様々な 3D 画像：補助人工心臓

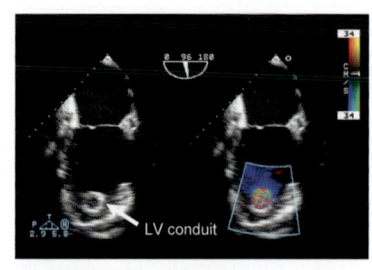

左室心尖部カニューレ
- 人工心臓装置への流入路であり，患者からの流出路である．
- カニューレ先端が心室中隔・左室壁の方向ではなく，僧帽弁方向であることを直交する二断面で確認する．
- カラー像で，層流の一方向性血流が認められる．

- スペクトルドプラ
  - 拍動型では不連続で流速 2.3 m/s 以下の血流が認められる．
  - 持続型は基線まで戻らない，流速 1–2 m/s の血流が認められる．

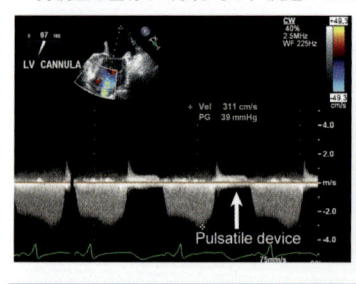

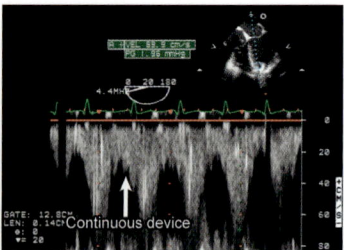

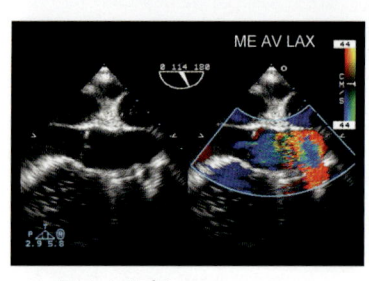

大動脈カニューレ
- 人工心臓装置からの流出路であり，患者への流入路である．
- プローブを前屈しながら後退させ，カニューレが上行大動脈の前側方にあることを確認する．
- カラー像で，乱流で一方向性血流が認められる．
  - 大動脈弁逆流を評価する．

- スペクトルドプラ
  - 拍動型では心電図に同期しない，不連続で流速 2.1 m/s 程度の血流が認められる．
  - 持続型は基線まで戻らない，流速 1-2 m/s の血流が認められる．拍動パターンは心電図上で左室収縮時に同期する．

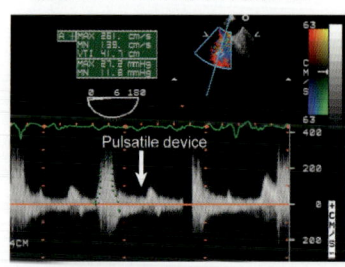

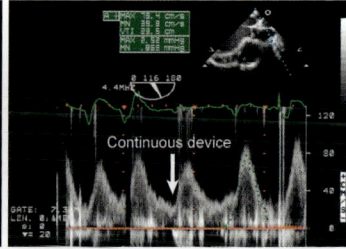

様々な 3D 画像：補助人工心臓

　左室人工心臓装置を移植した拡張型心筋症患者の画像を示す．
（A）左室の再構築断面像による計測で，心駆出率の低いことが分かる．
（B）3D Full Volume 中部食道四腔断面像 および，
（C）Live 3D 経胃像で，左室内腔の血栓（矢印）が描出できる．
（D）血栓除去と卵円孔を閉鎖し，HeartWare™ の左室補助人工心臓装置を移植した．
　　2009 年にヨーロッパで承認された HeartWare™ 補助心室人工心臓装置は，現在アメリカで臨床治験中である．
（E）左室心尖部の脱血カニューレ（矢印）が 3D Full Volume 像で描出されている．
（F）脱血カニューレ内の血流速度は，3D カラードプラで計測できる．
（G，H）は，上行大動脈内の送血カニューレの（G）xPlane カラードプラ像と，
（H）3D カラードプラ像である．

Source：Estep J, et al. J Am Coll Cardiol Img 2010；3：1049-64.

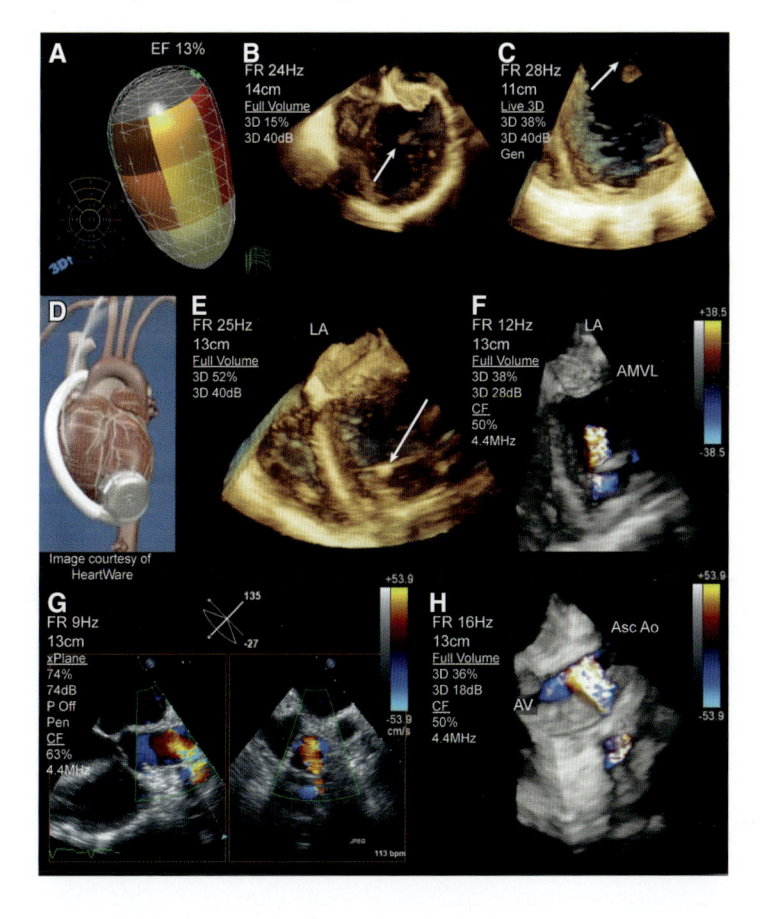

参考文献

1. 3D 画像とテクノロジー

- Salgo IS: Three-dimensional echocardiographic technology. Cardiol Clin 2007;25:231-9.
- Vegas A and Meineri M. Three-Dimensional Transesophageal Echocardiography Is a Major Advance for Intraoperative Clinical Management of Patients Undergoing Cardiac Surgery: A Core Review. Anesth Analg 2010;110:1548-73.

2. 3D TEE 基本断面像

- Flachskampf FA, et al. Guideline from the Working Group: Recommendations for Performing Transesophageal Echocardiography. Eur J Echocardiograph 2001;2:8-21.
- Shanewise JS, et al. ASE/SCA Guidelines for performing a comprehensive intraoperative multiplane transesophageal echocardiography examination. Anesth Analg 1999;89:870-84.
- Sugeng L, et al. Live 3-dimensional transesophageal echocardiography initial experience using the fully-sampled matrix array probe. J Am Coll Cardiol 2008;52:446-9.

3. 自己弁

- Anyanwu A and Adams D. Etiologic classification of degenerative mitral valve disease: Barlow's disease and fibroelastic deficiency. Semin Thorac Cardiovasc Surg 2007;19:90-96.
- Baumgartner H, et al. Echocardiographic assessment of valve stenosis: EAE/ASE recommendations for clinical practice. J Am Soc Echocardiogr 2009;22:1-23.
- El Khoury G, et al. Functional classification of aortic root/valve abnormalities and their correlation with etiologies and surgical procedures. Curr Opinion Cardiol 2005;20:115-21.
- Eriksson MJ, et al. Mitral annular disjunction in advanced myxomatous mitral valve disease: echocardiographic detection and surgical correction. J Am Soc Echocardiogr 2005;18:1014-22.
- Grewal J, et al. Real-time three-dimensional transesophageal echocardiography in the intraoperative assessment of mitral valve disease. J Am Soc Echocardiogr. 2009;22:34-41.
- Ho SY. Structure and anatomy of the aortic root. Eur J Echocard 2009;10:i3-10.
- Ionasec RI et al. Patient-Specific Modeling and Quantification of the Aortic and Mitral Valves from 4D Cardiac CT and TEE. IEEE Trans. on Medical Imaging 9 (2010);29:1636-51.
- O'Gara P, et al. The Role of Imaging in Chronic Degenerative Mitral Regurgitation. JACC Cardiol Img 2008;1:221-37.
- Omran AS, et al. Intraoperative transesophageal echocardiography accurately predicts mitral valve anatomy and suitability for repair. J Am Soc Echocardiogr 2002;15:950-7.
- Salcedo EE, et al. A framework for systematic characterization of the mitral valve by real-time three-dimensional transesophageal echocardiography. J Am Soc Echocardiogr. 2009;22:1087-1099.
- Sugeng L, et al. Real-time 3-dimensional color Doppler flow of mitral and tricuspid regurgitation: feasibility and initial quantitative comparison with 2-dimensional methods. J Am Soc Echocardiogr 2007;20:1050-7.
- Zoghbi W, et al. Recommendations for evaluation of the severity of native valvular regurgitation with two-dimensional and Doppler echocardiography. J Am Soc Echocardiogr 2003;16:777-802.

4. 人工心臓弁

- Sugeng L, et al. Real-time three-dimensional transesophageal echocardiography in valve disease: comparison with surgical findings and evaluation of prosthetic valves. J Am Soc Echocardiogr 2008;21:1347-54.
- Moss RR, et al. Role of echocardiography in percutaneous aortic valve implantation. JACC Cardiovasc Imaging 2008;1:15-24.
- Zamorano JL, et al. EAE/ASE Recommendations for the Use of Echocardiography in New Transcatheter Interventions for Valvular Heart Disease. J Am Soc Echocardiogr 2011;24:937-65.
- Zoghbi W, et al. Recommendations for evaluation of prosthetic valves with echocardiography and Doppler ultrasound: a report From the ASE Guidelines and Standards Committee and the Task Force on Prosthetic Valves, developed in conjunction with the ACC Cardiovascular Imaging Committee, Cardiac Imaging Committee of the AHA, the European Association of Echocardiography, a registered branch of the ESC, the Japanese Society of Echocardiography and the Canadian Society of Echocardiography, endorsed by the ACC Foundation, AHA, European Association of Echocardiography, a registered branch of the ESC, the Japanese Society of Echocardiography, and Canadian Society of Echocardiography. J Am Soc Echocardiogr 2009; 22:975-1014.

5. 左室と右室の 3D 画像

- Agricola E, et al. Ischemic mitral regurgitation: mechanisms and echocardiographic classification. Eur J Echocardiogr 2008;9:207-21.
- Cerqueira M, et al. Standardized myocardial segmentation and nomenclature for tomographic imaging of the heart: a statement for healthcare professionals from the Cardiac Imaging Committee of the Council on

Clinical Cardiology of the American Heart Association. Circulation 2002;105:539-42.
- Haddad F, et al. The right ventricle in cardiac surgery, a perioperative perspective: I. Anatomy, physiology, and assessment. Anesth Analg 2009;108:407-21.
- Lang RM, et al. Recommendations for chamber quantification: a report from the American Society of Echocardiography's Guidelines and Standards Committee and the Chamber Quantification Writing Group, developed in conjunction with the European Association of Echocardiography, a branch of the European Society of Cardiology. J Am Soc Echocardiogr. 2005; 18:1440-63.
- Rudski LG, et al. Guidelines for the echocardiographic assessment of the right heart in adults: a report from the American Society of Echocardiography endorsed by the European Association of Echocardiography, a registered branch of the European Society of Cardiology, and the Canadian Society of Echocardiography. J Am Soc Echocardiogr;23:685-713; quiz 86-8.

6. 心筋症

- Evangelista A, et al. Echocardiography in aortic diseases: EAE recommendations for clinical practice. Eur J Echocardiogr. 2010;11(8):645-58.
- Glas K, et al. Guidelines for the performance of a comprehensive intraoperative epiaortic ultrasonographic examination: recommendations of the American Society of Echocardiography and the Society of Cardiovascular Anesthesiologists; endorsed by the Society of Thoracic Surgeons. J Am Soc Echocardiogr 2007;11:1227-35.
- Nemes A, et al. Real-time 3-dimensional echocardiographic evaluation of aortic dissection. J Am Soc Echocardiogr 2006;19:108 e1-e3.

8. 心腔内腫瘤

- Baddour L, et al. Infective endocarditis: diagnosis, antimicrobial therapy, and management of complications: a statement for healthcare professionals from the Committee on Rheumatic Fever, Endocarditis, and Kawasaki Disease, Council on Cardiovascular Disease in the Young, and the Councils on Clinical Cardiology, Stroke, and Cardiovascular Surgery and Anesthesia, American Heart Association: endorsed by the Infectious Diseases Society of America. Circulation 2005;111:e394-e434.
- Durack DT, et al. New criteria for diagnosis of infective endocarditis: utilization of specific echocardiographic findings. Duke Endocarditis Service. Am J Med 1994;96:200-9.
- Muller S, et al. Value of transesophageal 3D echocardiography as an adjunct to conventional 2D imaging in preoperative evaluation of cardiac masses. Echocardiography 2008;25:624-31.
- Tazelaar HD, et al. Pathology of surgically excised primary cardiac tumors. Mayo Clin Proceed 1992; 67:957-65.
- Wilson W, et al. Prevention of infective endocarditis: guidelines from the American Heart Association: a guideline from the American Heart Association Rheumatic Fever, Endocarditis, and Kawasaki Disease Committee, Council on Cardiovascular Disease in the Young, and the Council on Clinical Cardiology, Council on Cardiovascular Surgery and Anesthesia, and the Quality of Care and Outcomes Research Interdisciplinary Working Group. Circulation 2007;116:1736-54.

9. 先天性心疾患 3D イメージング

- Lodato JA, et al. Feasibility of real-time three-dimensional transoesophageal echocardiography for guidance of percutaneous atrial septal defect closure. Eur J Echocardiogr 2009;10:543-8.
- Russell IA, et al. Congenital heart disease in the adult: a review with internet-accessible transesophageal echocardiographic images. Anesth Analg 2006;102:694-723.
- Saric M, et al. Imaging Atrial Septal Defects by Real-Time Three-Dimensional Transesophageal Echocardiography: Step-by-Step Approach. J Am Soc Echocardiogr 2010;23:1128-35.

10. 様々な 3D 画像

- Chumnanvej S, et al. Perioperative echocardiographic examination for ventricular assist device implantation. Anesth Analg 2007;106:583-401.
- Estep J, et al. The role of echocardiography and other imaging modalities in patients with Left Ventricular Assist Devices. J Am Coll Cardiol Img 2010;3:1049-64.
- Perk G, et al. Use of real time three-dimensional transesophageal echocardiography in intracardiac catheter based interventions. J Am Soc Echocardiogr 2009;22:865-82.

Illustration Credits

Signed Artwork
Gian-Marco Busato: 26-28, 30-49, 55, 56, 68, 80, 100, 101, 108, 116, 120, 136, 140, 158, 160,167,172,175,178,195, 203, 205, 206, 208, 210-212, 214, 218, 220, 222
Michael Corrin: 2, 3-5,141,154
Willa Bradshaw: 50, 51,124,184, 201, 210, 221, 222
Frances Yeung: 59, 95, 222
Maureen Wood: 54, 96, 176

Commercial/Physician
TomTec: 74,154,155
Medtronic: 115, 120,128
Edwards Lifesciences: 115,120,123
St Jude Medical: 115,116
HeartWare: 225
H.Houle (Siemens): 86
Dr. Anna Woo, TGH Echolab: 75-77
Gordon Tait for http://pie.med.utoronto.ca/TEE

Surgical Photos
Dr. Tirone David: 91,106,107,110,117,121,169,187
Dr. Christopher Feindel: 85, 89, 98,105,193
Dr. RJ Cusimano: 186, 189, 191, 192, 205, 206
Dr. Tony Ralph-Edwards: 160,162,164
Dr. Terry Yau: 181

Journals
Vegas A and Meineri M. Anesth Analg 2010; 110:1548-73: pages 2, 8,10,73
P. Biaggi, et al. JACC Cardiovasc Imaging 2011;4:94-7: page 59
Zoghbi W, et al. J Am Soc Echocardiogr 2003;16:777-802: pages 61,92,104,111
Baumgartner H, et al. J Am Soc Echocardiogr 2009;22:1-23: pages 66,88,106,111
Lang RM, et al. J Am Soc Echocardiogr 2005;18:1440-63: page 132

訳者注

2. 3D TEE 基本断面像
   - [*1]：ASE…American Society of Echocardiography
     SCA…Society of Cardiovascular Anesthesiologists
   - [*2]：マルチプレーンと同義語

3. 自己弁
   - [*1]：EAE…European Association of Echocardiography（ヨーロッパ心エコー図学会）
   - [*2]：ESC…European Society of Cardiology（ヨーロッパ心臓病学会）

索　引

あ

圧電素子⋯⋯⋯⋯⋯⋯⋯⋯⋯⋯⋯⋯ 3
圧力回復現象⋯⋯⋯⋯⋯⋯⋯⋯⋯ 114
アランチウス結節⋯⋯⋯⋯⋯⋯⋯ 184

い

一次腱索⋯⋯⋯⋯⋯⋯⋯⋯⋯⋯⋯ 54
一次孔型⋯⋯⋯⋯⋯⋯⋯⋯⋯⋯⋯ 207
一次孔型心房中隔欠損⋯⋯⋯⋯⋯ 210

う

右室駆出率⋯⋯⋯⋯⋯⋯⋯⋯⋯⋯ 149
右室ストレイン⋯⋯⋯⋯⋯⋯⋯⋯ 151
右室線維腫⋯⋯⋯⋯⋯⋯⋯⋯⋯⋯ 187
右室壁厚⋯⋯⋯⋯⋯⋯⋯⋯⋯⋯⋯ 148
右室補助人工心臓⋯⋯⋯⋯⋯⋯⋯ 222
右室面積変化率⋯⋯⋯⋯⋯⋯⋯⋯ 149
右線維三角⋯⋯⋯⋯⋯⋯⋯⋯⋯⋯ 54

え

エプスタイン奇形⋯⋯⋯⋯⋯⋯⋯ 104
遠距離音場⋯⋯⋯⋯⋯⋯⋯⋯⋯⋯ 28

お

横紋筋肉腫⋯⋯⋯⋯⋯⋯⋯⋯⋯⋯ 184
音響陰影⋯⋯⋯⋯⋯⋯⋯⋯⋯⋯⋯ 114

か

拡張期ドーミング⋯⋯⋯⋯⋯⋯⋯ 66
仮性大動脈瘤⋯⋯⋯⋯⋯⋯⋯⋯⋯ 197
カルチノイド⋯⋯⋯⋯⋯⋯⋯ 104, 111
冠状静脈洞⋯⋯⋯⋯⋯⋯⋯⋯⋯⋯ 184
冠静脈洞⋯⋯⋯⋯⋯⋯⋯⋯⋯⋯⋯ 207
感染性心内膜炎⋯⋯⋯⋯⋯⋯⋯⋯ 194

き

キアリネットワーク⋯⋯⋯⋯⋯⋯ 184
機械弁⋯⋯⋯⋯⋯⋯⋯⋯⋯⋯⋯⋯ 114
逆位⋯⋯⋯⋯⋯⋯⋯⋯⋯⋯⋯⋯⋯ 200
胸水⋯⋯⋯⋯⋯⋯⋯⋯⋯⋯⋯⋯⋯ 221
虚血性僧帽弁逆流⋯⋯⋯⋯⋯⋯⋯ 68
近距離音場⋯⋯⋯⋯⋯⋯⋯⋯⋯⋯ 28

く

空間分解能⋯⋯⋯⋯⋯⋯⋯ 5, 6, 8, 14
櫛状筋⋯⋯⋯⋯⋯⋯⋯⋯⋯⋯⋯⋯ 184
駆出率⋯⋯⋯⋯⋯⋯⋯⋯⋯⋯⋯⋯ 132
クマジン稜⋯⋯⋯⋯⋯⋯⋯⋯⋯⋯ 184
クロッピング⋯⋯⋯⋯⋯⋯⋯⋯⋯ 19

け

経胃右室流入路像⋯⋯⋯⋯⋯⋯ 26, 43
経胃下大静脈像⋯⋯⋯⋯⋯⋯⋯⋯ 51
経胃心基部短軸像⋯⋯⋯⋯⋯⋯ 26, 38
経胃中部短軸像⋯⋯⋯⋯⋯⋯⋯ 26, 39
経胃長軸像⋯⋯⋯⋯⋯⋯⋯⋯⋯ 26, 41
経胃二腔断面像⋯⋯⋯⋯⋯⋯⋯ 26, 40
傾斜ディスク弁⋯⋯⋯⋯⋯⋯ 114, 115
経大動脈弁中隔心筋切除術⋯⋯⋯ 158
経皮的閉鎖術⋯⋯⋯⋯⋯⋯⋯⋯⋯ 118
ゲイン⋯⋯⋯⋯⋯⋯⋯⋯⋯⋯⋯⋯ 20
ケージ型ボール弁⋯⋯⋯⋯⋯ 114, 115
血管肉腫⋯⋯⋯⋯⋯⋯⋯⋯⋯ 184, 192
血栓⋯⋯⋯⋯⋯⋯⋯⋯⋯⋯⋯⋯⋯ 193

こ

後交連⋯⋯⋯⋯⋯⋯⋯⋯⋯⋯⋯⋯ 54
後尖⋯⋯⋯⋯⋯⋯⋯⋯⋯⋯⋯⋯⋯ 54
後内側乳頭筋⋯⋯⋯⋯⋯⋯⋯⋯⋯ 54
コンプレッション⋯⋯⋯⋯⋯⋯⋯ 20

さ

サーフェースレンダリング⋯⋯⋯ 2
左室拡張期径⋯⋯⋯⋯⋯⋯⋯⋯⋯ 132
左室拡張期容積⋯⋯⋯⋯⋯⋯⋯⋯ 132
左室心筋重量係数⋯⋯⋯⋯⋯⋯⋯ 132
左室心尖部瘤⋯⋯⋯⋯⋯⋯⋯⋯⋯ 169
左室補助人工心臓⋯⋯⋯⋯⋯⋯⋯ 222
左心耳副葉⋯⋯⋯⋯⋯⋯⋯⋯⋯⋯ 184
左線維三角⋯⋯⋯⋯⋯⋯⋯⋯⋯⋯ 54
三次腱索⋯⋯⋯⋯⋯⋯⋯⋯⋯⋯⋯ 54
三尖弁逆流⋯⋯⋯⋯⋯⋯⋯⋯⋯⋯ 104
三尖弁狭窄⋯⋯⋯⋯⋯⋯⋯⋯⋯⋯ 106
三尖弁輪速度⋯⋯⋯⋯⋯⋯⋯⋯⋯ 150
三尖弁輪面収縮期偏位運動⋯⋯⋯ 149

し

時間分解能 ･････････････････････ 5, 6, 14
支持腱索 ････････････････････････････ 54
脂肪腫 ･･････････････････････････ 184, 188
収縮期同期不全指数 ････････････････ 145
縮流部 ･････････････････････････････ 79
上部食道大動脈弓短軸像 ･･････････ 27, 47
上部食道大動脈弓長軸像 ･･････････ 27, 46
静脈洞型 ･･･････････････････････････ 207
静脈洞型心房中隔欠損 ･･･････････････ 211
心腔内血栓 ･････････････････････････ 223
人工弁付き導管 ･･････････････････ 114, 115
人工リング ･････････････････････････ 71
心室位 ･････････････････････････････ 200
心室大血管結合 ････････････････････ 200
心室中隔欠損 ･････････････････････ 212, 214
心臓粘液腫 ･･････････････････････････ 185
振動子周波数 ･････････････････････････ 7
心嚢液 ･････････････････････････････ 220
深部経胃長軸像 ･････････････････ 26, 42
心房位 ･････････････････････････････ 200
心房心室結合 ･･････････････････････ 200
心房中隔 ･･･････････････････････････ 203
心房中隔欠損 ･･･････････････････････ 207

す

スティッチアーチファクト ･･･ 16, 21, 135
ステント付きウシ心膜弁 ･･････････････ 114
ステント付きブタ大動脈 ････････････ 114
ステントレス異種大動脈弁 ････････････ 114
ストレイン ･･･････････････････ 146, 147
スムージング ････････････････････････ 20

せ

正位 ･･････････････････････････････ 200
生体弁 ････････････････････････････ 114
線維三角間距離 ･････････････････････ 54
線維腫 ････････････････････････････ 184
線維肉腫 ･･････････････････････ 184, 191
前外側乳頭筋 ･･･････････････････････ 54
前交連 ･･････････････････････････････ 54
前縦隔腫瘍 ･････････････････････････ 190
前尖 ･･･････････････････････････････ 54

そ

走査線密度 ･････････････････････ 7, 8, 14
相対壁厚 ･･････････････････････････ 132
僧帽弁逆流 ･･････････････････････ 60, 61
僧帽弁狭窄 ･････････････････････ 66, 67

僧帽弁形成術 ･･･････････････････････ 70
僧帽弁弁尖の収縮期前方運動 ･･･････ 160
僧帽弁裂隙 ･････････････････････････ 210

た

対称性左室肥大 ･･････････････････････ 158
大動脈アテローム ････････････････････ 175
大動脈一尖弁 ･･･････････････････････ 95
大動脈解離 ･････････････････････････ 178
大動脈二尖弁 ･･･････････････････････ 96
大動脈弁下膜性狭窄 ････････････････ 166
大動脈弁逆流 ･･･････････････ 92, 93, 223
大動脈弁狭窄 ･･････････････････ 88, 89
大動脈弁弁尖の細動 ････････････････ 159
大動脈弁輪拡張症 ･･････････････････ 176
大動脈瘤 ･･････････････････････････ 176
ダガーナイフ様 ･･･････････････ 158, 159
短剣型 ･･･････････････････････ 158, 159

ち

中皮腫 ････････････････････････････ 184
中部食道右室流入流出路像 ･･････ 27, 36
中部食道下行大動脈短軸像 ･･････ 27, 44
中部食道下行大動脈長軸像 ･･････ 27, 45
中部食道左心耳像 ･･････････････････ 50
中部食道四腔断面像 ･･････････････ 26, 30
中部食道上下大静脈像 ･････････ 27, 37
中部食道上行大動脈短軸像 ･････ 27, 48
中部食道上行大動脈長軸像 ･････ 27, 49
中部食道僧帽弁交連部像 ･･･････ 26, 31
中部食道大動脈弁短軸像 ･･･････ 27, 35
中部食道大動脈弁長軸像 ･･･････ 27, 34
中部食道長軸像 ･･･････････････ 26, 33
中部食道二腔断面像 ･･･････････ 26, 32

て

テベシウス弁 ･･･････････････････････ 184
転移性心臓腫瘍 ････････････････････ 189
電子的ステアリング ･･････････････････ 3
電子的フォーカス ････････････････････ 3
同種弁 ････････････････････････････ 114

な

ナイキスト限界 ･･････････････････････ 16
内径短縮率 ･･････････････････ 132, 133
内臓位 ････････････････････････････ 200

に

二尖弁 ･････････････････････････････ 61
二孔型 ････････････････････････････ 207

234

二次孔型心房中隔欠損 208
乳頭状線維弾性腫 184, 186
二葉弁 114, 115

ね

粘液腫 184

は

肺動脈弁逆流 111
肺動脈弁狭窄 111
拍動流式補助人工心臓 222
バルサルバ洞 80
バルサルバ洞動脈瘤 98, 99

ひ

非対称性中隔肥大 158
左下肺静脈 218
左上肺静脈 218
ピボット運動 116

ふ

不定位 200
ブライトネス 20
フレームレート 5, 11, 14
分界稜 184

へ

閉塞性肥大型心筋症 158, 159
壁運動スコアインデックス 134
弁周囲逆流 118, 126
偏心度指数 149

ほ

縫線 96, 97
補助人工心臓 222
ホッケースティック 67
ホッケースティックサイン 66
ボリュームレンダリング 2

ま

マトリックスアレイトランスデューサー
 2, 3, 4, 5

み

右下肺静脈 218
右上肺静脈 218

め

メラノーマ 184
メルセデスベンツサイン 95

面積変化率 133

も

モデレーターバンド 184

ゆ

ユースタキウス弁 184

ら

ラグランジュストレイン 146
卵円孔開存 206, 223
ランブル突出物 80, 184

り

リアルタイム 3D モード 4

れ

連続流式遠心ポンプ補助人工心臓 222
連続流式軸流ポンプ補助人工心臓 222

わ

ワイヤーフレームレンダリング 2

3

3D Full Volume 12
3DQ 22, 78
3D Zoom モード 11
3D カラードプラ 16

A

AC 54
AHA 左室 17 分画モデル 140
ambiquous 200
Amplatzer® 118, 120
Amplatzer® デバイス 209
AMVL 54

B

Barlow 病 62
Bull's eye 143

C

Carpentier 分類 55
circumferential ストレイン 146
CoreValve 128, 129

D

Duke 臨床診断基準 194

E

Eccentricity Index ····················· 149
Edwards Sapien Valve ················ 123
EF ·· 132
EI ··· 149

F

FAC ·· 133
fluttering ···································· 159
FS ······································ 132, 133

I

i-crop ·· 19
i-クロッピング ······························ 19
inversus ····································· 200
i-Slice ································· 137, 153
ITD ··· 54

L

Live 3D モード ······················ 8, 9, 11
longitudinal ストレイン ·············· 146
LVAD ··· 222
LVDd ··· 132

M

Modified Simpson 法 ················ 133
MVQ ····································· 23, 72

P

PC ·· 54
PFO ··· 206
PMVL ··· 54

Q

Q Lab ··· 23

R

radial ストレイン ······················· 146
raphe ·································· 96, 97
RVAD ·· 222

S

SAM ·· 160
SDI ·· 145
situs ·· 200
solitus ······································· 200
Stanford 分類 ···························· 178
ST ジャンクション ······················ 80
systolic dysynchrony index ··········· 145

T

TAPSE ······································· 149
tethering ···································· 68
Tom Tec F ································· 154

V

Vena Contracta ························· 79
voxel ·· 2

W

WMSI ·· 134

X

xPlane モード ······················· 5, 134

経食道心エコーハンドブック—3D TEE—　　〈検印省略〉

2013年11月1日　第1版第1刷発行

定価（本体7,200円＋税）

監訳　溝部　俊樹
発行者　今井　良
発行所　克誠堂出版株式会社
〒113-0033　東京都文京区本郷3-23-5-202
電話（03）3811-0995　振替00180-0-196804
URL　http://www.kokuseido.co.jp

ISBN 978-4-7719-0415-6 C3047 ¥7200E　　印刷 シナノパブリッシングプレス

- 本書はSpringer.の許可を得て翻訳したものである。
- 本書の複製権・翻訳権・上映権・譲渡権・公衆送信権（送信可能化権を含む）は克誠堂出版株式会社が保有します。
- 本書を無断で複製する行為（複写，スキャン，デジタルデータ化など）は，「私的使用のための複製」など著作権法上の限られた例外を除き禁じられています。大学，病院，診療所，企業などにおいて，業務上使用する目的（診療，研究活動を含む）で上記の行為を行うことは，その使用範囲が内部的であっても，私的使用には該当せず，違法です。また私的使用に該当する場合であっても，代行業者等の第三者に依頼して上記の行為を行うことは違法となります。
- JCOPY 〈（社）出版者著作権管理機構　委託出版物〉
  本書の無断複写は著作権法上での例外を除き禁じられています。複写される場合は，そのつど事前に（社）出版者著作権管理機構（電話03-3513-6969，Fax 03-3513-6979，e-mail：info@jcopy.or.jp）の許諾を得てください。